調子のいい日がほとんどない…
あなたを救う

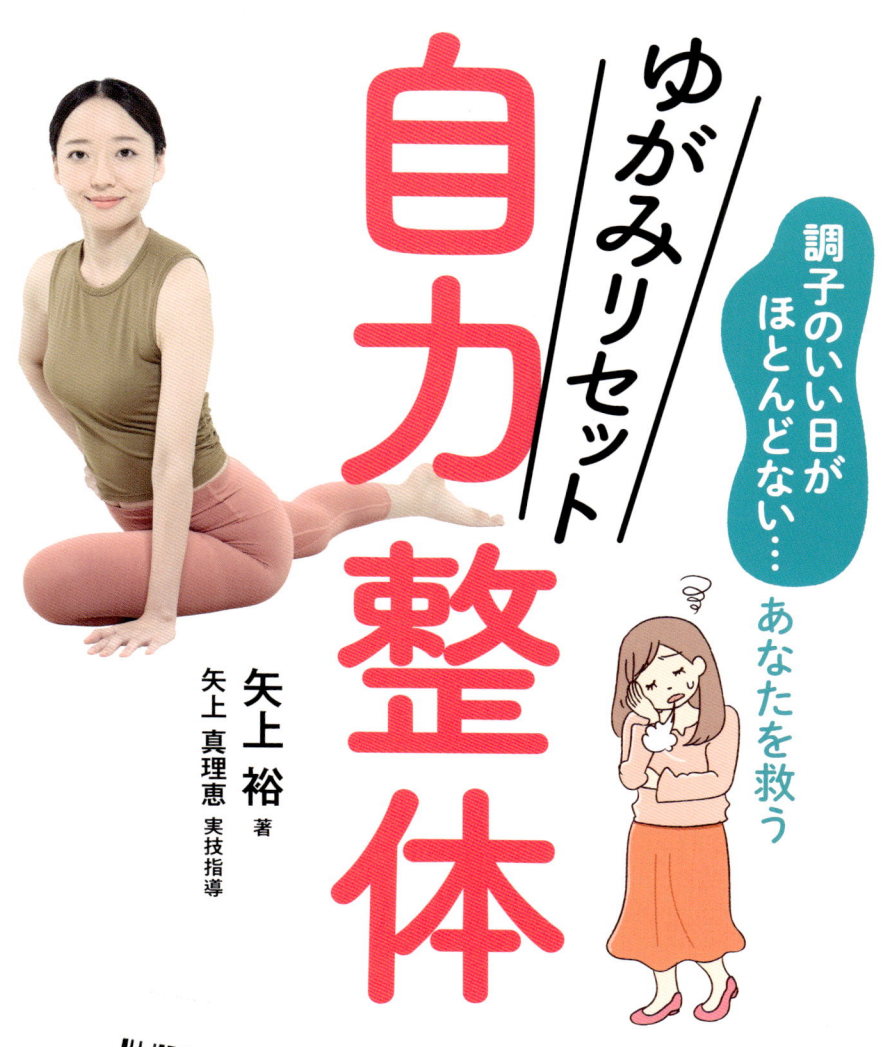

ゆがみリセット
自力整体

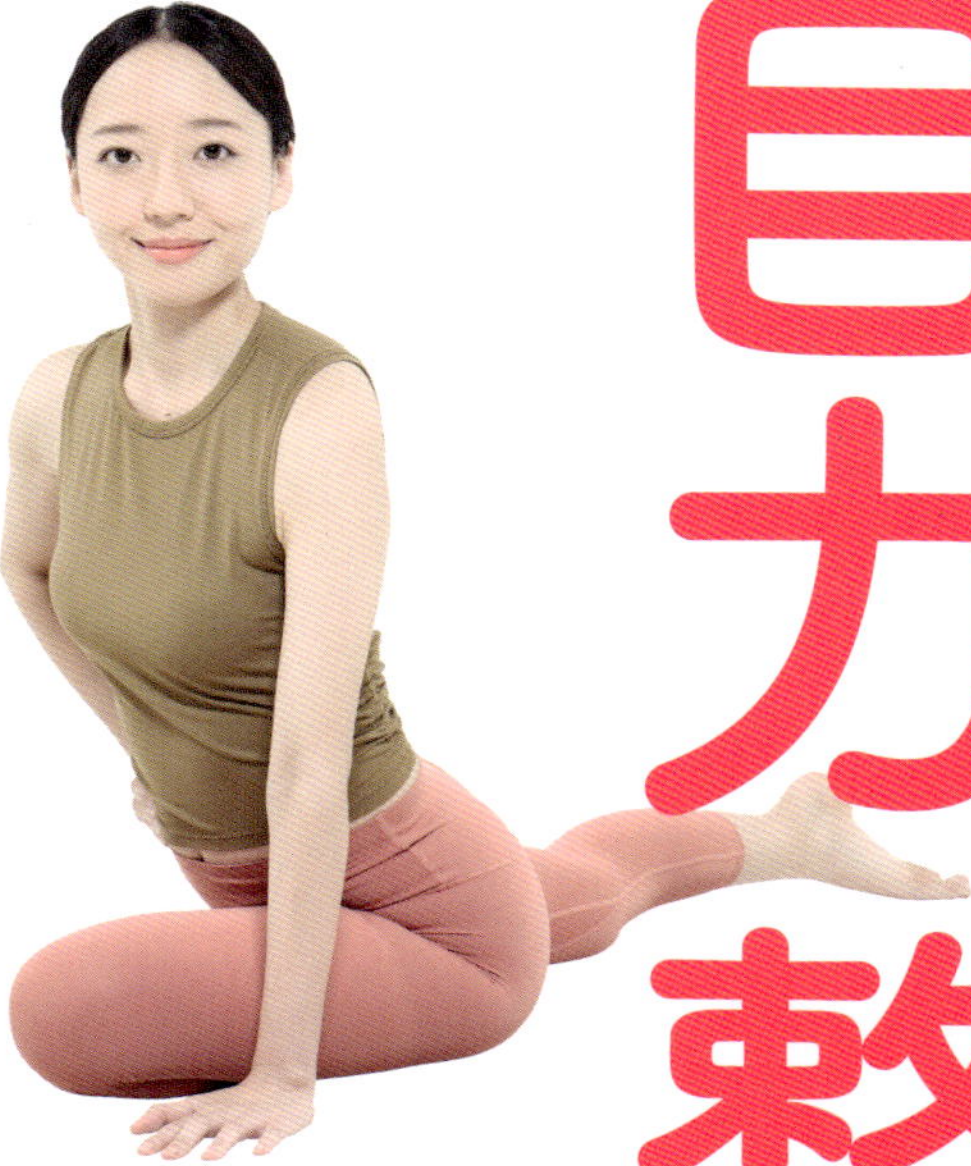

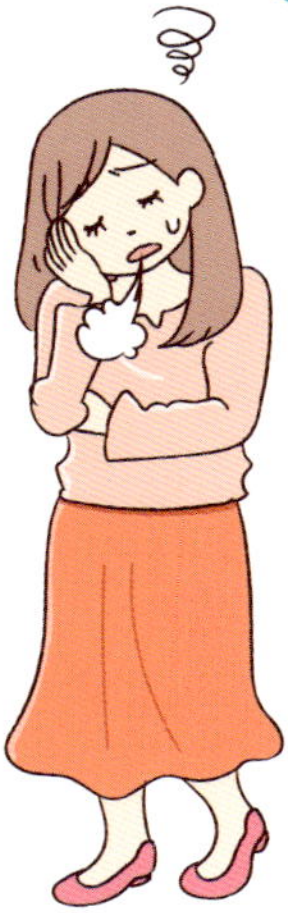

矢上裕 著
矢上真理恵 実技指導

永岡書店

ゆがんだ骨盤は不調の製造機

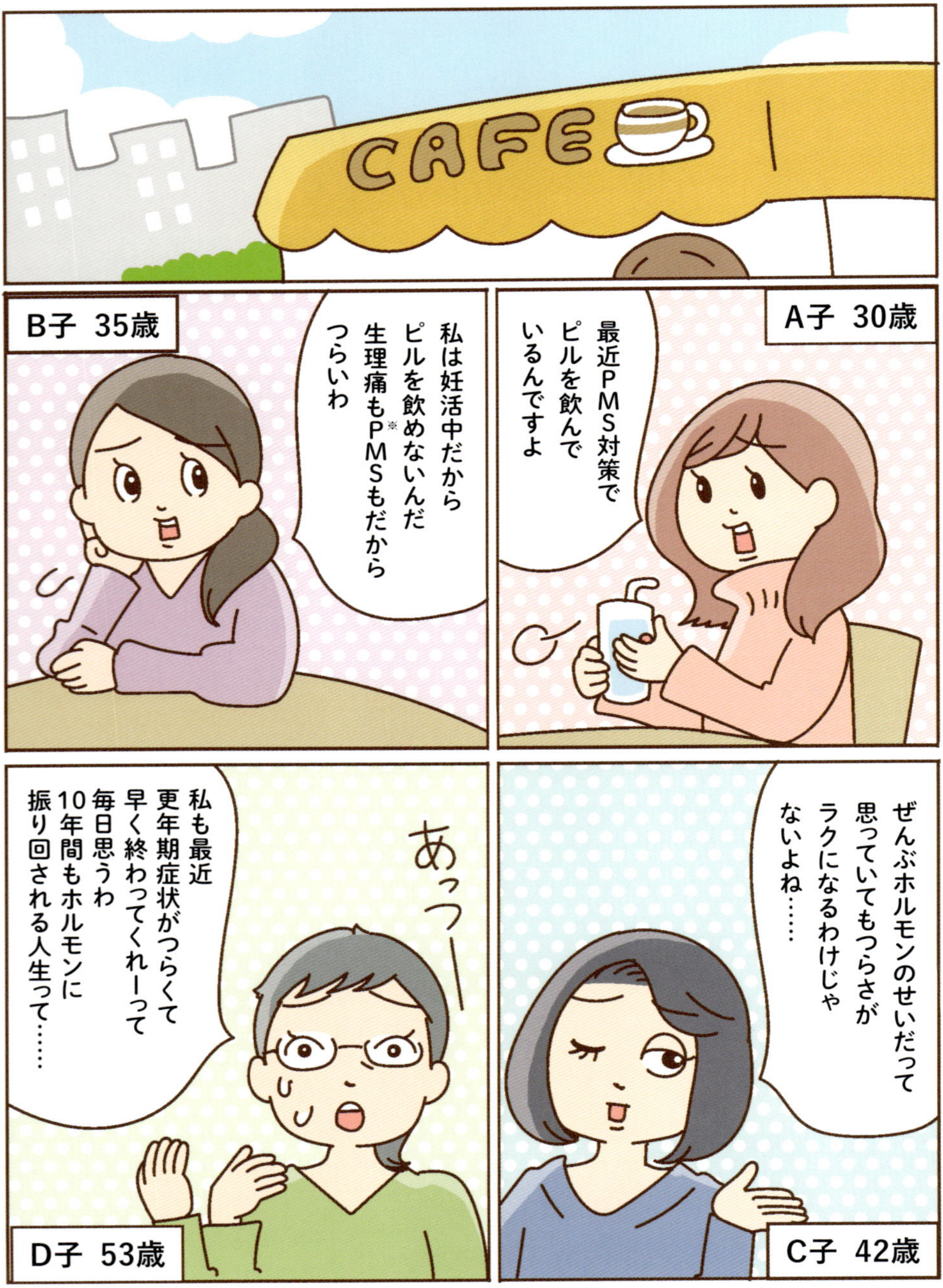

※PMS：生理の前にあらわれる不調のこと。イライラなどの精神症状や、頭痛・手足のむくみなどの身体症状がある。

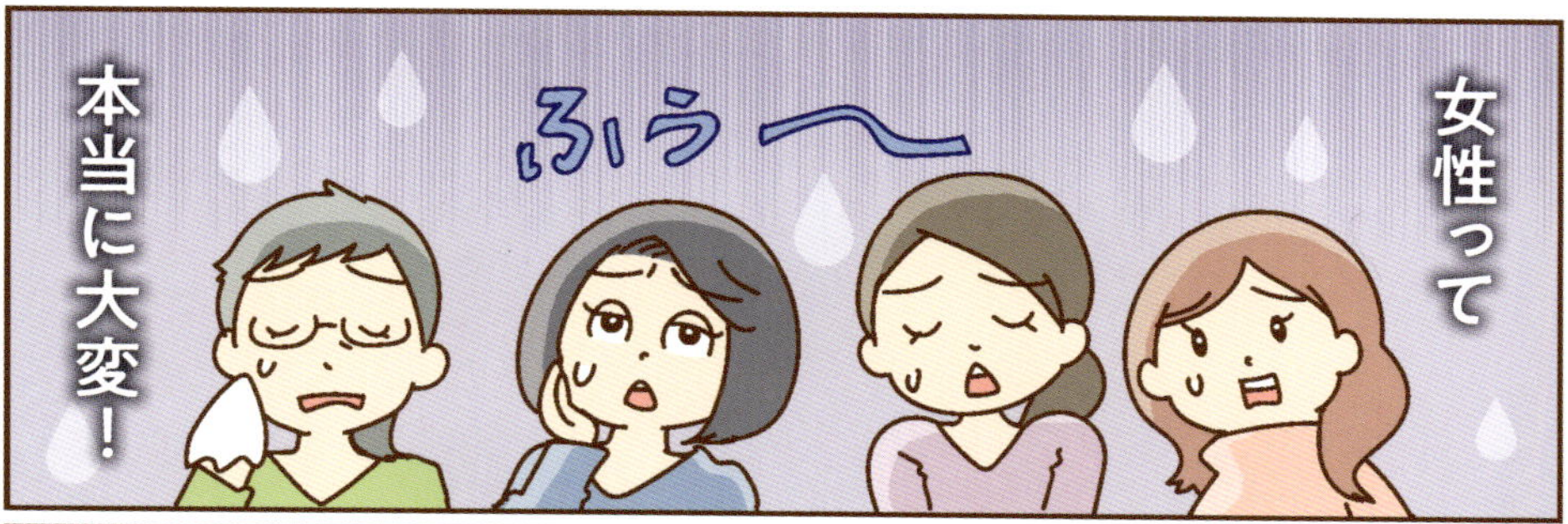
女性って
ふぅ〜
本当に大変！
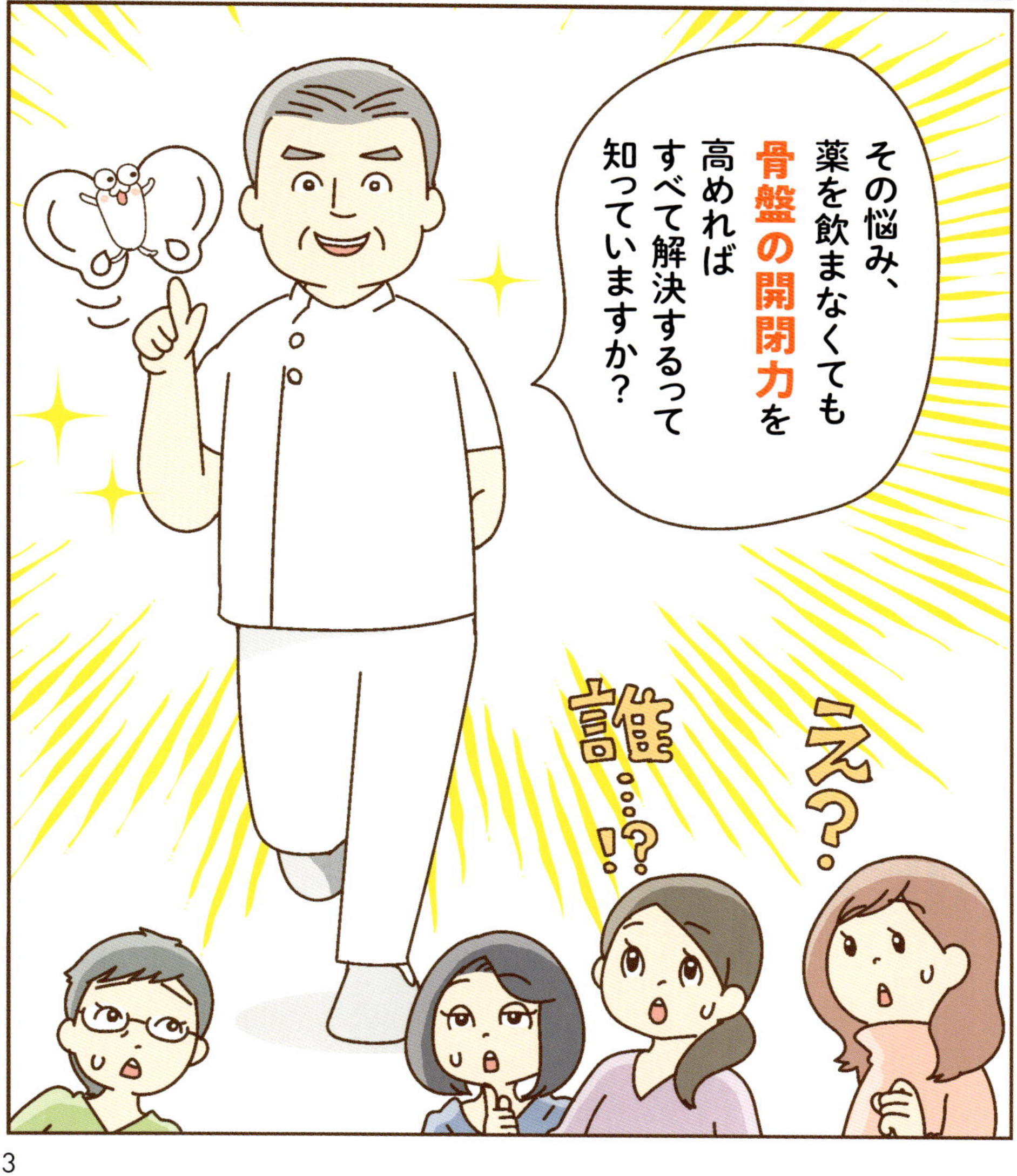
その悩み、
薬を飲まなくても
骨盤の開閉力を
高めれば
すべて解決するって
知っていますか？
え？
誰…!?

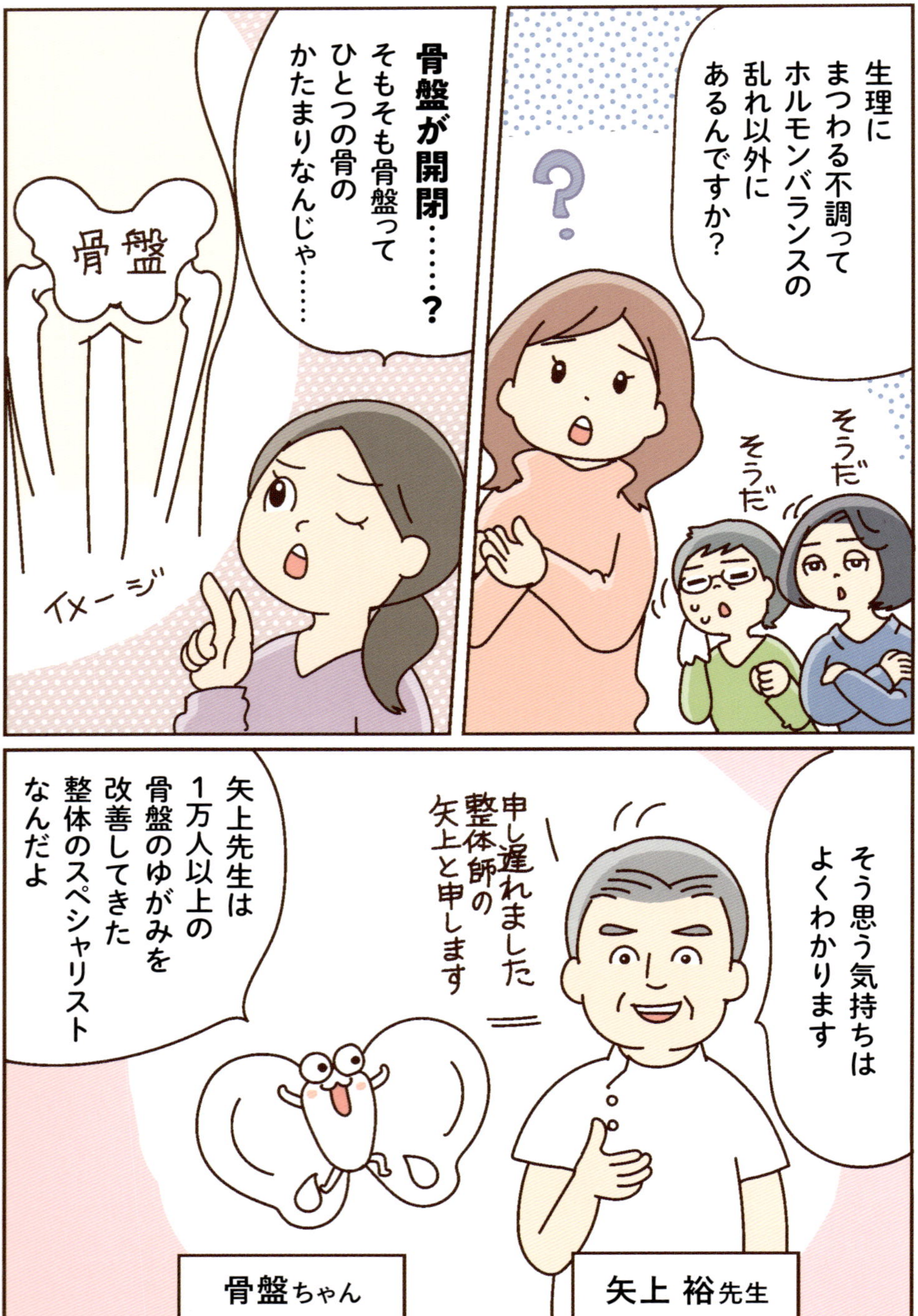

生理にまつわる不調ってホルモンバランスの乱れ以外にあるんですか？
そうだ
そうだ
骨盤が開閉……？
そもそも骨盤ってひとつの骨のかたまりなんじゃ……
骨盤
イメージ
そう思う気持ちはよくわかります
申し遅れました整体師の矢上と申します
矢上先生は1万人以上の骨盤のゆがみを改善してきた整体のスペシャリストなんだよ
矢上 裕先生
骨盤ちゃん

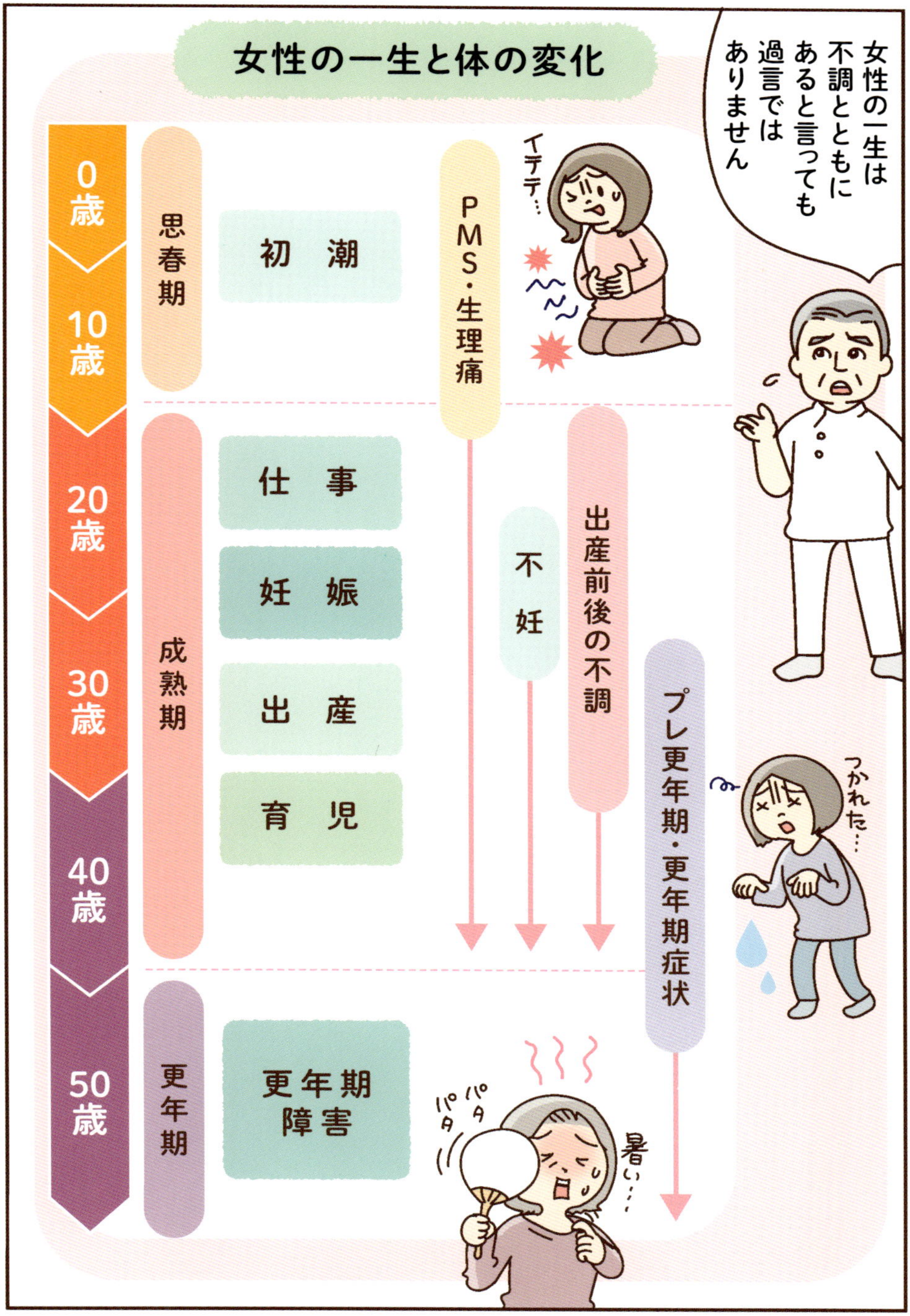
女性の一生とともに不調とともにあると言っても過言ではありません
女性の一生と体の変化
0歳
10歳
20歳
30歳
40歳
50歳
思春期
成熟期
更年期
初潮
仕事
妊娠
出産
育児
更年期障害
PMS・生理痛
不妊
出産前後の不調
プレ更年期・更年期症状
イテテ…
つかれた…
パタパタ
暑い…

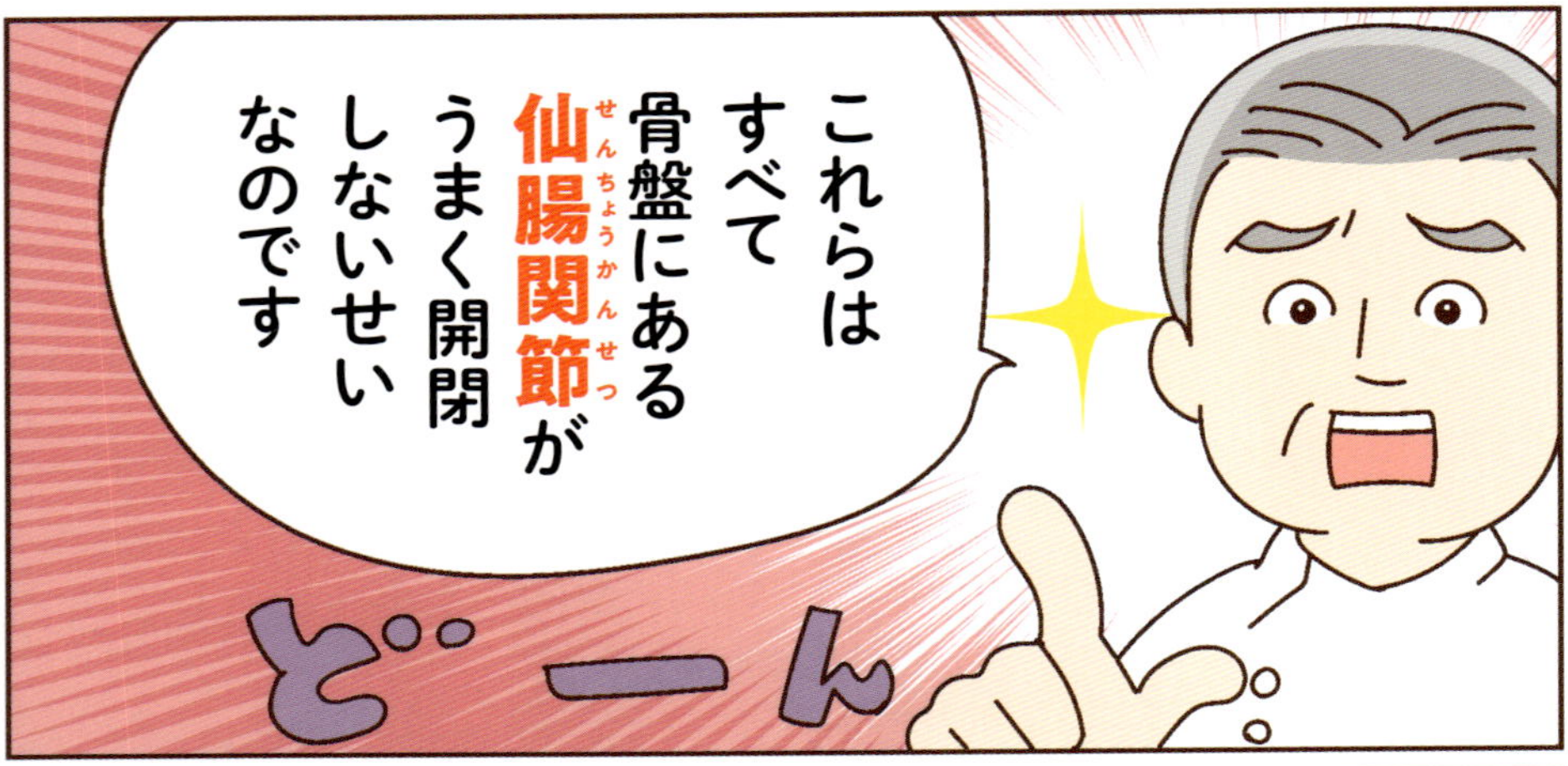
これらはすべて骨盤にある仙腸関節《せんちょうかんせつ》がうまく開閉しないせいなのです
どーん

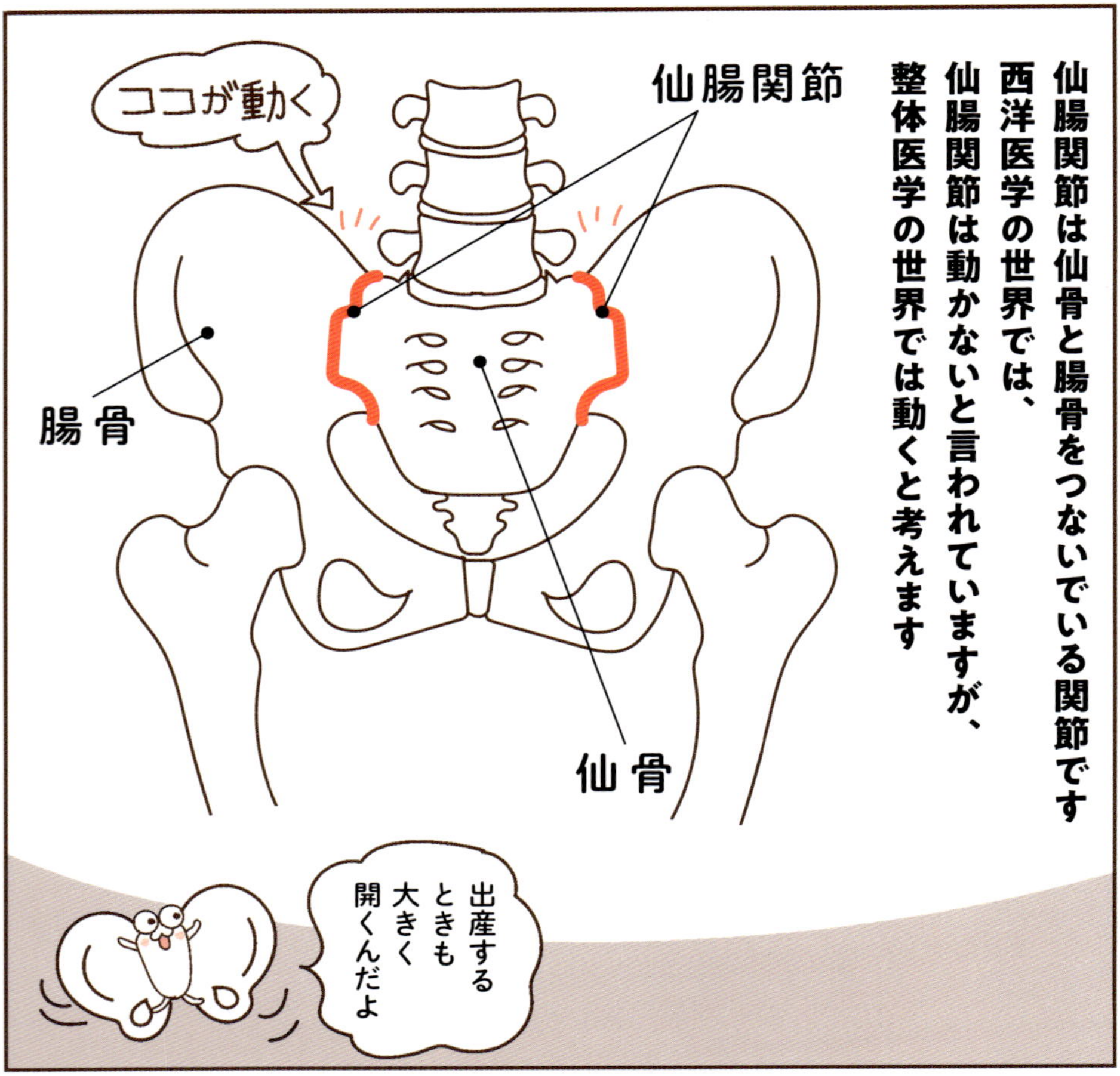
仙腸関節は仙骨と腸骨をつないでいる関節です
西洋医学の世界では、仙腸関節は動かないと言われていますが、整体医学の世界では動くと考えます
ココが動く
仙腸関節
腸骨
仙骨
出産するときも大きく開くんだよ

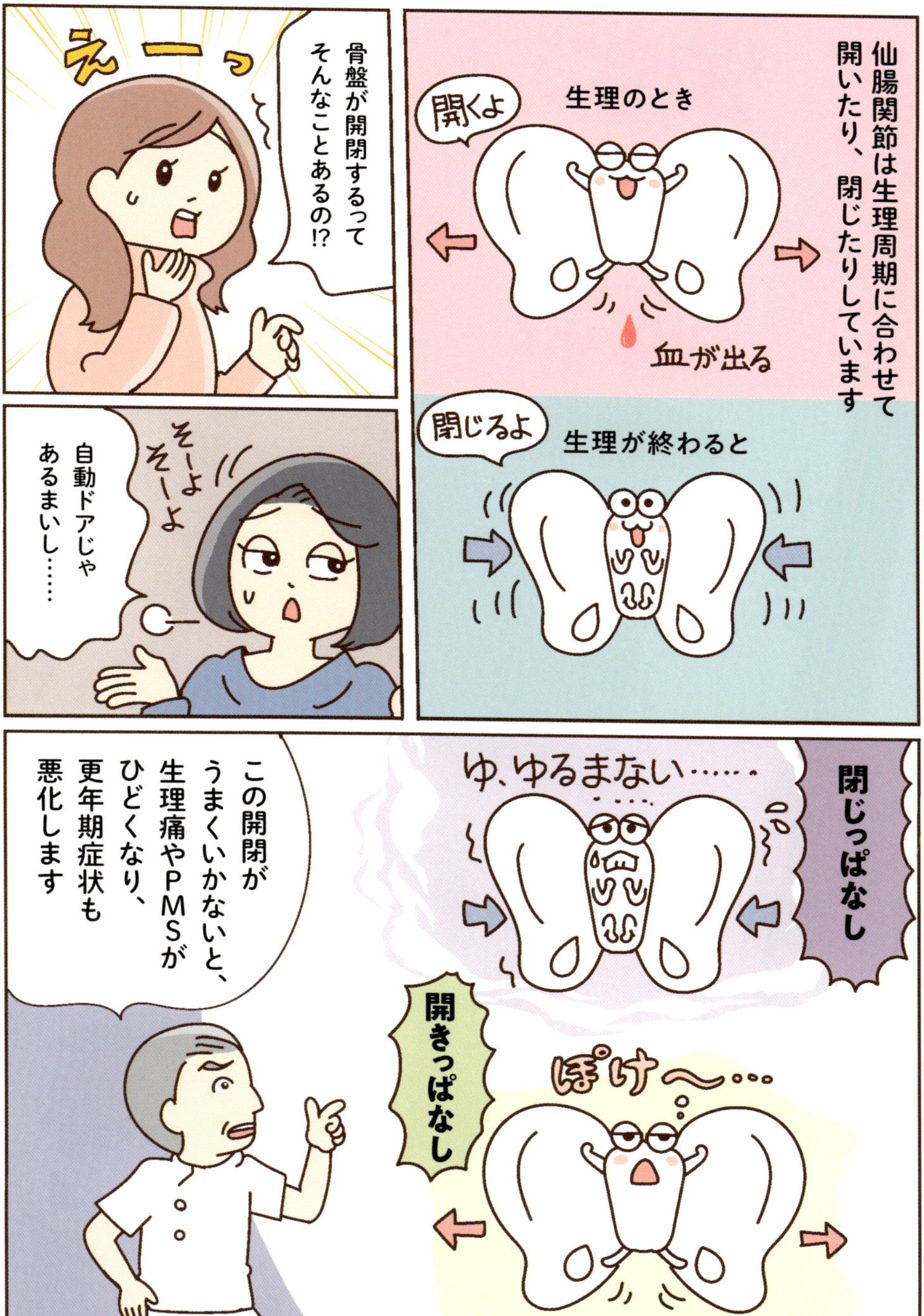
仙腸関節は生理周期に合わせて開いたり、閉じたりしています
生理のとき
開くよ
血が出る
生理が終わると
閉じるよ
えーっ
骨盤が開閉するって そんなことあるの!?
そーよ そーよ
自動ドアじゃ あるまいし……
閉じっぱなし
ゆ、ゆるまない……
この開閉が うまくいかないと、 生理痛やPMSが ひどくなり、 更年期症状も 悪化します
開きっぱなし
ぽけ〜…

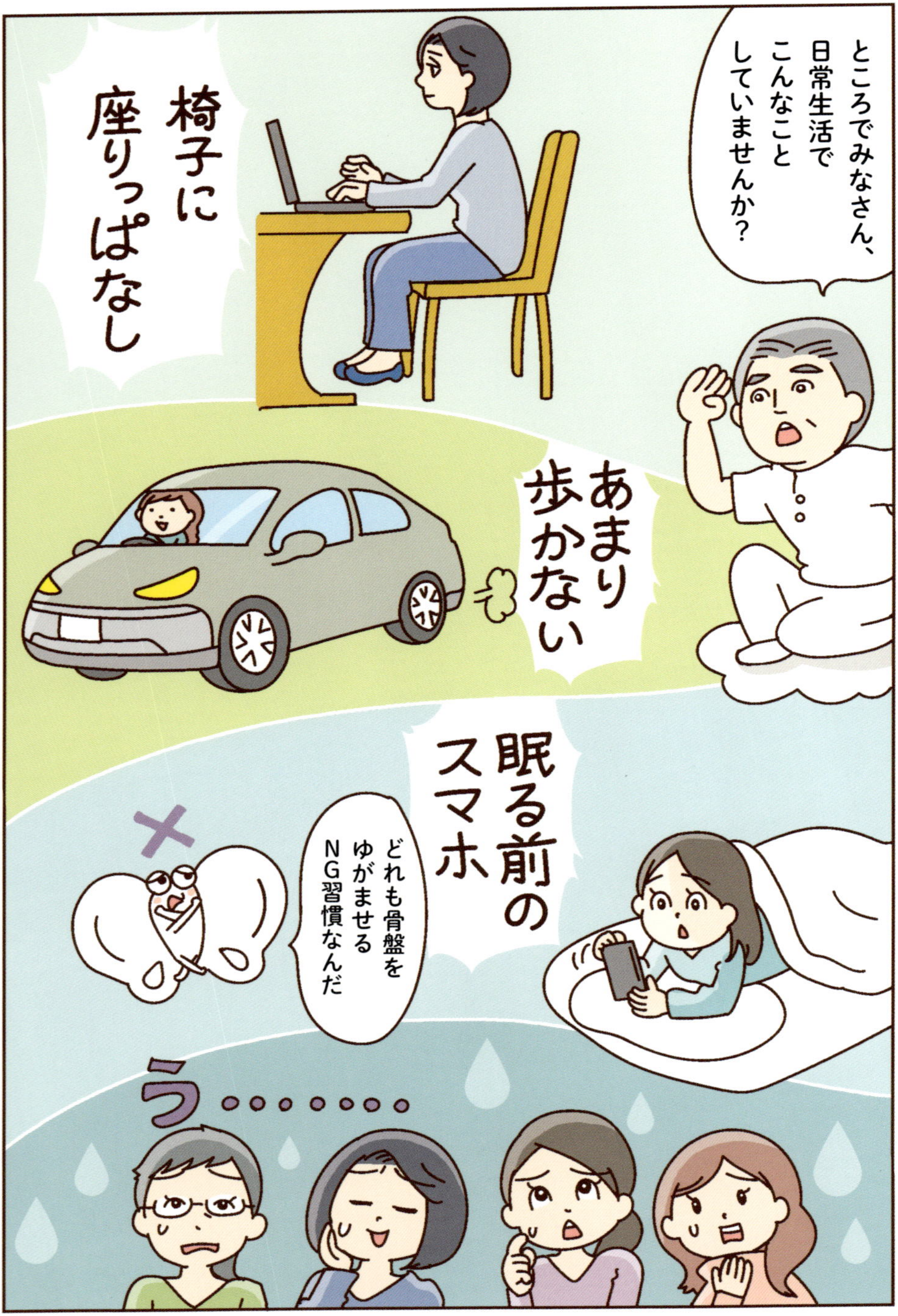
ところでみなさん、日常生活でこんなことしていませんか？
椅子に座りっぱなし
あまり歩かない
眠る前のスマホ
どれも骨盤をゆがませるNG習慣なんだ
う……….

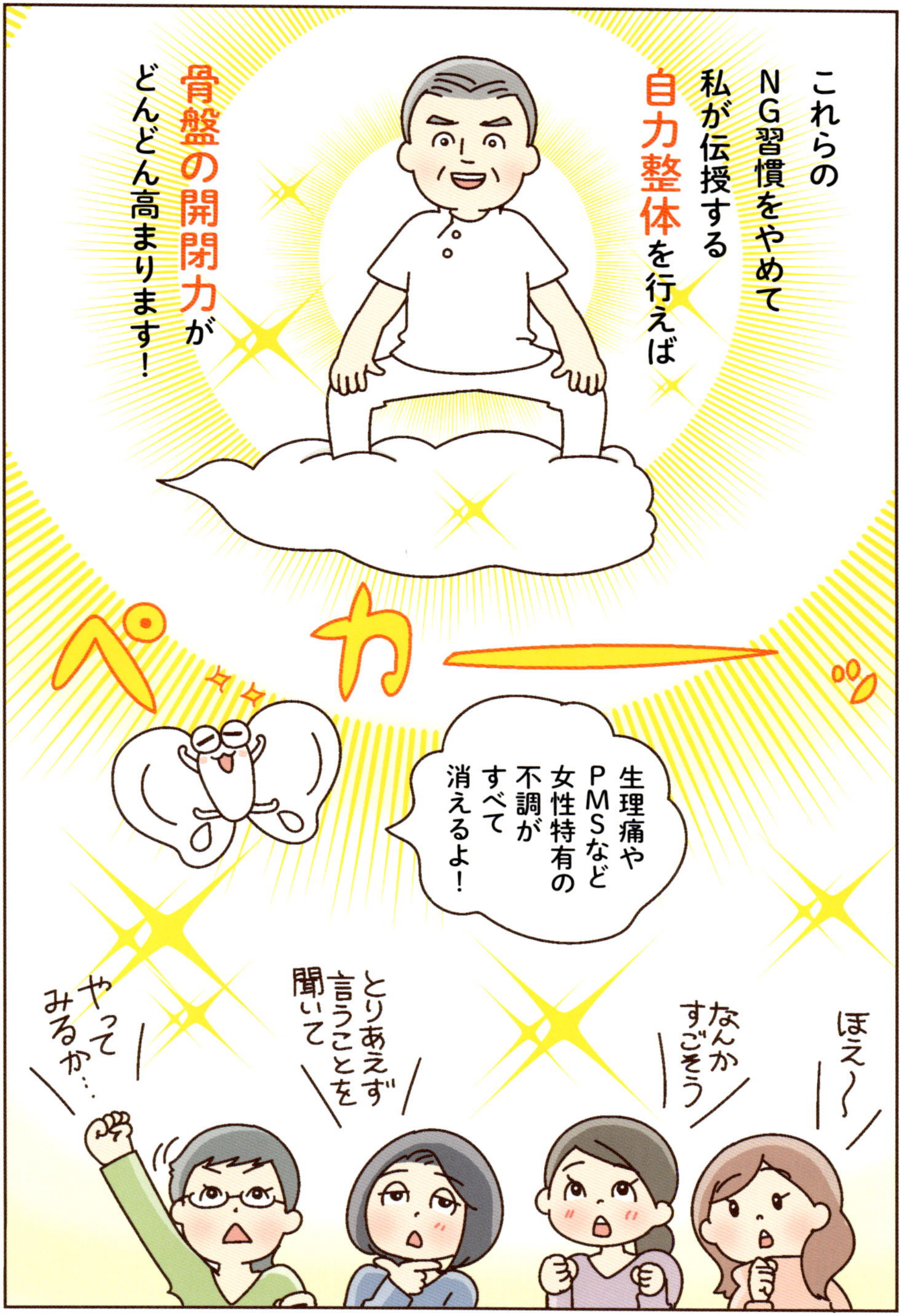
これらのNG習慣をやめて私が伝授する自力整体を行えば骨盤の開閉力がどんどん高まります!
ペカーッ
生理痛やPMSなど女性特有の不調がすべて消えるよ!
ほえ〜
なんかすごそう
とりあえず言うことを聞いて
やってみるか…

対談

骨盤の開閉力を高めれば、女性の不調を根本から改善できる！

自力整体の考案者・矢上裕《やがみゆう》先生と、自力整体指導者として活動する矢上真理恵《やがみまりえ》先生に、ＰＭＳや生理痛、更年期症状など、女性特有の不調を解消するポイントについて、くわしく語っていただきました。

●自力整体とストレッチの違いとは？

真理恵　この本は女性の不調を改善する自力整体がテーマだけれど、まず「自力整体」と言うと、ストレッチみたいなもの、と勘違いされている方も多いですよね。

矢上　一見、ストレッチにも似ているけれど、原理は違う。ストレッチは基本的に筋肉に負荷をかけて伸ばし、やわらかくしていく鍛錬なんです。鍛錬でやわらかくした筋肉は、また硬くなってしまいます。一方、**自力整体はツボの刺激によって気の流れをよくして、筋肉がほぐれて体が脱力していくので無痛《むつう》**なんです。ベテランマッサージ師に凝りをほぐしてもらうような心地よさを感じます。

真理恵　女性の約9割が生理痛やＰＭＳで悩んでいるというデータもありますが、自力整体の教室に来られる女性たちも、最初は生理による不調を抱えている方が多いようです。この本で、あえて生理痛やＰＭＳをテーマにしようと思ったのは、どうしてですか？

矢上　教室に来られる女性には、自力整体を行ううちに生理痛やPMSが自然と改善した、と後でおっしゃる方が多いんです。

生理痛やPMSなど女性特有の不調を改善することは、私の長年の研究テーマでした。実は若い頃に付き合っていた女性が生理痛やPMSに悩まされててね。ひどいときはお腹を押さえて寝込んでいた。

人の痛みを治療するのが私の仕事なのに、大切な女性に対して、背中をさすることしかできない。悔しかったし、情けなかったね。その人とは別れてしまったけれど「痛みを改善してあげたい」という思いはずっと抱いていました。今回の本で、その女性からの宿題を果たせたような気持ちだし、多くの女性に役立ててもらえるといいなと願っています。

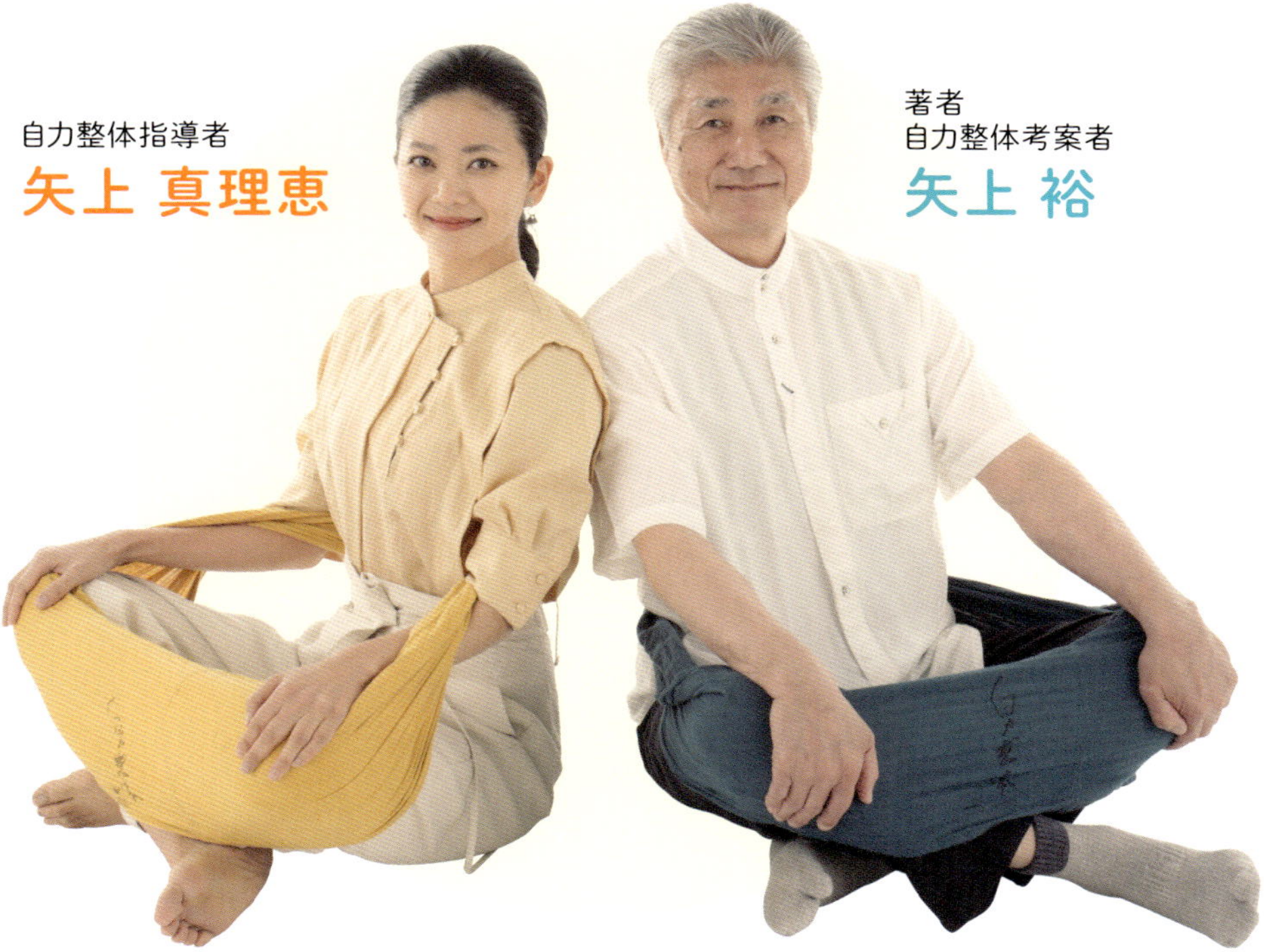

自力整体指導者
矢上 真理恵

著者
自力整体考案者
矢上 裕

●女性の不調の多くは骨盤のゆがみが原因

真理恵　生理痛が骨盤と密接な関係があることに、どうやって気づいたのですか？

矢上　鍼灸師《しんきゅうし》時代の経験だね。生理痛やPMSを訴える方は、ほぼ全員、骨盤が左に寄って、左足に体重がかかっている。そのアンバランスな姿勢のときはPMSの症状がひどくなる。そして、**生理がはじまると骨盤の左右差が大きくなり、生理が終わると元に戻る。**つまり骨盤がゆがみ、仙腸関節が「スムーズに開閉できない」ことが原因だと気づいたのです。実際、仙腸関節をスムーズに開くように施術すると、次の生理から痛みが消えていきました。

真理恵　私は骨盤の右側が開きにくくて、たまにPMSによる頭痛やイライラがあったけれど、自力整体を行うようになって、自分で骨盤のゆがみ調整ができるようになったことで改善してよかったです。

PMSの症状があった月、なかった月を振り返って、日常生活でどんな姿勢や動作を繰り返していたか、ストレスはどうだったかを意識するようになりました。

また、日頃から骨盤のゆがみを整えていたので、出産がスムーズでした。だから不調のときだけではなく、自力整体を日々の習慣として行って体をメンテナンスすると、不調のない日々を送ることができるようになります。

●仙腸関節は経血を排出する蛇口

矢上　第2章で紹介している「骨盤の開閉力を高める自力整体」のワークの中で、生理痛やPMSの特効薬とも言えるのが、足の裏にタオルをひっかけて、脚全体を真横に開く動き（52ページ参照）です。**仙腸関節は経血《けいけつ》を排**

出する「水道の蛇口《じゃぐち》」のようなものと考えるとわかりやすい。水を出したり止めたりするには蛇口がスムーズに開閉できなければなりません。蛇口が錆びついていたり、開きにくくなったりすると、経血が滞り、生理痛やPMSを引き起こす。脚全体を開く動きは、この、蛇口にオイルを差すようなもので、錆びついて硬くなっている仙腸関節を整えてくれるのです。

真理恵　第2章の自力整体ワークを行うと、体にどんないい変化が起こるのですか？

矢上　骨盤の開閉力を高めるワークのほかに、冷えや便秘を改善して**「高温体質《こうおんたいしつ》」**になるワークを組み合わせました。生理痛がひどい人ほど、ワークがきつく感じるはず。それは冷えやむくみで筋肉や関節が硬くなっているから。でも、続けることで体温が上がって、や

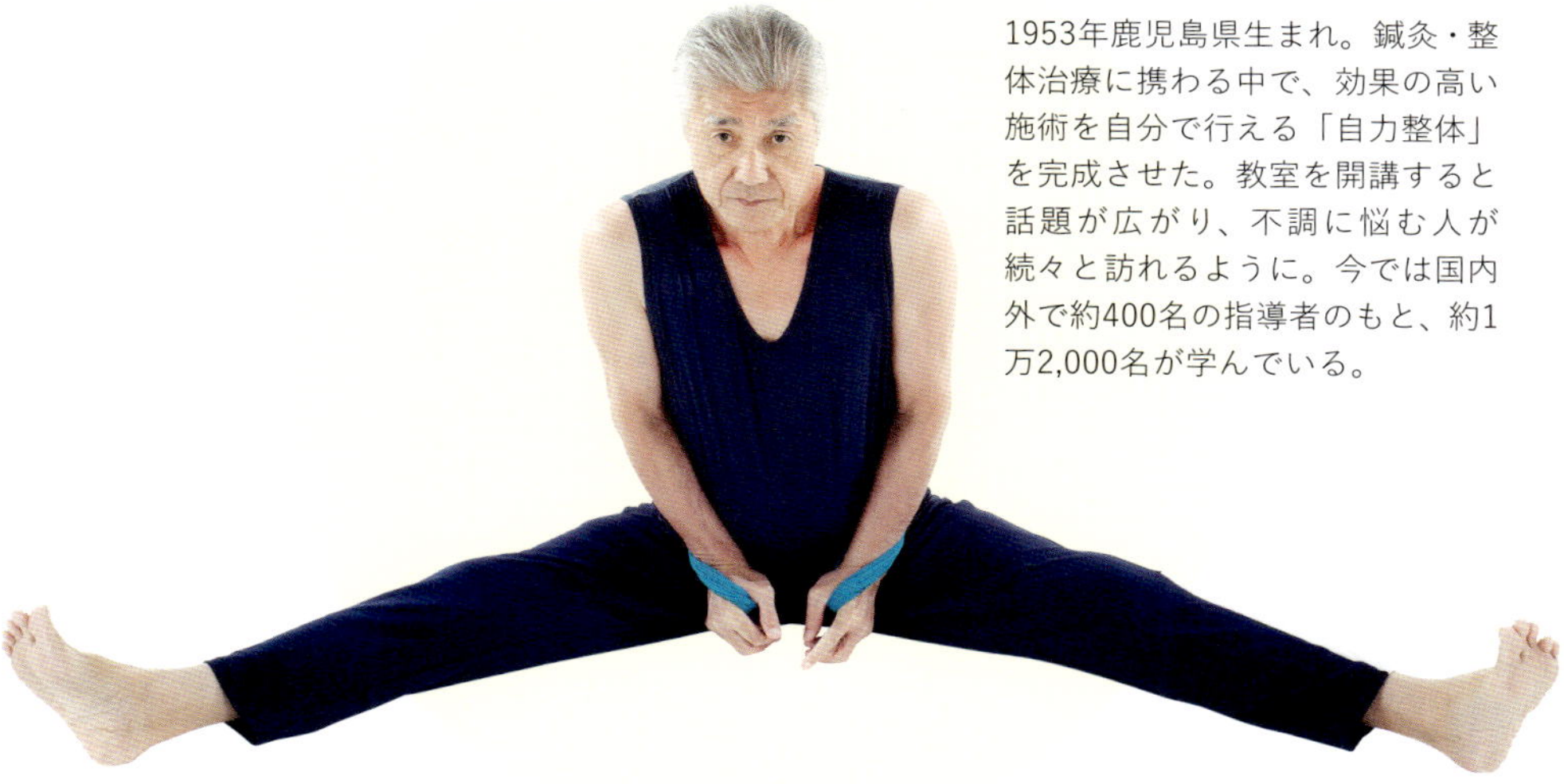

矢上 裕

1953年鹿児島県生まれ。鍼灸・整体治療に携わる中で、効果の高い施術を自分で行える「自力整体」を完成させた。教室を開講すると話題が広がり、不調に悩む人が続々と訪れるように。今では国内外で約400名の指導者のもと、約1万2,000名が学んでいる。

わらかい体になり、自力整体が心地よくなってくる。そして、生理痛やPMSもラクになり、むくみも解消されて自然とスリムになる。

●食事と目の疲れも不調と関わっている

矢上　ただし、効果を得るためには自力整体だけではなく、**「座りすぎ」「目の酷使」「運動不足」「乳製品や脂っこい食事」という4大要因を生活から取り除く**ことも重要です。

真理恵　食事については厳しいルールを設ける必要はありません。自分の体調の変化をよく観察し、何を、どんなふうに食べると調子がいいのか。自分に合ったマイルールをつくっていくことが大切だと思います。

矢上　食事は血液のもとになるから、生理とも密接な関係がある。ドロドロの血液は生理のとき排出しにくく、生理痛の原因になりま

矢上 真理恵

1984年兵庫県生まれ。衣装デザイナーを目指し、高校卒業後に渡米。ニューヨークで独立し、活動するうちに体調を壊すことに。その後、自力整体で健康を取り戻すことでその魅力を再認識。国内外の人に自力整体を指導し、特に女性のための予防医学に力を入れている。

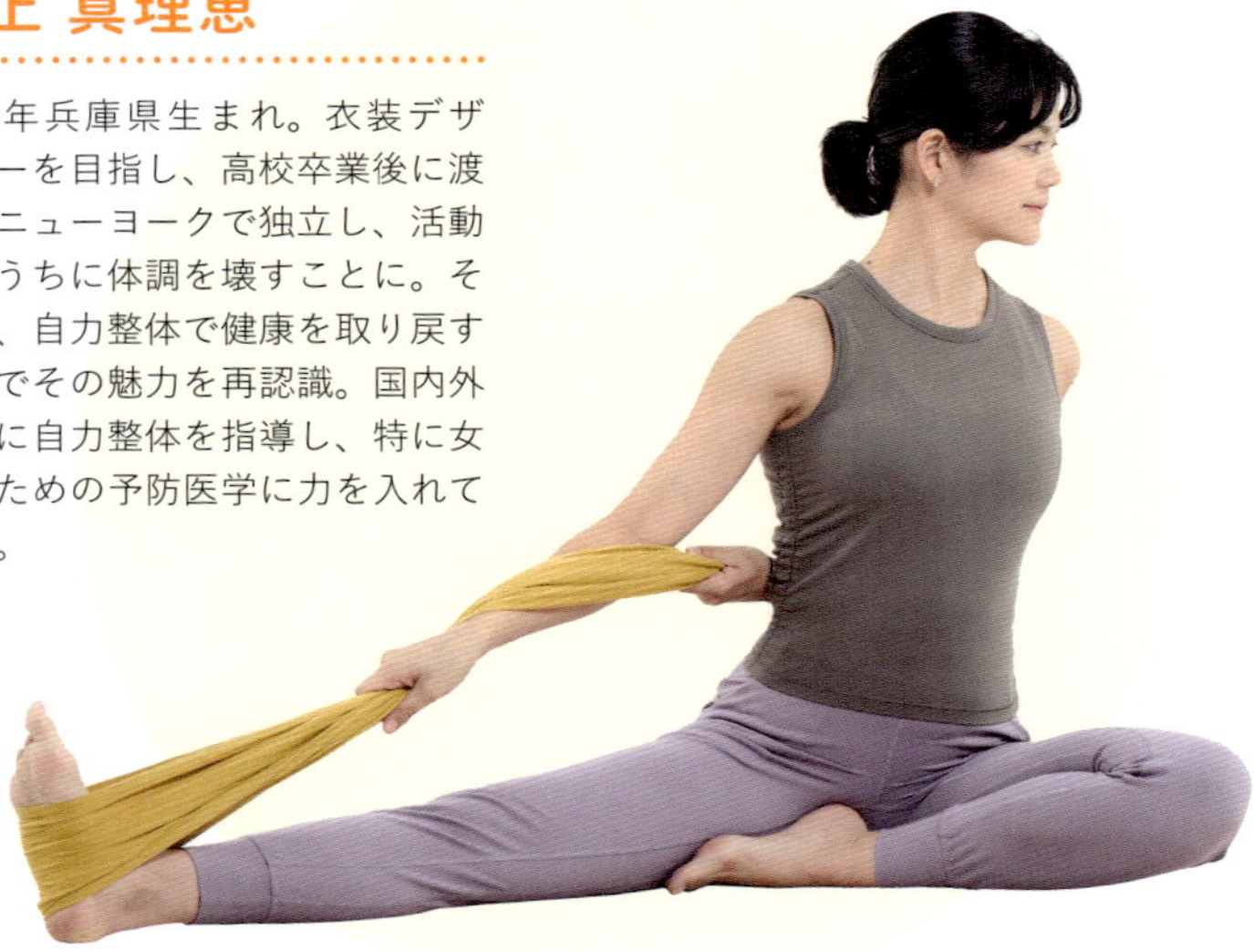

す。とりわけ、乳製品、脂、砂糖は体を冷やし、排出されにくい血液をつくってしまう。

真理恵　「目の酷使」と骨盤の開閉力との関わりは、なかなかイメージしにくいですよね。

矢上　後頭部の「後頭《こうとう》下《か》筋群《きんぐん》」は仙腸関節と連動していて、後頭下筋群が閉まると仙腸関節も閉まるという関係にある（104ページ参照）。

目のまわりの筋肉が緊張し続けると、それが後頭関節に伝わり、仙腸関節の開閉にも影響してしまうのです。これは西洋医学で解明できていない部分。西洋医学、東洋医学のほかに私が取り組んできた「整体医学」があり、ここにこそ生理痛を治療するための道があると言えるのです。

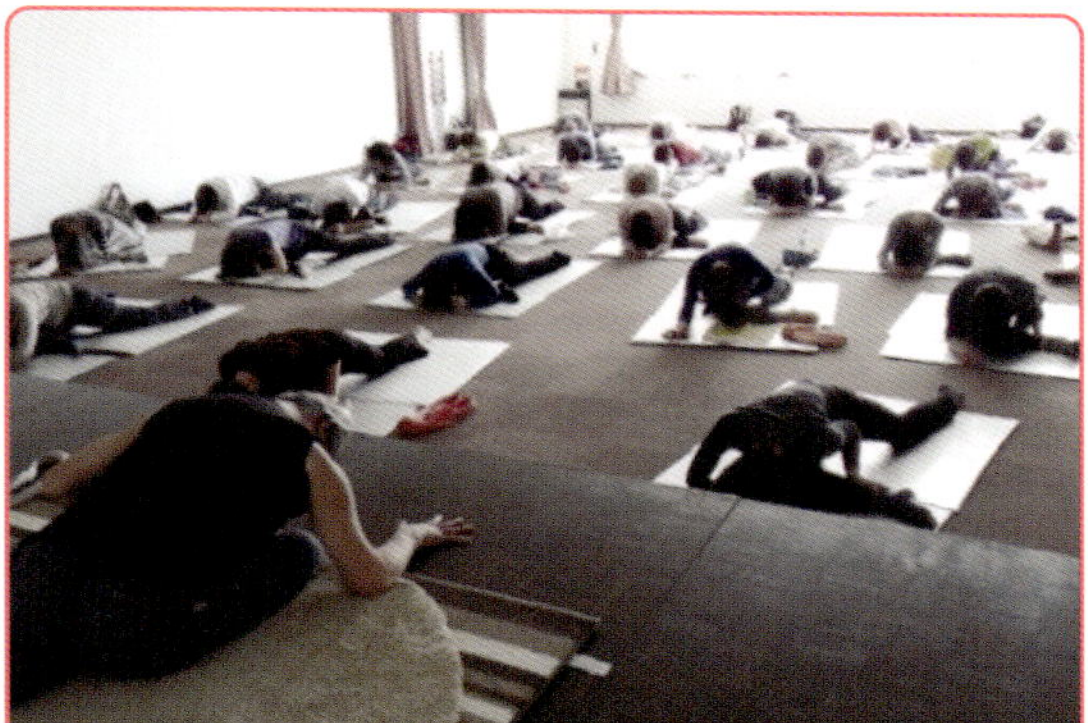

全国に広がる指導者のもとで開催される自力整体教室。幅広い年齢層の人が互いにゆるやかなつながりを持ちながら、自力整体のワークや自然治癒力を高める生活改善を実践している。

●自力整体を通じて、自分の体の自然治癒力を引き出してほしい

真理恵　骨盤の開閉力の大切さを、私は出産で実感しました。陣痛は大変だったけれど分娩自体は助産師さんも驚くほどスムーズで。骨盤のゆがみを整えていたおかげで、産後の骨盤ケアもかなりラクでした。

矢上　何もケアしていないと、**出産で骨盤の左右のゆがみが強くなることがある。**そうすると、かならずと言っていいほど腰痛、坐骨神経痛、ひざの痛み、首や肩の慢性的なコリ、頭痛などの不調が起こります。当然、更年期障害もきつくなり、女性特有の不調に一生悩まされることに……。どんな出産をしたかによって、その後の人生が決まってしまうのです。本書をきっかけに自力整体を実践する人は、一生続く不調から解放されるということ。

真理恵　人間には本来、自然治癒力が備わっていて、東洋医学や整体医学はそれを引き出してくれる。読者のみなさんにはぜひ、自分の治癒力を信じて、自分の体にもっと興味を持ってほしい。それから**自力整体は目を閉じて行うのがおすすめ**です。リラックスできて、体の声に耳を傾けやすくなるからです。

矢上　今の医療は子どもができなかったら不妊治療、生理がきつかったらピルで生理を止めるというふうに、一時的に症状をやわらげる対症療法が主流です……。でも昔の人はちゃんとセルフケアできていました。自分の体の治癒力を信じて見つめることを自然にできていたし、母親が娘に教えてきたわけです。**体に本来備わる「自然治癒力」のすごさ**に、本書をきっかけに気づいていただければと思います。

女性特有の不調を改善する 3つのポイント

POINT 1 骨盤（仙腸関節）の開閉力を向上

骨盤がゆがんで、仙腸関節がスムーズに開閉できず、生理の血液などが滞ると生理痛、PMSの原因に。日々の自力整体でゆがみを整えると不調がスッキリ解消される。

POINT 2 高温体質になる食生活の実践

冷えやむくみ、ドロドロの血液の原因となるのが、乳製品・脂質・砂糖。これらを極力避け、玄米・みそ汁・野菜を中心とした体を温める食事に切り替える。

POINT 3 骨盤開閉をスムーズにする目のケア

目の酷使は骨盤の開閉力にも影響するので、遠くを見る、目の周囲を指圧するなど、目を休める時間をとる。スマホなどを眠る直前まで見るのはNG！

開閉力のある骨盤をつくり、
食生活と目のケアにも気をつけて
女性特有の不調を改善しましょう！

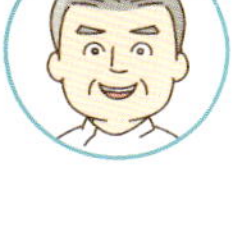

開閉力のある骨盤が体にもたらすいいこと

開閉力のある骨盤をつくることで、
PMSや生理痛がなくなり
不妊や出産前後の不調も改善する、
更年期症状が軽減する、
冷え知らずの高温体質になる、
痛みやむくみがスッキリ消えるなど、
女性特有の不調や悩みが
一気に解消していきます！

PMS・生理痛がなくなる

骨盤がスムーズに開閉すると生理中の締め付けるような痛みが消えるほか、自律神経が整って生理前のイライラ・不安感も消失します。

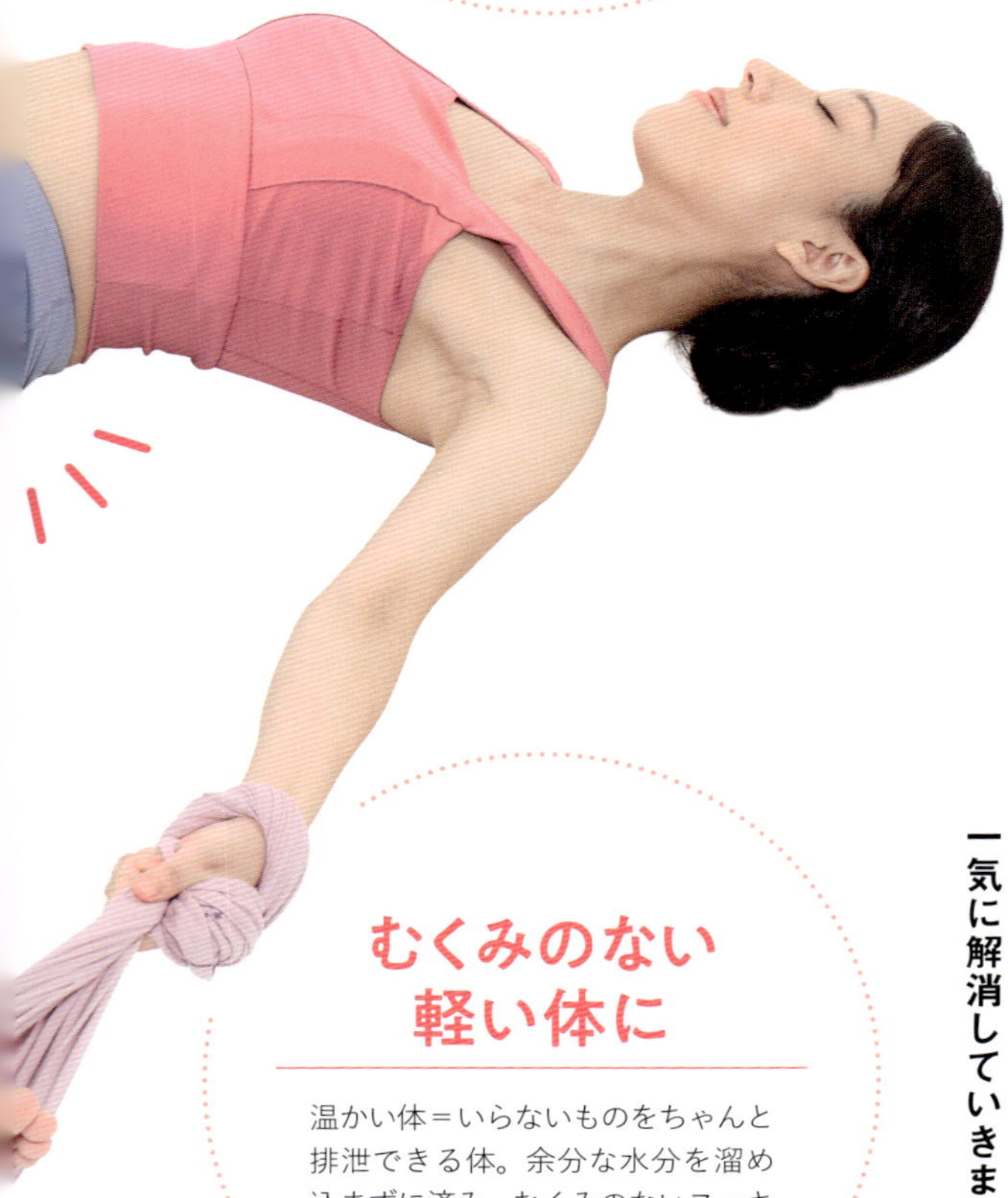

むくみのない軽い体に

温かい体＝いらないものをちゃんと排泄できる体。余分な水分を溜め込まずに済み、むくみのないスッキリとした軽い体になれます。

温かくて冷え知らずの体に

体温が高い“高温体質”になると経血の排出がスムーズになり、生理痛が軽減するほか、代謝が上がって老廃物を溜めない体になれます。

更年期症状が軽減する

更年期症状の悪化は自律神経の乱れによるものです。骨盤の開閉力が上がると自律神経が整うため、更年期症状も自ずと軽減します。

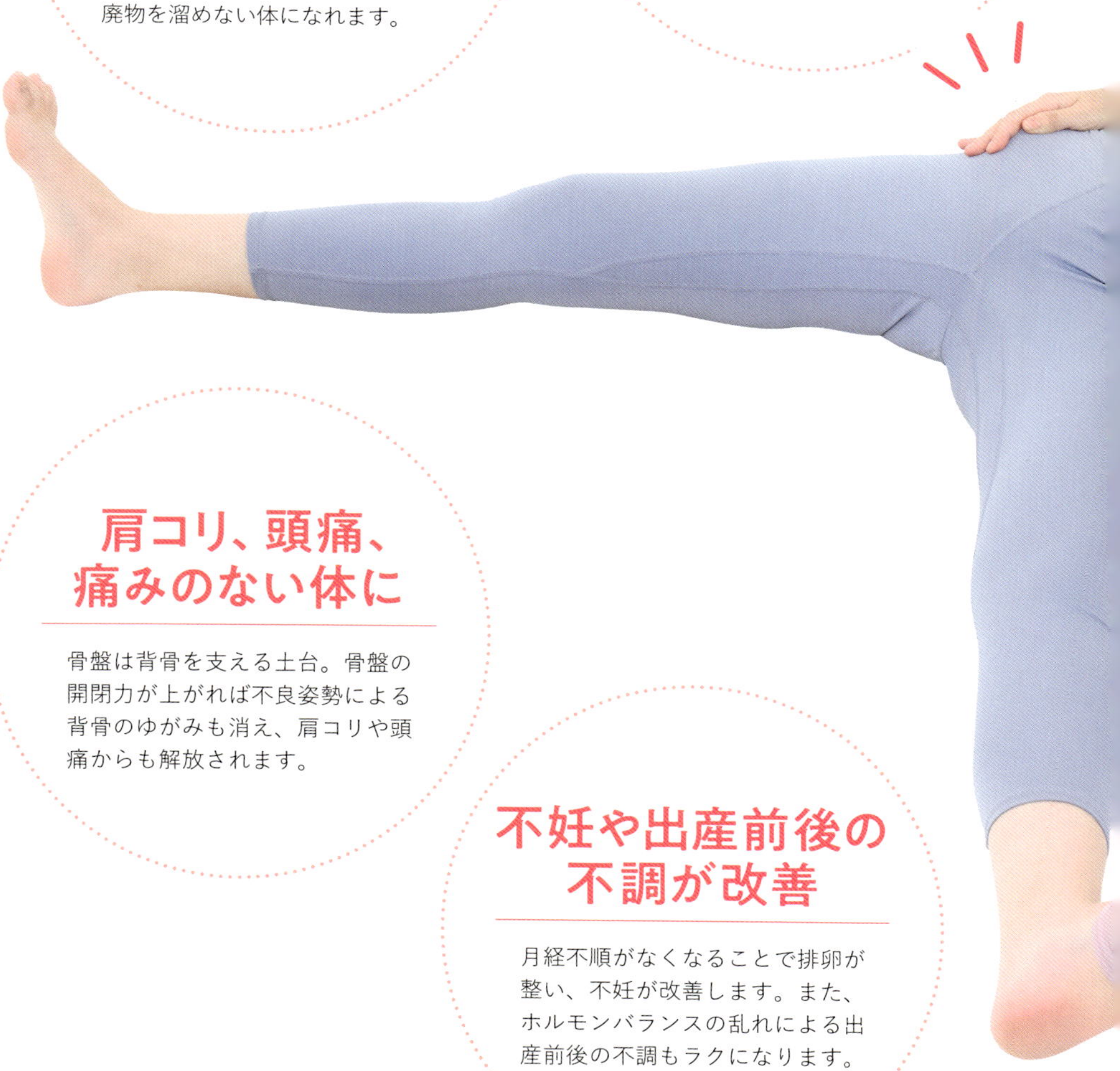

肩コリ、頭痛、痛みのない体に

骨盤は背骨を支える土台。骨盤の開閉力が上がれば不良姿勢による背骨のゆがみも消え、肩コリや頭痛からも解放されます。

不妊や出産前後の不調が改善

月経不順がなくなることで排卵が整い、不妊が改善します。また、ホルモンバランスの乱れによる出産前後の不調もラクになります。

ゆがみリセット自力整体　目次

第1章　PMS、生理痛、便秘、冷え性、更年期症状……女性の不調はぜんぶ「骨盤のゆがみ」のせい

第2章　「骨盤の開閉力」を高める自力整体（レッスン動画つき）

第3章 体を温めて「高温体質」になる食事法

第4章 「骨盤の開閉」をスムーズにする目のケア

第5章 自力整体で骨盤を整えたら、不調がスッキリ消えた！

注意：骨や関節が変形している方や治療中の方、痛みがある方、持病がある方、妊娠中の方は、本書の内容を実践する前に、かかりつけ医にご相談ください。

第1章

PMS、生理痛、便秘、冷え性、更年期症状……

女性の不調はぜんぶ「骨盤のゆがみ」のせい

まずは骨盤開閉のしくみ、
そして骨盤のゆがみと
不調の関係について見ていきましょう

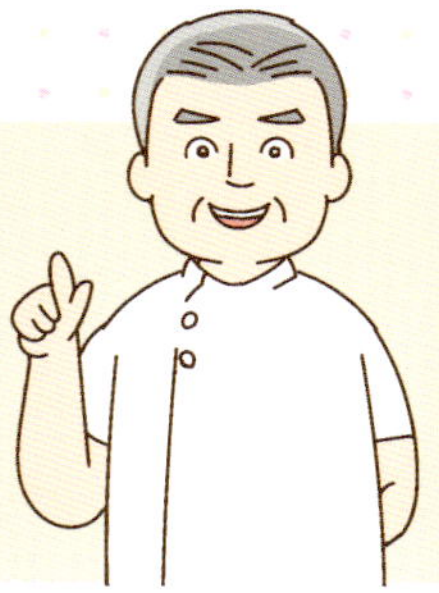

あなたの骨盤、ゆがんでない？

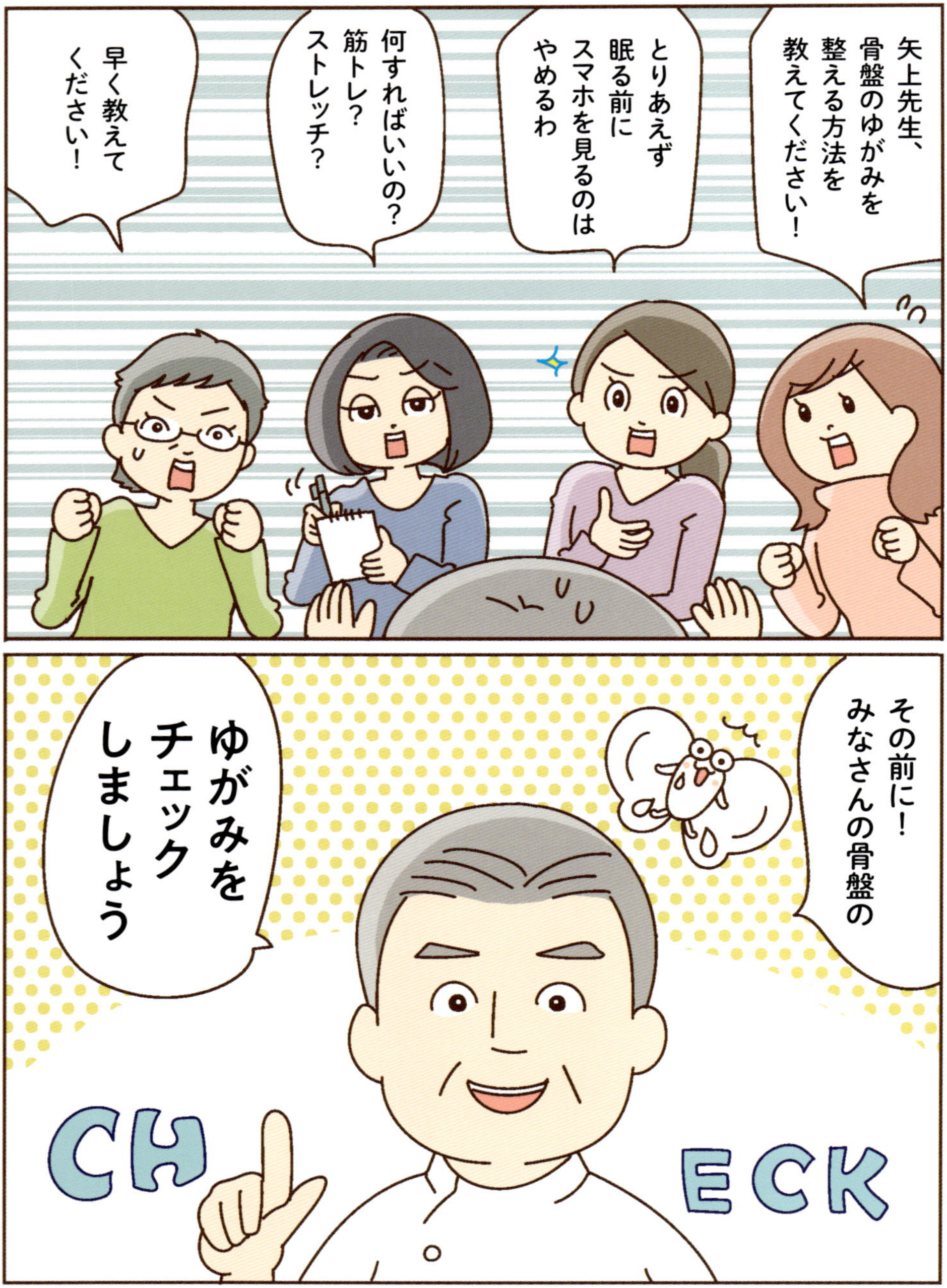

矢上先生、骨盤のゆがみを整える方法を教えてください！
とりあえず眠る前にスマホを見るのはやめるわ
何すればいいの？筋トレ？ストレッチ？
早く教えてください！
その前に！みなさんの骨盤の
ゆがみをチェックしましょう
CHECK

骨盤のゆがみがわかる「カエル足チェック」

《やり方》

1. うつぶせになり、両手は顔の横におく。
2. 顔を右に向け、右ひざを曲げて、右ひじで右ひざをトントンと叩く。
   ※反対側も同様に行う。

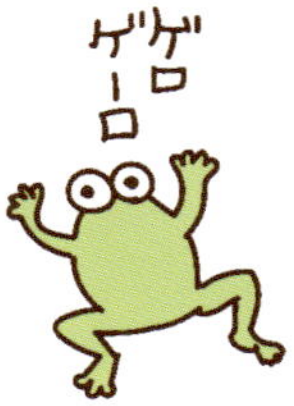

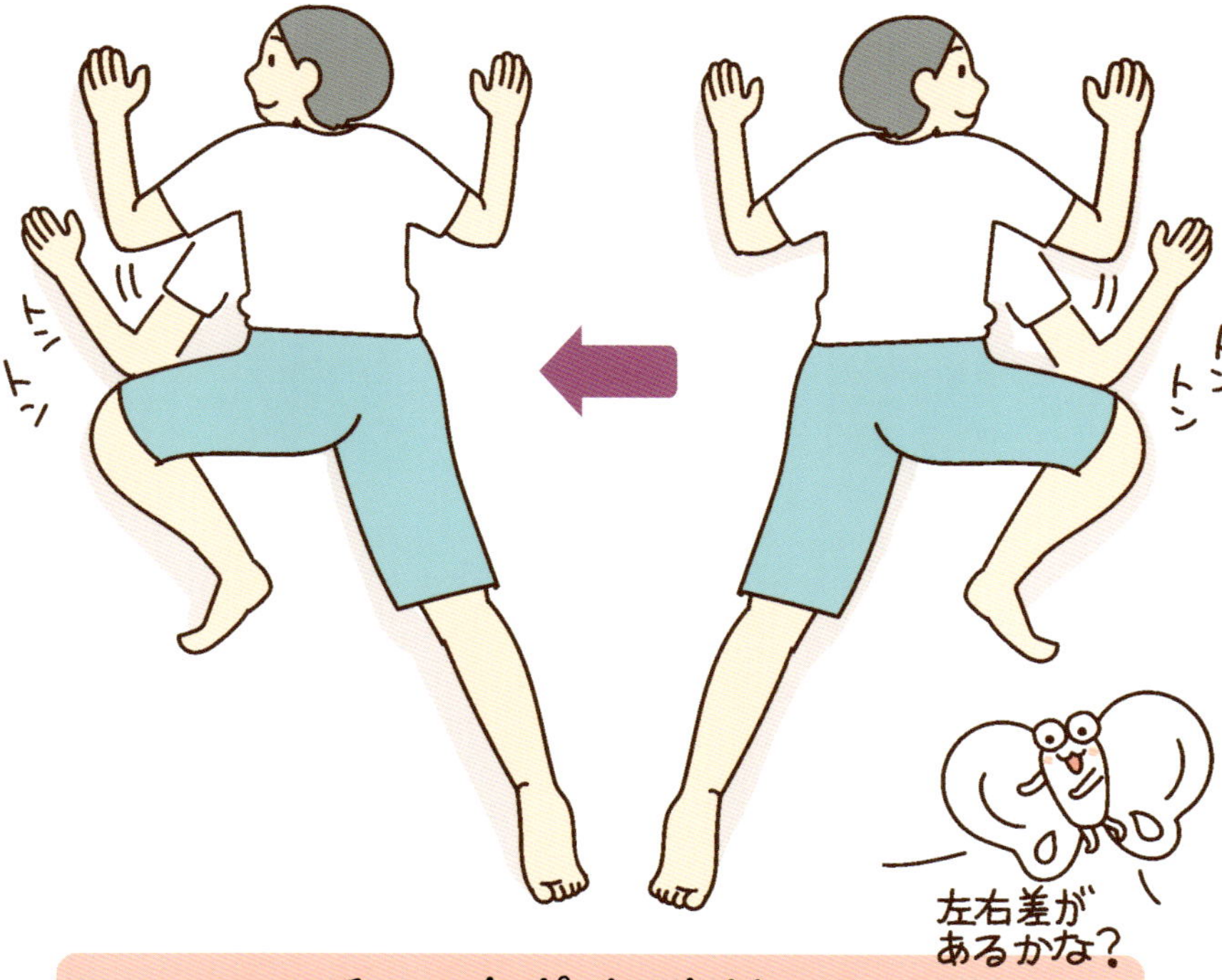

チェックポイントはココ

- □ 顔の向きやすさに左右差はあるか？
- □ ひざの上がる高さは左右で同じか？
- □ 右も左も、同じようにひじでひざを叩けるか？

➡ **左右差があれば、骨盤がゆがんでいる**

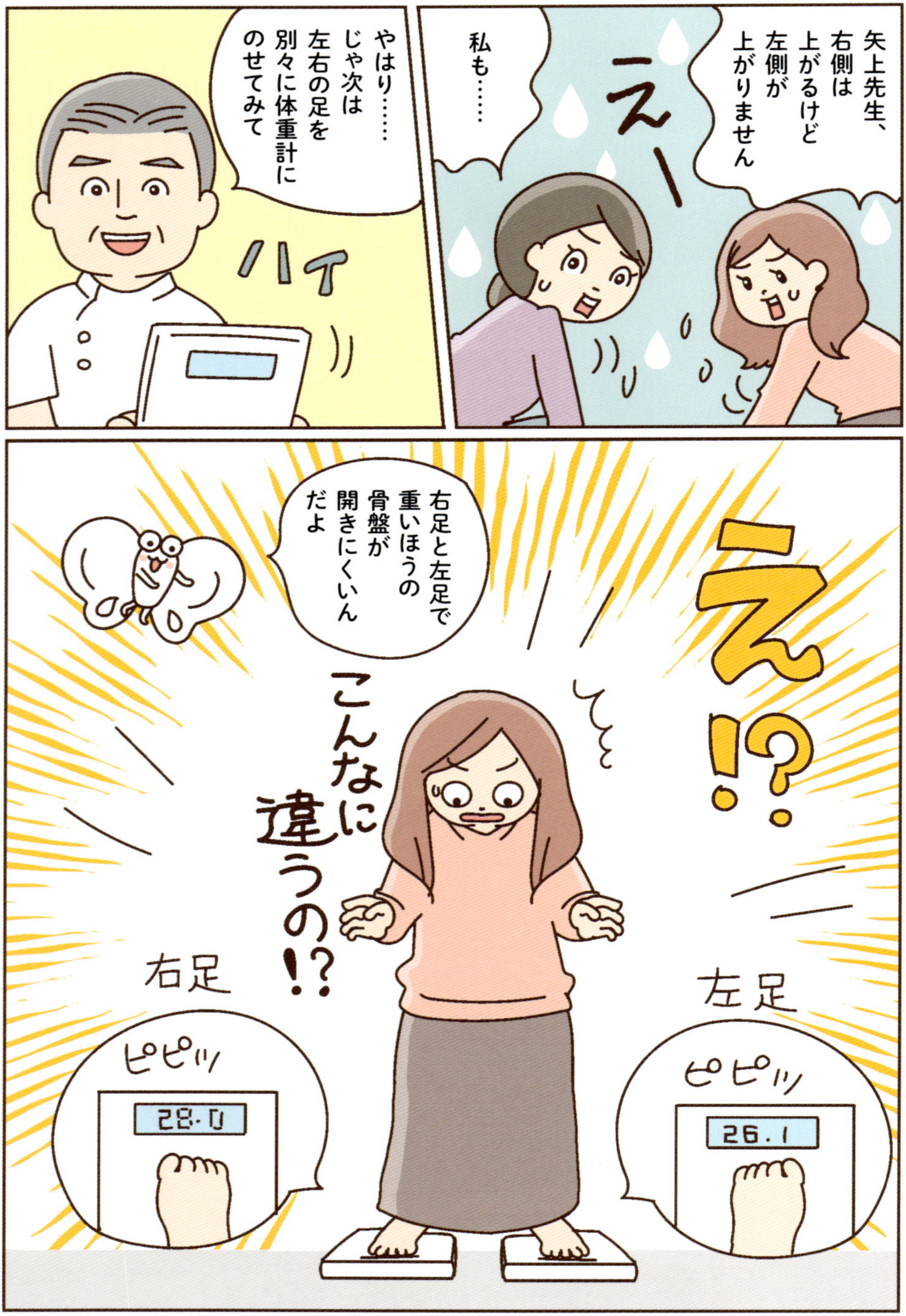
矢上先生、右側は上がるけど左側が上がりません
私も……
えー
やはり……じゃ次は左右の足を別々に体重計にのせてみて
ハイ
え!?
右足と左足で重いほうの骨盤が開きにくいんだよ
こんなに違うの!?
右足
ピピッ
28.0
左足
ピピッ
26.1

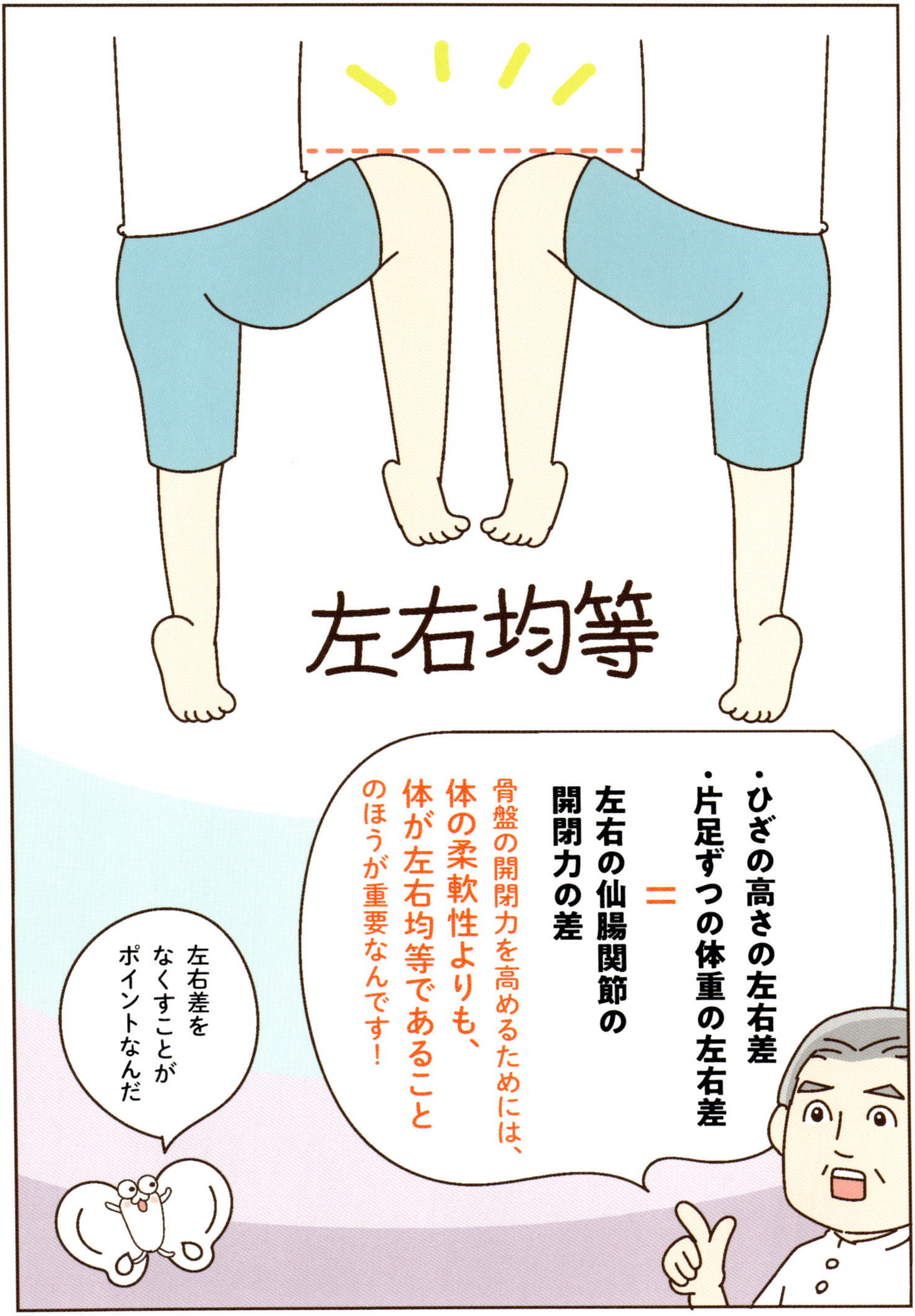
左右均等
・ひざの高さの左右差
・片足ずつの体重の左右差
＝
左右の仙腸関節の開閉力の差
骨盤の開閉力を高めるためには、体の柔軟性よりも、体が左右均等であることのほうが重要なんです！
左右差をなくすことがポイントなんだ

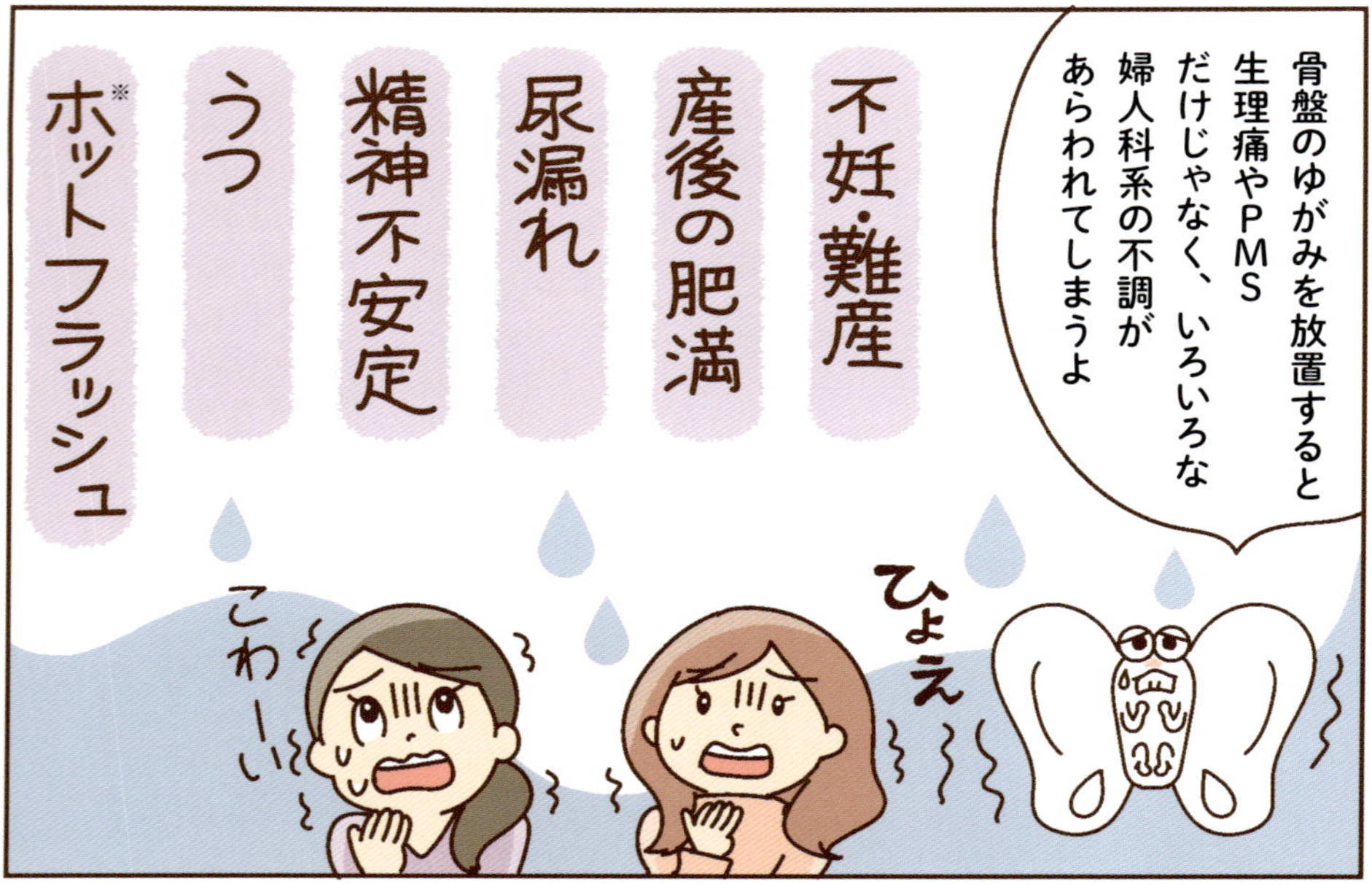
骨盤のゆがみを放置すると
生理痛やPMS
だけじゃなく、いろいろな
婦人科系の不調が
あらわれてしまうよ
不妊・難産
産後の肥満
尿漏れ
精神不安定
うつ
ホットフラッシュ※
ひょえ
こわ〜い

※ホットフラッシュ：更年期の代表的な症状で、顔や体に突然の発汗やほてり、のぼせなどが起こる。

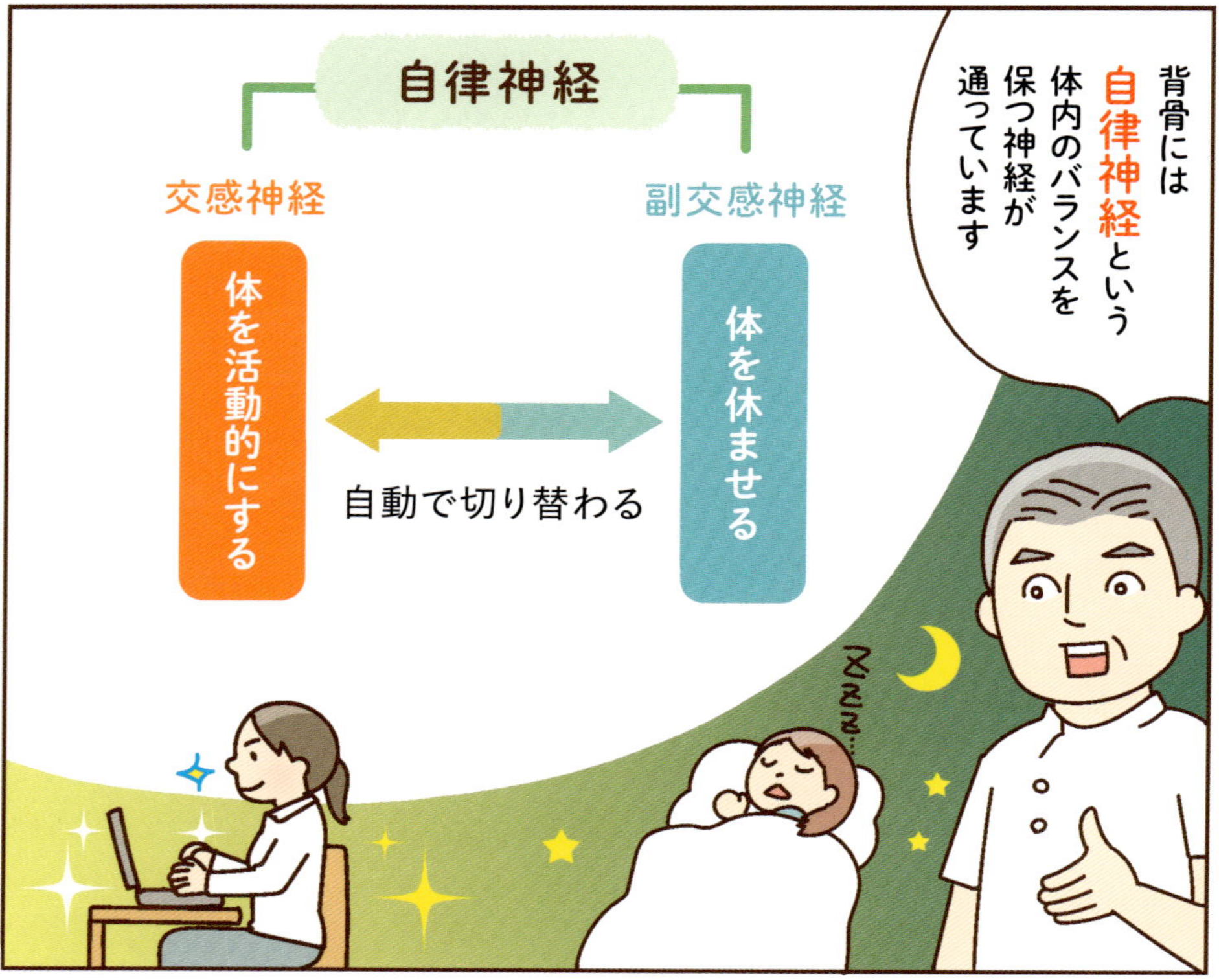
背骨には
自律神経という
体内のバランスを
保つ神経が
通っています
自律神経
交感神経
副交感神経
体を活動的にする
体を休ませる
自動で切り替わる

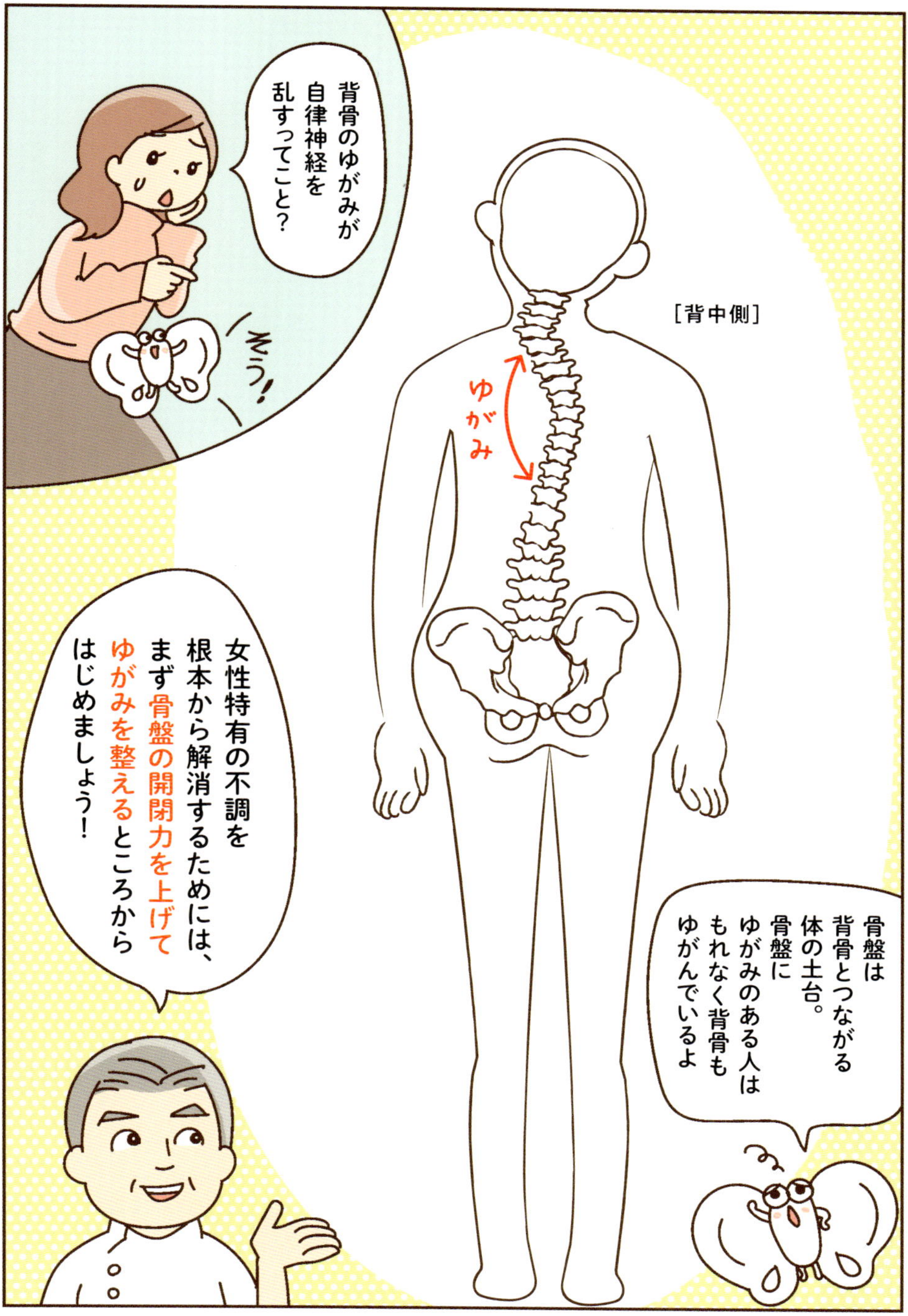
背骨のゆがみが自律神経を乱すってこと？
そう！
[背中側]
ゆがみ
骨盤は背骨とつながる体の土台。骨盤にゆがみのある人はもれなく背骨もゆがんでいるよ
女性特有の不調を根本から解消するためには、まず骨盤の開閉力を上げてゆがみを整えるところからはじめましょう！

骨盤の「仙腸関節」は、生理周期に合わせて開閉している

骨盤はひとつの骨のかたまりのようなイメージがありますが、実はそうではありません。仙骨《せんこつ》、腸骨《ちょうこつ》、坐骨《ざこつ》、尾骨《びこつ》、恥骨《ちこつ》など、さまざまな骨の集合体でできています。

腸骨と仙骨の間には「仙腸関節《せんちょうかんせつ》」と呼ばれる関節があります。西洋医学では不動関節《ふどうかんせつ》といって「動かない関節」と考えられていますが、**整体医学ではわずかながら動くうえに、胴体と脚をつなぎ、上半身と下半身のバランスをとっている重要な関節**と考えられています。

仙腸関節が動くおかげで、私たちは足を前に出してしっかりと歩くことができるのです。ぎっくり腰になったとたんに歩けなくなるのは、仙腸関節がずれてしまうからです。

女性の場合、仙腸関節は生理周期（約28～30日サイクル）に合わせて閉じたり開いたりしています。なぜ私が生理周期による仙腸関節の開閉に気づいたのかについて、まずはお話しさせていただきます。

私は患者さんを治療するときに、最初の診察で「カエル足チェック」（25ページ参照）を行います。治療に来られる患者さんの多くは首コリや肩コリといった不調を抱えており、たいていの方は、左右の仙腸関節の開きに差があります。

骨盤は背骨を支える土台ですから、この左右差が背骨のゆがみを生み、首や肩の痛みを引き起こすのです。だから首の不調を治すために、仙腸関節の開き具合をそろえ、上げたひざが左右の脇に、同じように引き付けられるように施術していきます。

多くの方々に「カエル足チェック」を行って気づいたことがあります。それは、**左右差を均等にしていくと、PMSや生理痛、産後の不調といった女性特有の不調まで治るということ。**

そこから排卵期や月経期の仙腸関節の動きを観察した結果、関節の開閉と生理周期に深い関わりがあることがわかったのです。

排卵期の人はカエル足のポーズをとるとひざの上がり具合に少し抵抗を感じます。しかし、月経期になると何の抵抗もなく両ひざが

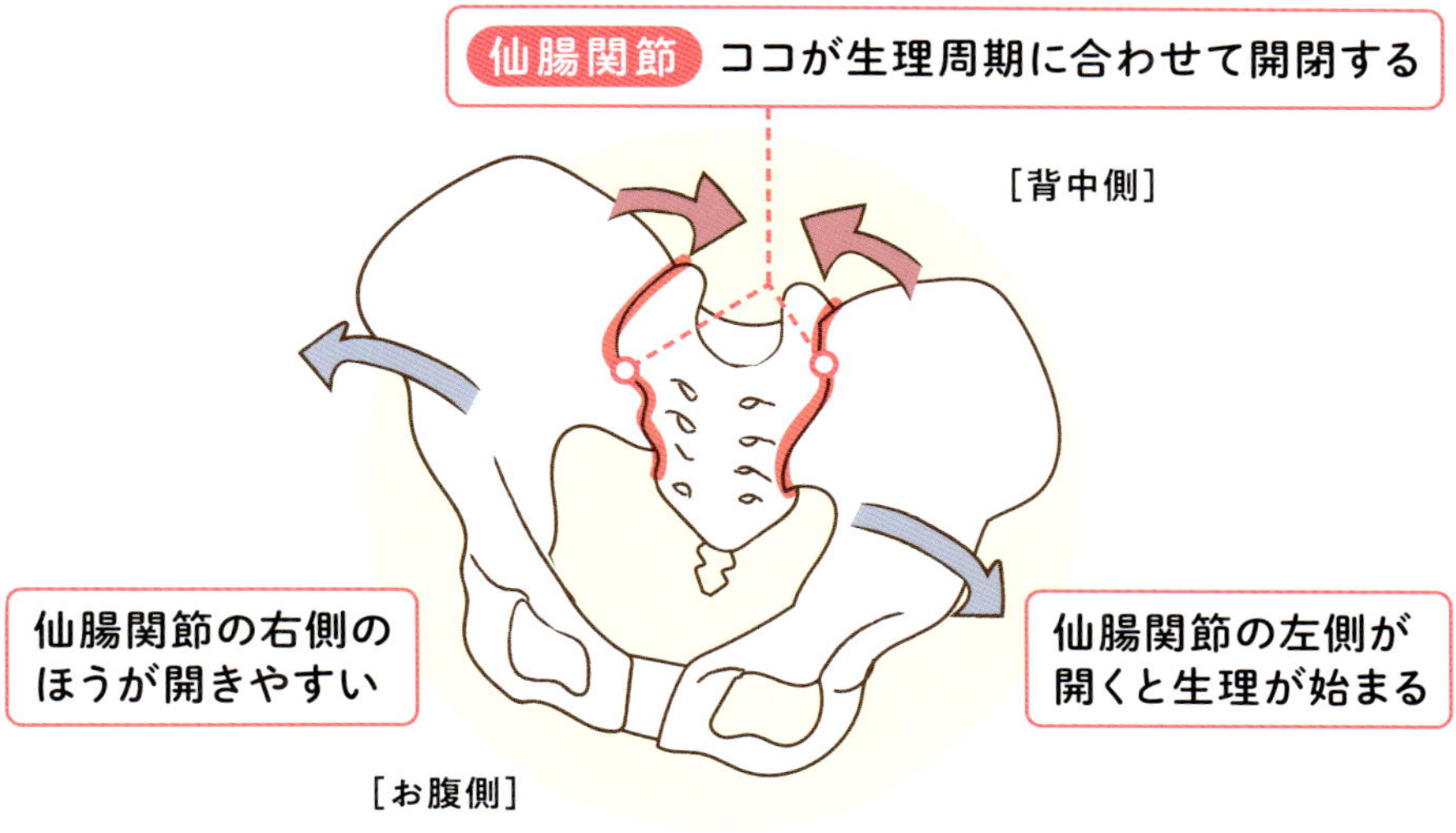
仙腸関節 ココが生理周期に合わせて開閉する
[背中側]
仙腸関節の右側のほうが開きやすい
仙腸関節の左側が開くと生理が始まる
[お腹側]

西洋医学では仙腸関節は動かないとされていますが、それであればひとつの骨のはず。「関節」という名前をつける必要はないですよね

脇まで上がります。つまり、**生理がない間は仙腸関節が閉じていて、生理中は開いている**ということです。およそ1か月の生理周期をまとめると次のようになります。

①排卵期⇓仙腸関節は完全に閉じている
②黄体期《おうたいき》（生理前）⇓仙腸関節は右側から開いていき、右側が先に開き切る
③生理開始日⇓左側の仙腸関節が開いていく
④生理終了日⇓仙腸関節が完全に開き切る
⑤次の排卵期に向けて仙腸関節が閉じていく

女性は生理周期の中で心身の状態に好不調の波がありますが、それも仙腸関節の開閉と関係しています。**生理終了日から排卵期までの期間は、仙腸関節の開きに左右差があまりないため、メンタルも安定して前向きで、体の調子もいい**。**一方、黄体期から生理開始までの期間は、仙腸関節の開きに左右差があるため、心身ともに不安定になります**。黄体期から生理開始日に切り替わるときは体温も下がるので、代謝が落ちて体に老廃物や水分が溜まり、むくみやすくなるのです。

また、仙腸関節の開閉にはもうひとつ特徴があります。

それは、**ほとんどの人は仙腸関節の右側のほうが開きやすい**ということです。この差が

「右側6：左側4」程度であれば問題なく、左右の仙腸関節はスムーズに開閉できていると言えます。こういった人はPMSや生理痛がありませんし、個人差はありますが生理が4日間できっちり終わるでしょう。

しかし、**「右側8：左側2」のように、仙腸関節の開閉に左右差のある人はPMSや生理痛もひどい傾向にあります**。

仙腸関節の開きの左右差を放置したまま出産を迎えると、この差はさらに広がり、産後の不調も強くあらわれてしまいます。

不調のない体になるためには、仙腸関節の左右の開きをできるだけ均等にすることがとても重要なのです。そして、生理周期の中で、開くべきときにしっかり開き、閉じるべきときにしっかり閉じる骨盤。それこそが、女性を不調から守る盾になります。

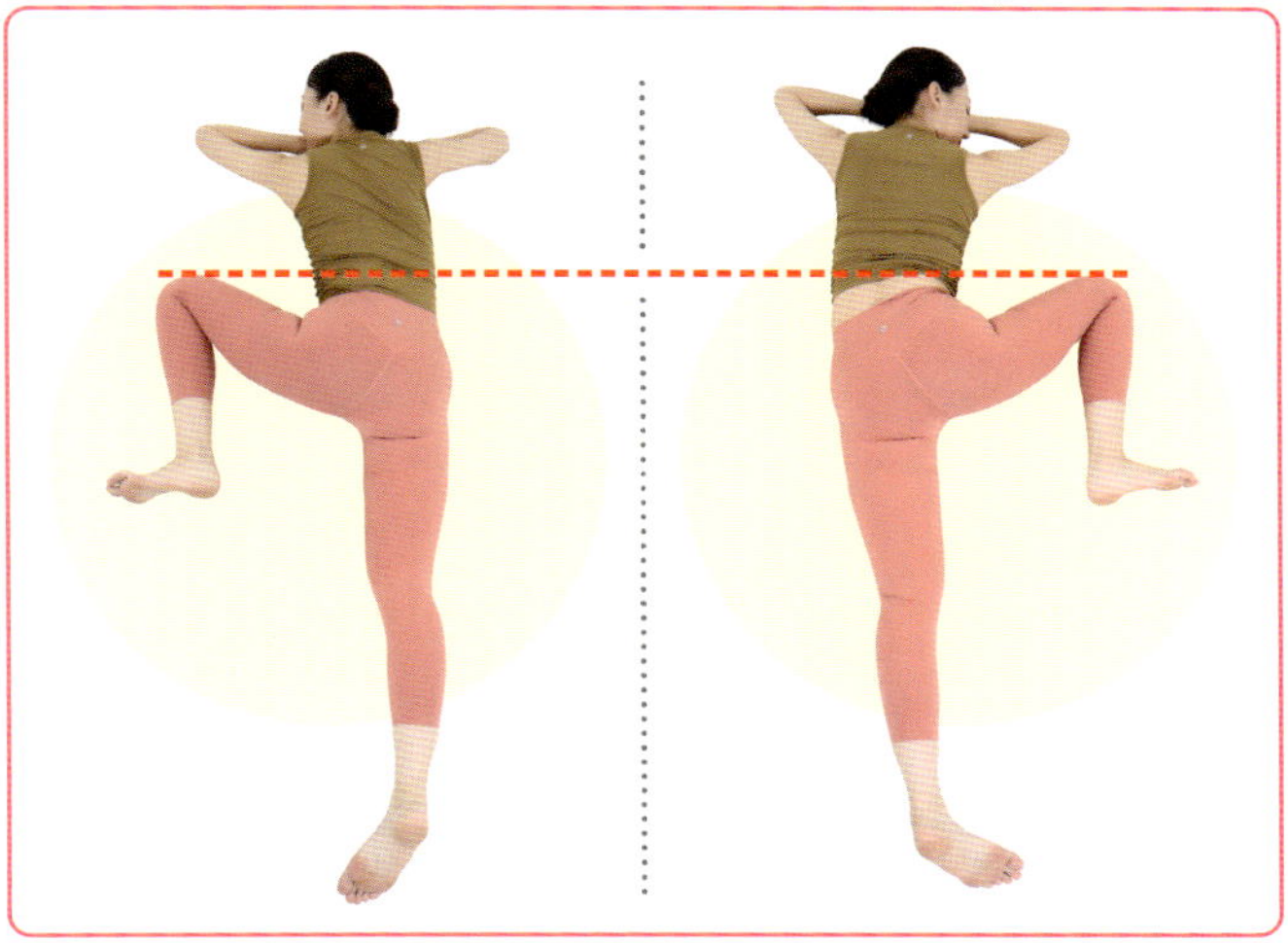

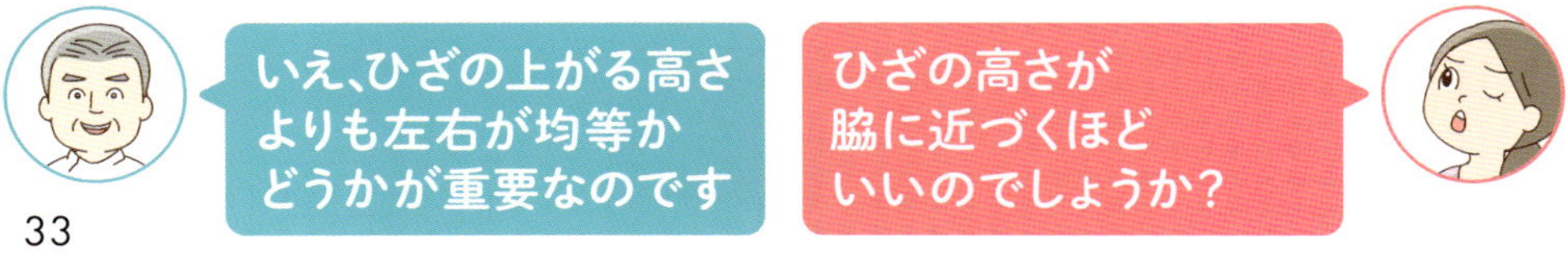
ひざの高さが
脇に近づくほど
いいのでしょうか？
いえ、ひざの上がる高さ
よりも左右が均等か
どうかが重要なのです

生理と骨盤（仙腸関節）の関係

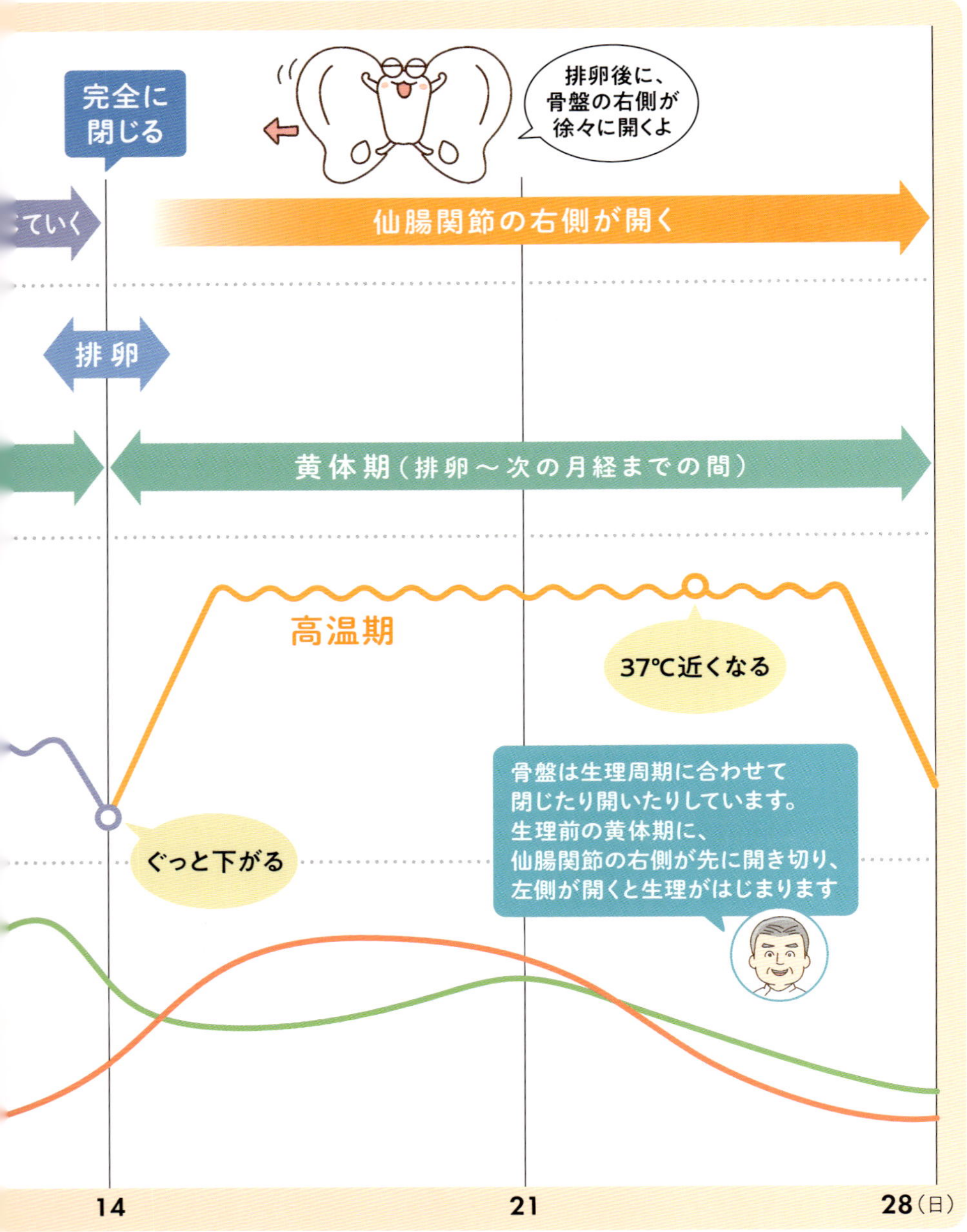

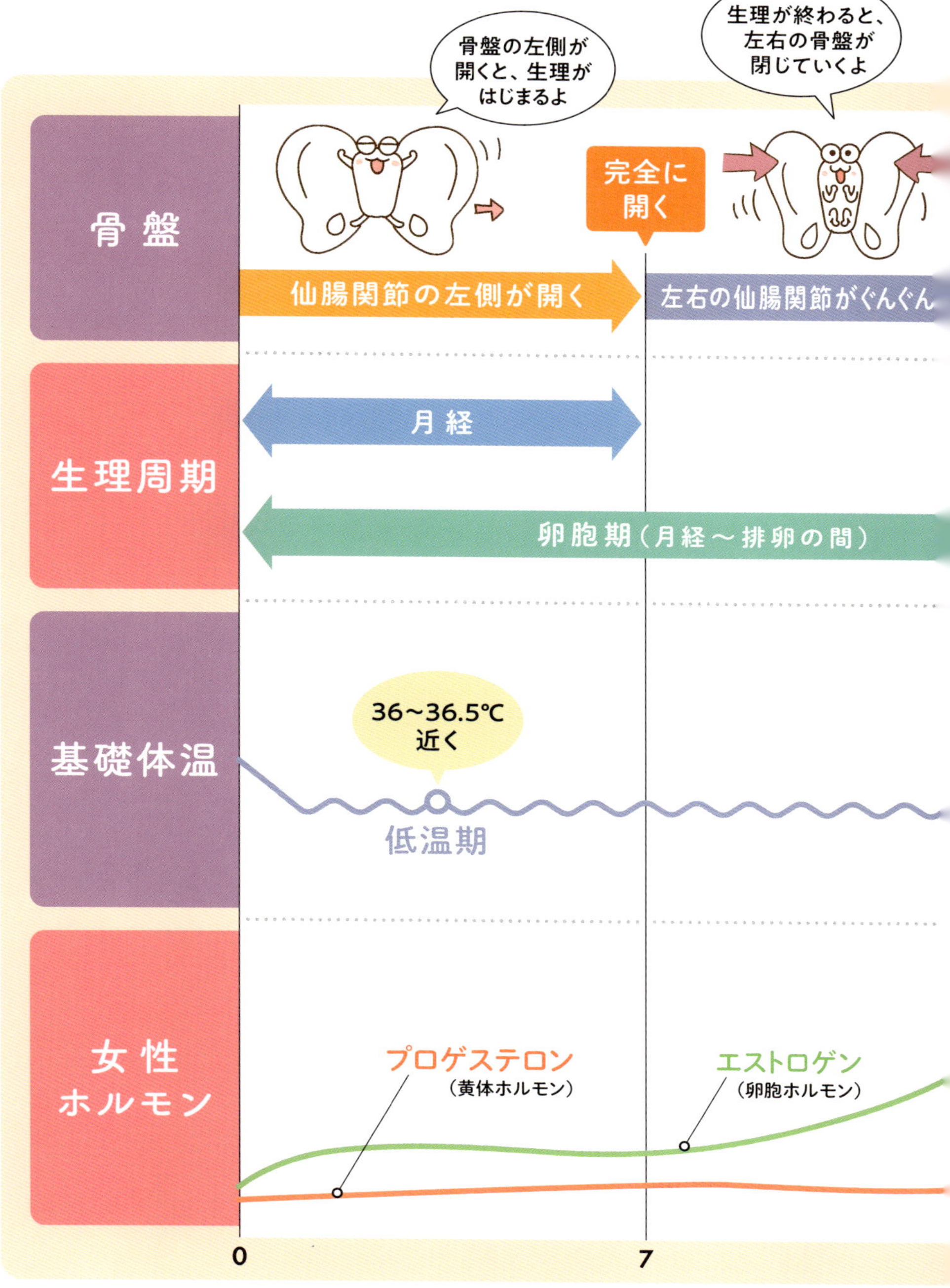
骨盤の左側が開くと、生理がはじまるよ
生理が終わると、左右の骨盤が閉じていくよ
骨盤
完全に開く
仙腸関節の左側が開く
左右の仙腸関節がぐんぐん
生理周期
月経
卵胞期（月経～排卵の間）
基礎体温
36～36.5℃近く
低温期
女性ホルモン
プロゲステロン
（黄体ホルモン）
エストロゲン
（卵胞ホルモン）
0
7

生理のときのギューッとした痛みは、仙腸関節が開かないせい

仙腸関節の開閉を不均等にする最大の要因は、姿勢の崩れによる骨盤のゆがみ（前後左右の傾きやねじれなど）です。

普段から脚を組んだり、片ひじだけをついたりするクセはありませんか？

右側の仙腸関節が開いていく生理前や、仙腸関節が開き切っている生理終了時は、骨盤がゆるゆるでゆがみやすいタイミングです。このときに、脚を組むなど左右不均等な姿勢をとり続けると骨盤は大きくゆがみます。

この時期は激しい運動もＮＧ！　生理が終わったからといってハードなトレーニングやキツめのジョギングをして足腰に負担をかけることや、ねじる運動（テニスやゴルフ）もおすすめしません。骨盤をゆがませる一因です。

また、デスクワークなどによる「座りっぱなし」もＮＧです。椅子に座っている時間が長いとお尻まわりの筋肉がガチガチに固まります。**仙腸関節はお尻の筋肉の力を借りて動くのですが、硬いお尻では筋肉がうまく働かず、開閉しにくくなります**。

それだけでなく、ゆがんだ骨盤が筋肉もろとも固まってしまうと、ゆがんだ状態を維持

し続けてしまうことになるので要注意です。

生理のときに、ギューッと下腹部を締め付けられるような痛み、刺されるような痛みに襲われることはありませんか？

あの痛みは骨盤の開きにくさが引き起こす代表的な生理痛。**子宮が無理に収縮して、経《けい》血《けつ》を押し出そうとすることで起こります**。

生理中は仙腸関節がゆるゆるの状態です。しかし、ゆがみによって仙腸関節が開きにくくなると、経血の出口は広がらず、狭いままになります。仙腸関節がしっかり開けば、子宮は無理に収縮しなくても経血をスムーズに排出できますよね。だから締め付けるような痛みが起こることはありません。

女性の体は本来、生理痛がないのがあたりまえのはず。どんな不調や痛みにも、それが起こる原因がちゃんとあるのです。

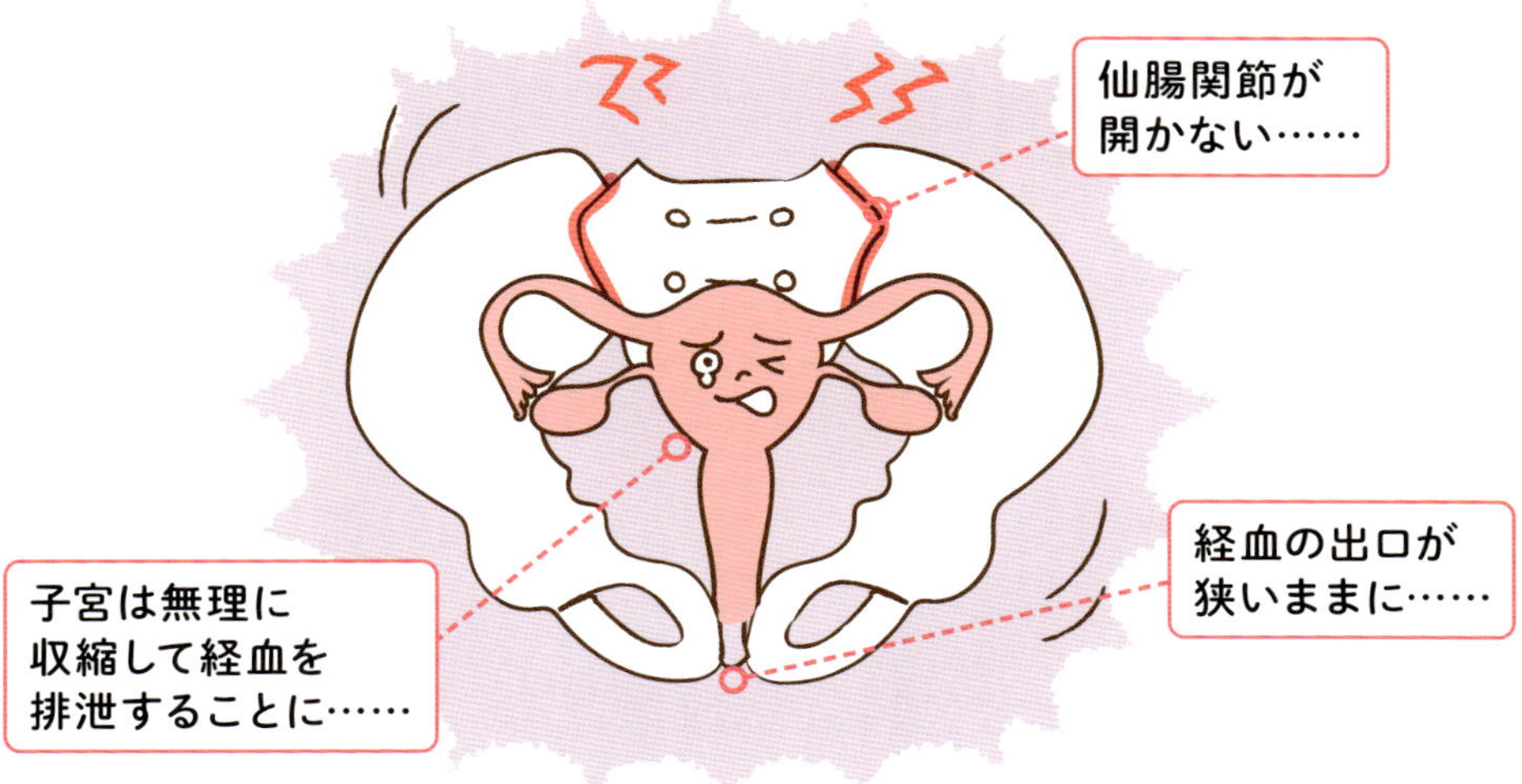
仙腸関節が
開かない……
経血の出口が
狭いままに……
子宮は無理に
収縮して経血を
排泄することに……

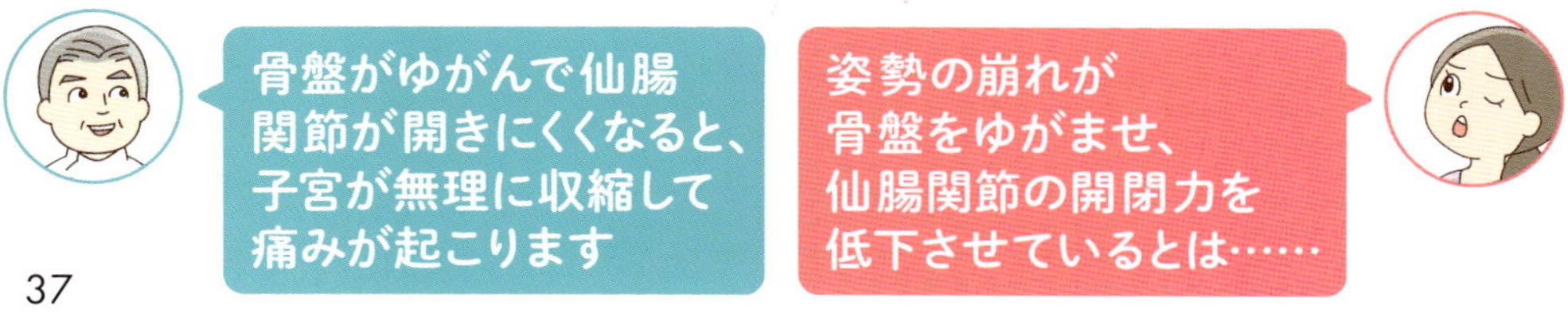
骨盤がゆがんで仙腸関節が開きにくくなると、子宮が無理に収縮して痛みが起こります
姿勢の崩れが骨盤をゆがませ、仙腸関節の開閉力を低下させているとは……

生理中の腰痛は、開いた仙腸関節が引き起こすお腹の筋肉痛

もうひとつ、代表的な生理痛に「腰痛」があります。ズキズキと痛む、ズーンと重だるくなるなど人によって痛み方はさまざまですが、原因は仙腸関節が開くことです。

普段、胴体と脚は仙腸関節というネジによってしっかりとつながっています。でも生理中は仙腸関節が開いているため、ネジがゆるゆるで支えがありません。腰と脚のつなぎ目が不安定で、体はヨタヨタした状態になり、腰に過剰な負担がかかってしまうのです。

背骨の周辺には多くの神経が通っています。特に腰のあたりは神経のデパートと言っても過言ではないほど、神経が集合する場所。**仙腸関節が開いて腰に過剰な負担がかかると、いずれかの神経が圧迫されて痛みが出ます**。

また、骨盤のそばには上半身と下半身をつなぐ「腸腰筋《ちょうようきん》」という筋肉があります。腸腰筋は背骨の腰のあたりから骨盤、脚の付け根付近をつなぐ3つの筋肉の総称ですが、**仙腸関節の開きに左右差があると引っ張られたり、ねじれたりして筋肉に痛みが起こります**。

つまり、生理中に感じる腰痛は、神経による痛みあるいは筋肉痛ということ。私はこの痛みを**「仙腸関節痛」**と呼んでいます。

仙腸関節の開きの左右差が神経を圧迫する

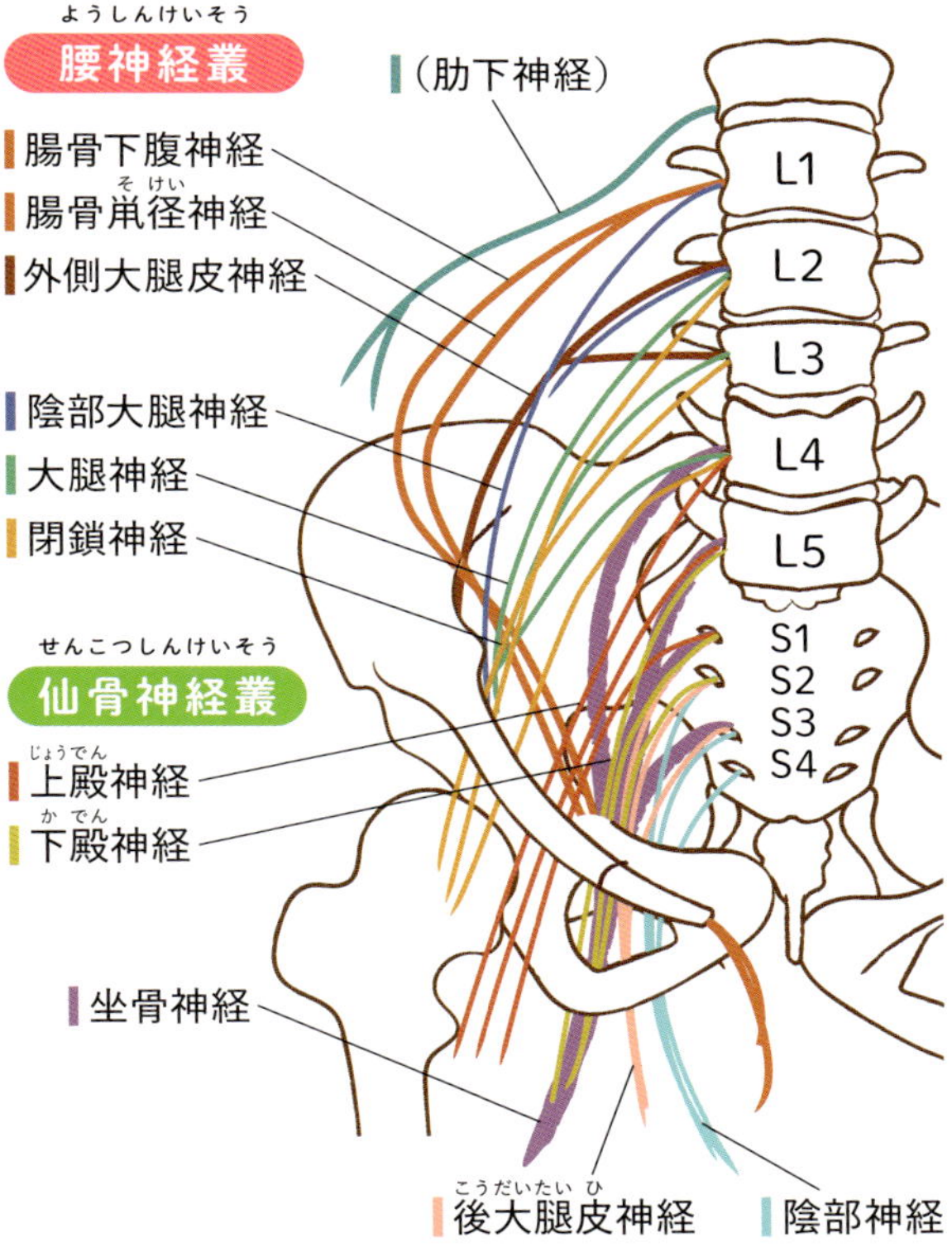
腰神経叢《ようしんけいそう》
（肋下神経）
腸骨下腹神経
腸骨鼡径《そけい》神経
外側大腿皮神経
陰部大腿神経
大腿神経
閉鎖神経
仙骨神経叢《せんこつしんけいそう》
上殿《じょうでん》神経
下殿《かでん》神経
坐骨神経
後大腿皮《こうだいたいひ》神経
陰部神経
L1
L2
L3
L4
L5
S1
S2
S3
S4

神経は脳や脊髄《せきずい》から出て全身に張りめぐらされているが、その多くが背骨に沿って走っている。特に腰まわりは数も多く、坐骨神経のような太い神経もある。背骨や骨盤のバランスが崩れると神経が圧迫され、痛みとしてあらわれてしまう。

男性は出産をしないので仙腸関節が開閉しませんが、上下にずれることでぎっくり腰になります

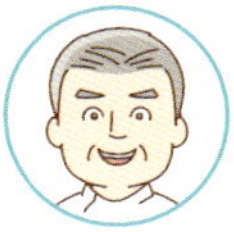

腸腰筋の筋肉痛も腰痛の原因に……

腰まわりには、小腰筋、大腰筋、腸骨筋という３つの筋肉があり、この３つをまとめて腸腰筋と呼ぶ。上半身と下半身をつなぎ、安定した姿勢を保つ役割を持つが、仙腸関節の開きに左右差があると筋肉が引っ張られたり、ねじれたりして筋肉痛が起こる。

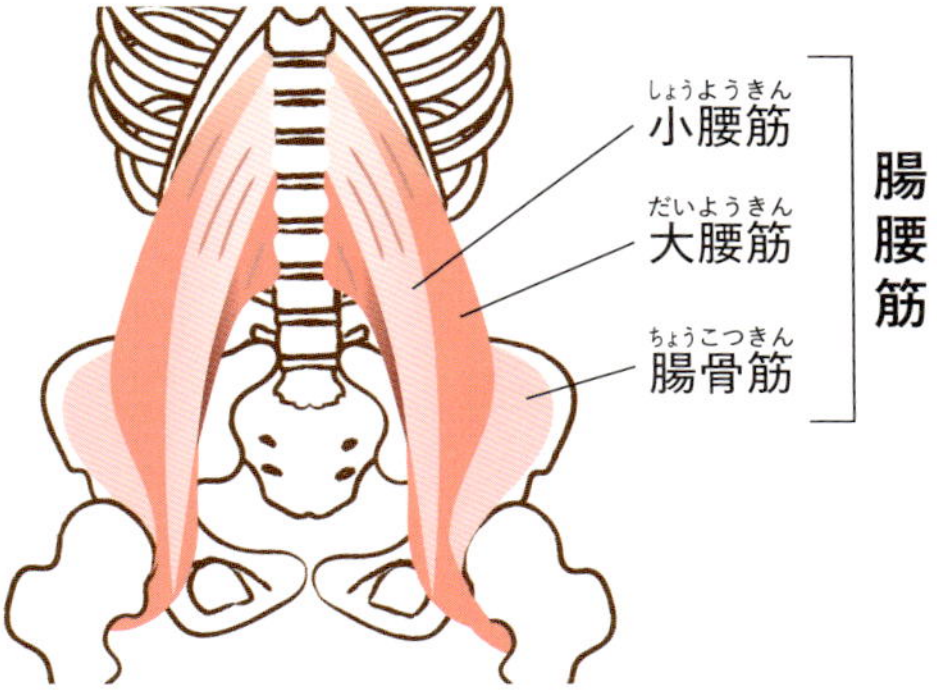
小腰筋《しょうようきん》
大腰筋《だいようきん》
腸骨筋《ちょうこつきん》
腸腰筋

左右差だけじゃない！骨盤の前後のゆがみが招く不調

「腰猫背」や「反り腰」といった言葉をご存じでしょうか。これは骨盤の前後の傾き（ゆがみ）をあらわす言葉です。

骨盤は本来、床に対して垂直に立っているのが正常な状態なのですが、姿勢が崩れると後ろや前に倒れてしまいます。骨盤が後ろに倒れて腰が丸まっている状態を「骨盤後傾（腰猫背）」、前に倒れて腰が反っている状態を「骨盤前傾（反り腰）」と呼びます。

骨盤が前後に倒れると、仙腸関節の動きにも影響が出ます。

仙腸関節はお尻の筋肉の働きと関係しているとお伝えしました（36ページ参照）。

骨盤後傾の場合、お尻の筋肉が使われず、だらんと垂れたようになります。すると仙腸関節は開きすぎてしまい、閉じにくくなります。

一方、骨盤前傾の場合、お尻の筋肉はギュッと力が入った状態です。仙腸関節はお尻の筋肉に押されて閉じすぎてしまい、開きにくくなります。

骨盤の傾きは、自分では判断しにくいのですが、椅子に座ったときの姿勢をイメージしてもらうとわかりやすいです。

下の写真のように、背中から腰が丸まっていれば骨盤後傾、逆に浅く座って胸を張り腰が反っているなら骨盤前傾と言えるでしょう。

仙腸関節の開閉の左右差に、骨盤の前後の傾きによる「仙腸関節の開きすぎ、閉じすぎ」というアンバランスが加わると、PMSや生理痛はさらにひどくなります。

特に**骨盤前傾の場合にPMSがひどくなるのは、生理前は開いていくべき仙腸関節がうまく開かなくなる**から。体としては仙腸関節を開きたいのに開けない……。それがイライラなどの不快な症状としてあらわれるのです。

多くの人は、仙腸関節の開きの左右差、骨盤前後の傾きのどちらも抱えています。

しかし、第2章で紹介する自力整体のワークを実践することで、骨盤の複合的なゆがみはちゃんと解消されていきます。

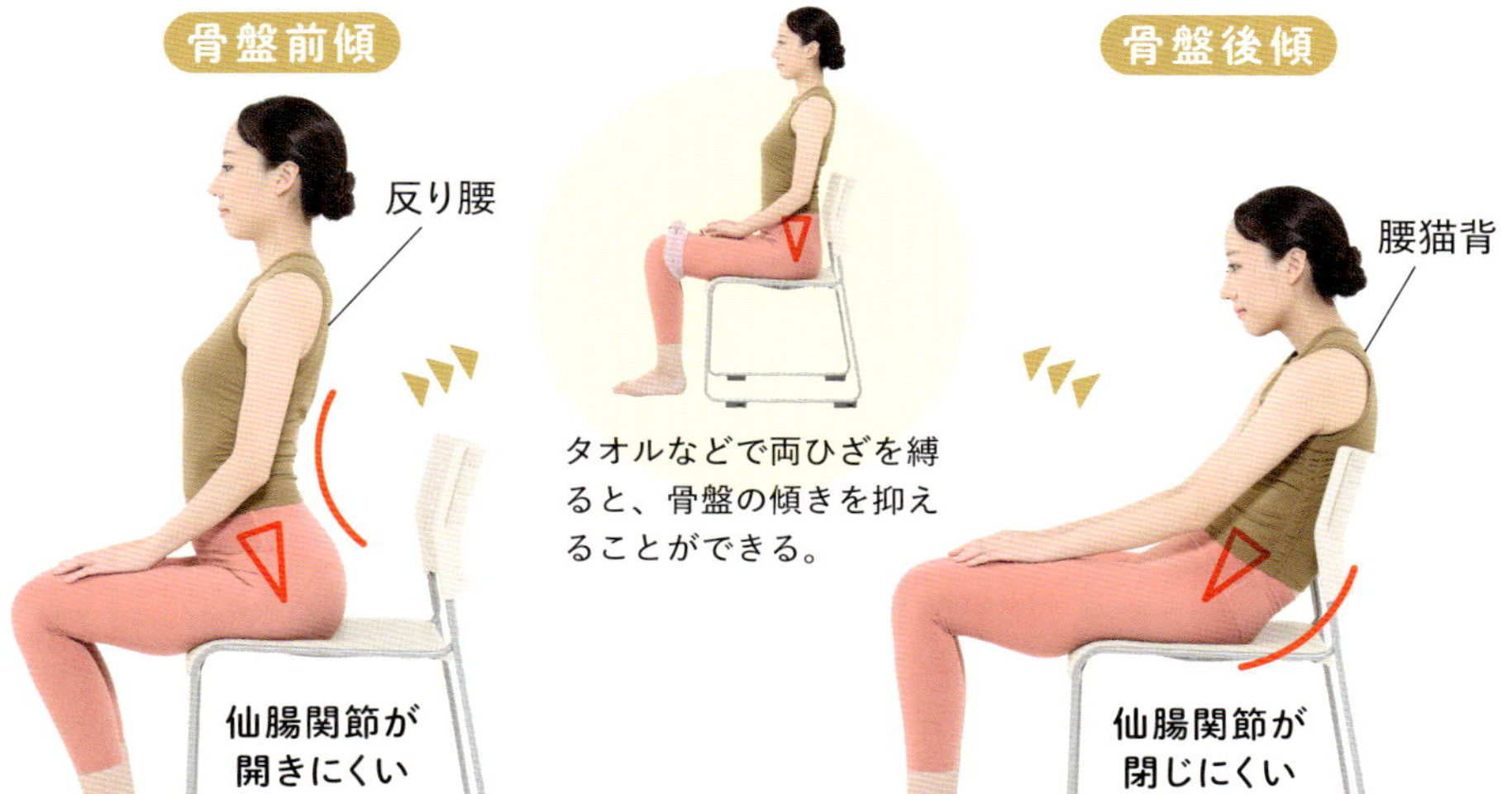

タオルなどで両ひざを縛ると、骨盤の傾きを抑えることができる。

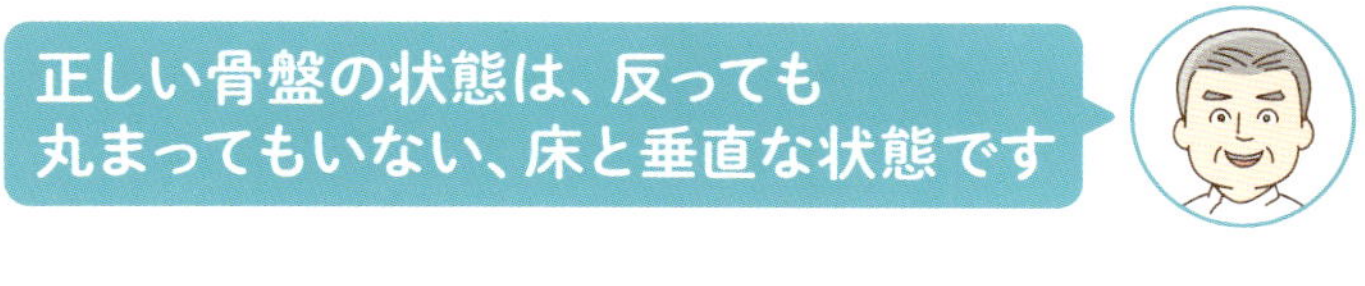

正しい骨盤の状態は、反っても丸まってもいない、床と垂直な状態です

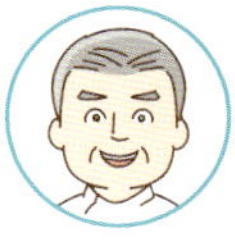

仙腸関節が開きにくくなると、自律神経が乱れてPMSを招く

仙腸関節は1日周期でも開閉しています。これは「自律神経」の働きによるものです。自律神経とは、体温や代謝、排泄といった体の機能を自動的に調整する神経で、「交感神経」と「副交感神経」の2つから構成されます。交感神経は日中に活発になり、体温を上げて、体をぐっと引き締めて動きやすくする神経です。

一方、副交感神経は夜にかけて活発になり、体温を下げて、体をゆるめてリラックスモードにする神経です。**交感神経が働くときは仙腸関節は閉じ、副交感神経が働くと開きます**。

しかし、骨盤にゆがみがあると仙腸関節の1日周期の開閉リズムが乱れ、女性の不調をさらに悪化させます。

骨盤が前傾しているとPMSがひどくなるとお伝えしましたが、PMSの代表的な症状である睡眠の質の低下や日中の異常な眠気、不安やイライラ、のぼせ等……、**これらの不調はすべて仙腸関節が開かないことによる交感神経の過剰な働きが原因です**。

また、生理前に頭痛や肩コリに悩まれる方も多いですが、これも自律神経の乱れによるものと考えられます。自律神経は背骨に沿って走っていて、かつ、背骨は後頭部からお尻

まで1本の柱のようにつながっています。**仙腸関節がうまく開かず、交感神経が優位な状態が続くと、背骨全体が緊張してしまい、後頭部や肩甲骨もギュッと締まってしまいます。**その結果、頭部や肩まわりの筋肉も緊張し、頭痛や肩コリがひどくなるのです。

仙腸関節の開閉力を上げれば、自律神経が整ってPMSの症状は驚くほどラクになりますが、ここでポイントになるのが「目のケア」です。みなさん、夜遅い時間までスマホやパソコンを使用していませんか？ ブルーライトの光は交感神経を優位にし、仙腸関節の開閉を妨げます。**仙腸関節の開閉力を上げるには、自力整体に加えて、目に入る光のコントロールが大切になります。**これについては、第4章でくわしく解説します。

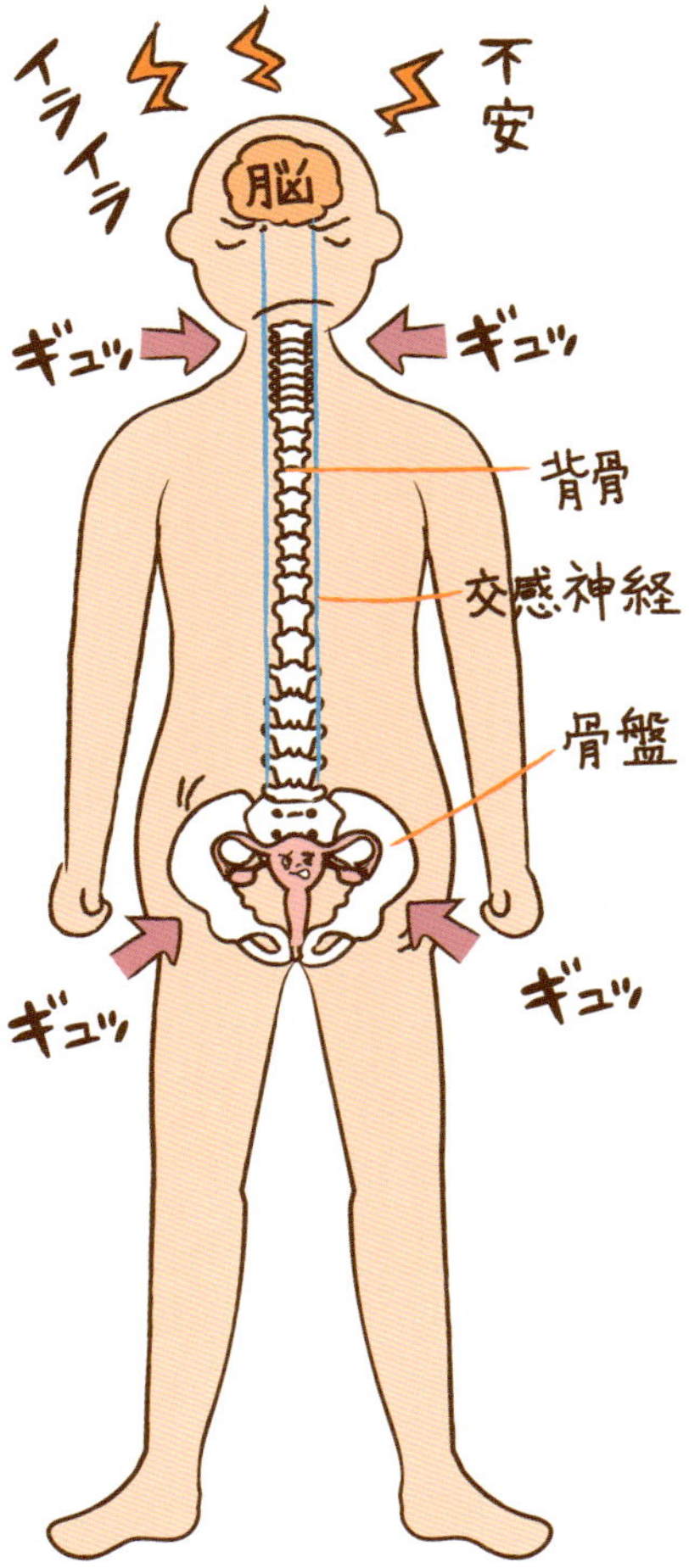

仙腸関節と後頭部は、背骨でつながっている。仙腸関節がうまく開かないと、交感神経が緊張してPMSがひどくなる。

開閉力のある骨盤を取り戻せば女性の不調は丸ごと解決できる！

骨盤のゆがみとＰＭＳや生理痛の密接な関係について、おわかりいただけたでしょうか。

この話をすると、更年期症状に悩む方から「生理はもう関係ない。更年期症状をラクにする方法はありませんか？」といった相談をいただくことがあります。

言葉を選ばずにお伝えすると、「ありません」という回答になります。なぜなら自力整体では、ＰＭＳや生理痛、産前産後の不調、更年期症状などを区別して考えないからです。

更年期障害の症状はホットフラッシュ、のぼせ、イライラ、頭痛、肩コリなど。お気づきの方もいらっしゃるかもしれませんが、これらはＰＭＳの症状と似ているのです。

更年期障害は閉経により女性ホルモンが減少し、自律神経が乱れることで起こります。ＰＭＳの症状も自律神経の乱れが引き起こすものでしたよね。

つまり、**ＰＭＳも更年期障害も、対処法は同じ**ということになります。

西洋医学ではすべての症状に病名があるため、それぞれに異なる薬が処方されます。だから、一つひとつの不調に対して治療法があると考えてしまう。そういった習慣が染みついてしまうのも仕方のないことだと思っています。

しかし私の中では、**「女性の不調」への処方箋はひとつだけ。それが「開閉力のある骨盤」をつくることなのです。**自力整体で骨盤のゆがみを整え、仙腸関節の開閉力を上げてあげれば、女性の不調はすべて解決します。

第2章では、骨盤のゆがみをとり、仙腸関節の開閉力を上げる自力整体のワークを紹介していきます。

仙腸関節はお尻の筋肉の力を借りて動きます。骨盤にゆがみがある人の多くは、お尻が冷えて硬くなっているので、お尻に力を入れたり、抜いたり、ゆさぶったりして刺激を与えていきます。「緊張⟷脱力」の繰り返しですね。

また、ワークでは仙腸関節とあわせて後頭部もほぐします。**仙腸関節と後頭部は背骨でつながっているため、後頭部をほぐしてあげると仙腸関節はさらに開閉しやすくなります。**

しかも背骨には自律神経が走っていますので、仙腸関節と後頭部、どちらもほぐして背骨全体をゆるめてあげることで、自律神経も整いやすくなります。

温かい体づくり（第3章）、目のケア（第4章）など、ほかにも実践してほしいことはありますが、まずは自力整体のワークで仙腸関節の開きの左右差や骨盤のゆがみを整えることが、不調のない体づくりの第一歩と言えるのです。

教えて 矢上先生!

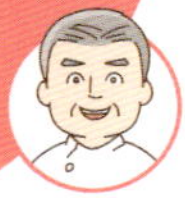

生理にまつわるQ&A

Q1 生理前は便秘なのに、生理がくるとお腹が痛くなって便がゆるくなります。これもPMSや生理痛の症状なのでしょうか?

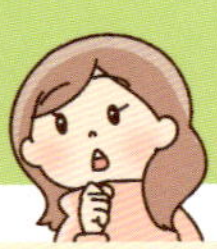

A1

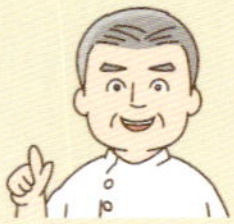

腸と骨盤の関係は密接です。生理前は右側の仙腸関節が大きく開いていくタイミング。右側が開くと骨盤は左にねじれ、S状結腸に便が溜まって排泄しにくくなります。これが便秘です。生理がくると左側の仙腸関節が開くので、ねじれていた骨盤が元に戻ります。そのため、溜まっていた便は、水道の蛇《じゃ》口《ぐち》を開放したように下痢となって排泄されるのです。これは誰にでも起こる現象で、PMSや生理痛のせいではありません。

Q2 「経血コントロール」という言葉を聞くのですが、どういうものなのでしょうか?

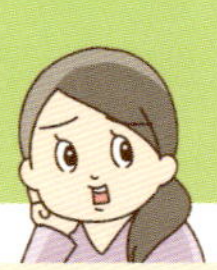

A2

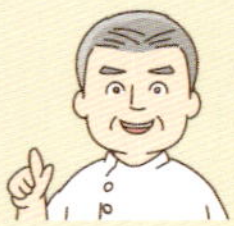

着物が普段着だった時代、女性は下着を身に着けず、あたりまえのようにトイレで経血を処理していました。経血が子宮に満ちた時点でこまめにトイレに行き、自分のタイミングで膣をギュッと締めて、血液を排泄していたのです。子宮を膀胱のように考え、膣をギュッと締めたり、ゆるめたりするトレーニングを行うとできるようになりますよ。

Q3 どういった状態が正常な生理なのかがわかりません……。

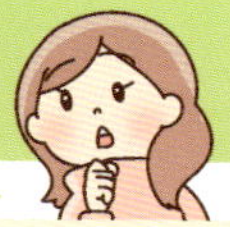

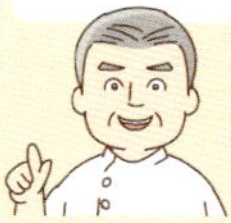

A3

まず、PMSや生理痛などの不調がない。そして、出血期間が約4日でぴたりと生理が終わることです。1回の生理の正常な経血量は卵1個分程度でしょう。なぜなら、子宮の大きさは卵と同程度で、子宮の中で肥大した子宮内膜がはがれ落ちて経血になるからです。

Q4 経血は子宮内膜がはがれ落ちたものだから、体にとって不要なのでしょうか？

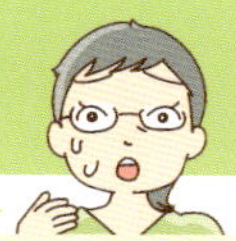

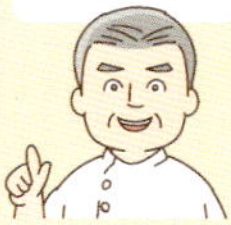

A4

経血を老廃血と呼ぶ人もいますが、それは間違い。子宮内部のケガによる出血です。つまり、子宮の小さな破壊でもあり、体は毎月、子宮の破壊と建設を繰り返しているのです。傷を治すためには安静が必要です。

Q5 生理痛をやわらげるために、温めるとよい部位はありますか？

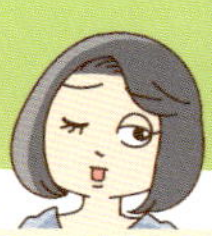

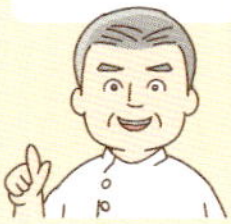

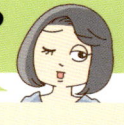

A5

後頭部、仙骨、そして足首です。血液は心臓を出た後、脚を通って子宮に流れます。足が冷えていると、冷やされた血液のせいで子宮も冷えてしまいます。自宅では足湯をしたり、仕事中ならこまめに立ち上がって脚の筋肉を使い、血行をよくするよう心がけましょう。

Column 1

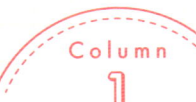

椅子に座り続ける現代生活は、女性の筋肉量と体温の低下を招く元凶

デスクワークをする女性は、平均して1日に9時間、1年に換算すると実に122日もの間、椅子に座っていると言われています。

かつて、日本人の労働は農業が主流でした。畑仕事と家事をすることで、毎日しっかり体を動かしていたのです。しかし、現代は体を使わないデスクワークが主流です。

椅子に座り続けることで関節や骨格はゆがみ、筋肉量も体温も低下してしまう……。体を動かさない生活は、健康という側面から見ると、実は過酷な環境と言えるのです。

その一方で、胃腸は過剰に使われています。飽食の時代となり、食べたいものをいつでも好きなだけ食べられるようになりました。しかし、それは食べすぎを招き、白米とパンが主食になることで体温を低下させてしまいました。

筋肉量の低下で体温が下がり、食事でもさらに体温を下げてしまう……。これではPMSや生理痛など、不定愁訴《ふていしゅうそ》に苦しむ女性が増え続けるのも仕方ありません。

だから私は、みなさんにもう少し「野生」に返ってほしいと思っています。「動物」とは「うごくもの」と書きますよね。日常生活で体を動かす時間を意識的につくり、本来の人間らしい暮らしを取り戻しましょう。実は、それが健康への一番の近道なのです。

第2章

不調を解消する4つのワーク

「骨盤の開閉力」を高める自力整体

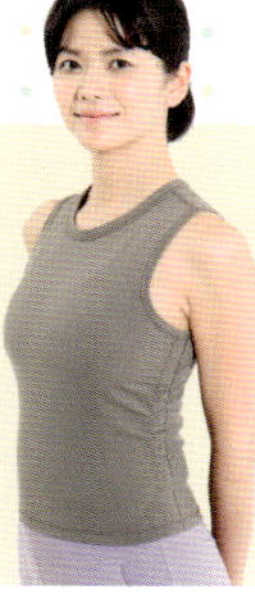

QRコードでのレッスン動画つき!

それぞれのワークの動きやポイントは、
私が動画でくわしく解説しています!

しっかり開いて閉じる開閉力のある骨盤のつくり方

●骨盤のゆがみを整えて、不調を解消

第2章では、骨盤のゆがみを整えて開閉力を高める、自力整体のワークを紹介します。

骨盤のゆがみとは、仙腸関節《せんちょうかんせつ》の開閉に左右差がある状態（30ページ参照）と骨盤が前後に傾いている状態（40ページ参照）を指します。これらのゆがみを整えて骨盤の開閉力を高め、生理痛やＰＭＳを解消するのが自力整体のワークの目的です。

開閉力のある骨盤をつくるための自力整体のワークは2種類あります。「**骨盤の開閉力を高めるワーク①**」に、タオルを使った実技がありますが、これは**錆びついて硬くなってい**

紹介する4つのワーク

▶骨盤の開閉力を高めるワーク❶ ➡52ページ

タオルを使って足裏をこすり、仙腸関節の開閉運動を促して骨盤のゆがみを整えるワークです。生理痛の改善に効果があります。

▶骨盤の開閉力を高めるワーク❷ ➡59ページ

足首やひざに刺激を与えて血液やリンパの流れの改善し、股関節や仙腸関節をやわらかくすることで骨盤のゆがみを整えます。

▶便秘を解消するワーク ➡66ページ

手首にある大腸のツボを刺激して副交感神経の働きを高め、熟睡することで翌朝の便通を促します。

▶冷えとむくみを解消するワーク ➡74ページ

足裏の腎臓のツボを刺激し、足指をまわしたりして血行を促すことで、冷えとむくみを解消します。

私のレッスン動画で、動きを確認しながら行ってください

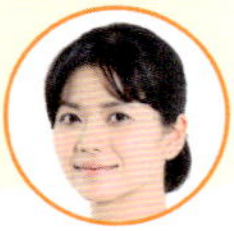

る仙腸関節を整える動作で、生理痛の改善に有効です。59ページからの「**骨盤の開閉力を高めるワーク②**」は、**骨盤の前後の傾き（ゆがみ）を整え、左右対称にする**ためのワークです。

66ページからは、女性に多い悩みを解消するためのワークとして「便秘を解消するワーク」と「冷えとむくみを解消するワーク」を紹介しています。

自力整体のワークは週1回のペースで、時間に余裕のあるときに、ゆったりとした気持ちで行いましょう。入浴後の眠る前の時間に行うのがおすすめです。

特に仙腸関節に効かせたいのであれば、ワーク①の足裏にタオルをひっかけてこすり、その脚を開く動作を習慣化すると、生理痛を改善する効果がより一層高まります。

自力整体を効果的に行う3つのポイント

POINT 1 無理をしないで動作はゆっくり

ゆっくりした動作で行います。痛みを感じる場合は、無理に動かさなくてOK。慣れてきたら、体が痛気持ちいいと感じる程度で行いましょう。

POINT 2 実技の合間に体の力を抜いて深呼吸

自然な呼吸で息を止めずに行います。実技と実技の合間には脱力して、ゆっくりと深呼吸をすると体がほぐれやすくなります。

POINT 3 ゆったりとした服装で目を閉じて行う

体を締め付けない服装で、メガネやコンタクト、アクセサリー類をはずして行います。目を閉じて、自分の体に意識を向けると、痛いところや左右の違いなどに気づくことができます。

骨盤の開閉力を高めるワーク1

長めのタオルを使って、骨盤のゆがみを整える仙腸関節の開閉運動を行います。

時間の目安｜約12分

動画でチェック!

1 まず仰向けになります。

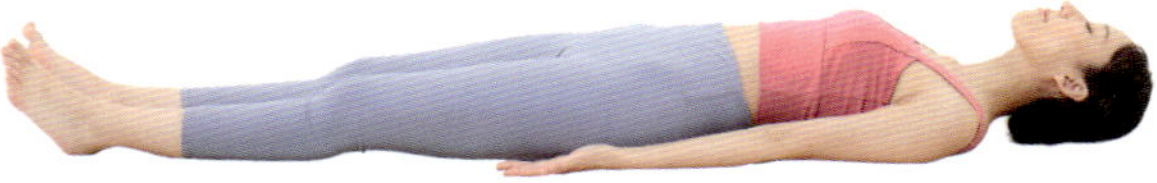

2 左脚を天井に伸ばしてタオルをひっかけ、足裏をゆっくりこすります。

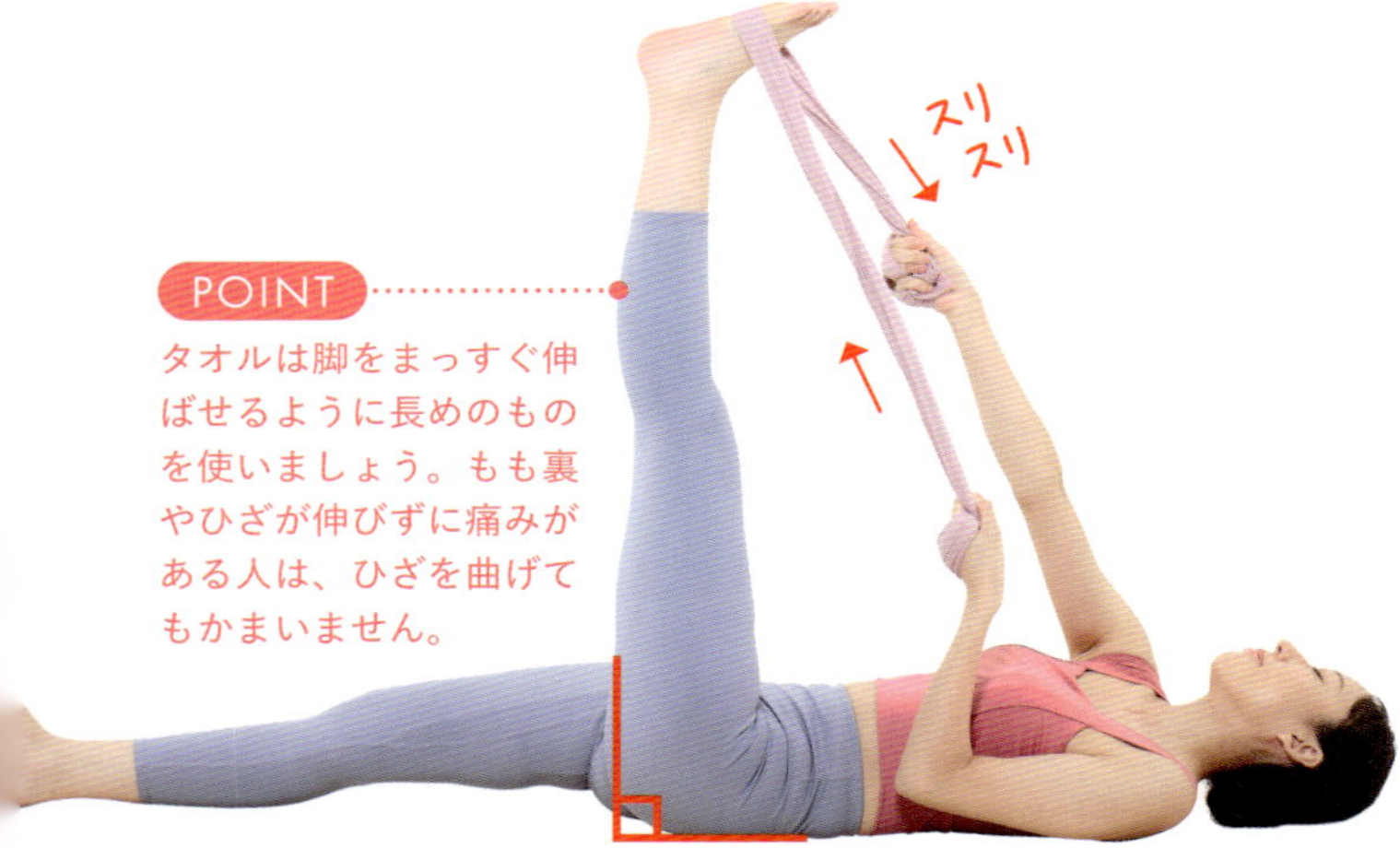

POINT
タオルは脚をまっすぐ伸ばせるように長めのものを使いましょう。もも裏やひざが伸びずに痛みがある人は、ひざを曲げてもかまいません。

3 左手でタオルを持ち、
ゆっくりと脚を開いていきます。
足が床についたら、左のお尻に力を入れ、
ゆるめてから、もう一度左のお尻に力を入れ、
ゆるめます。

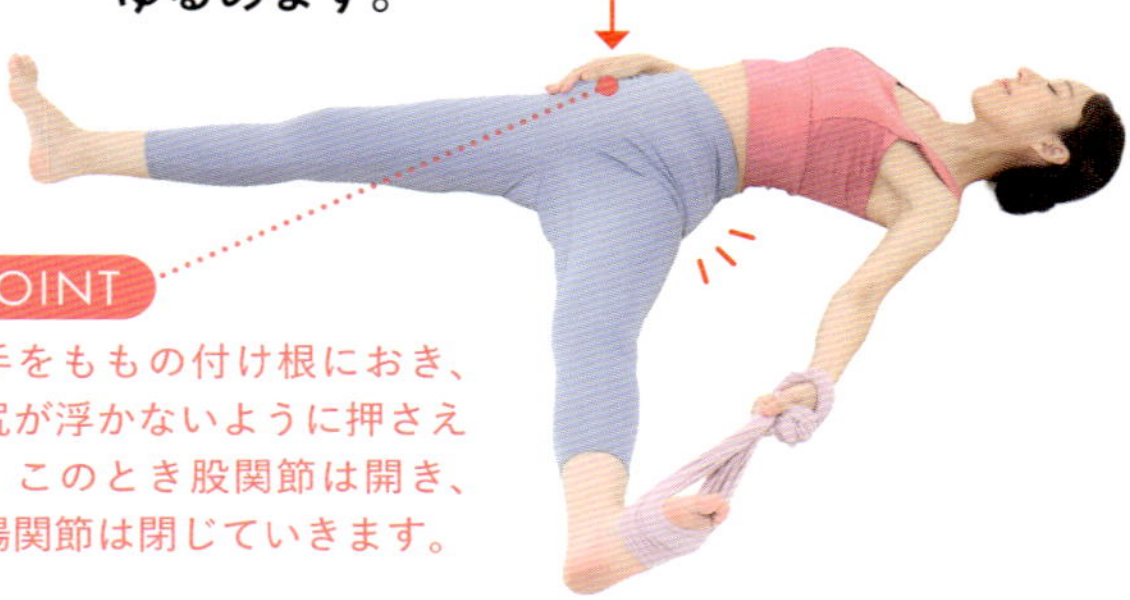

POINT
右手をももの付け根におき、お尻が浮かないように押さえて。このとき股関節は開き、仙腸関節は閉じていきます。

4 右腕を上に伸ばし、右脚をゆすります。

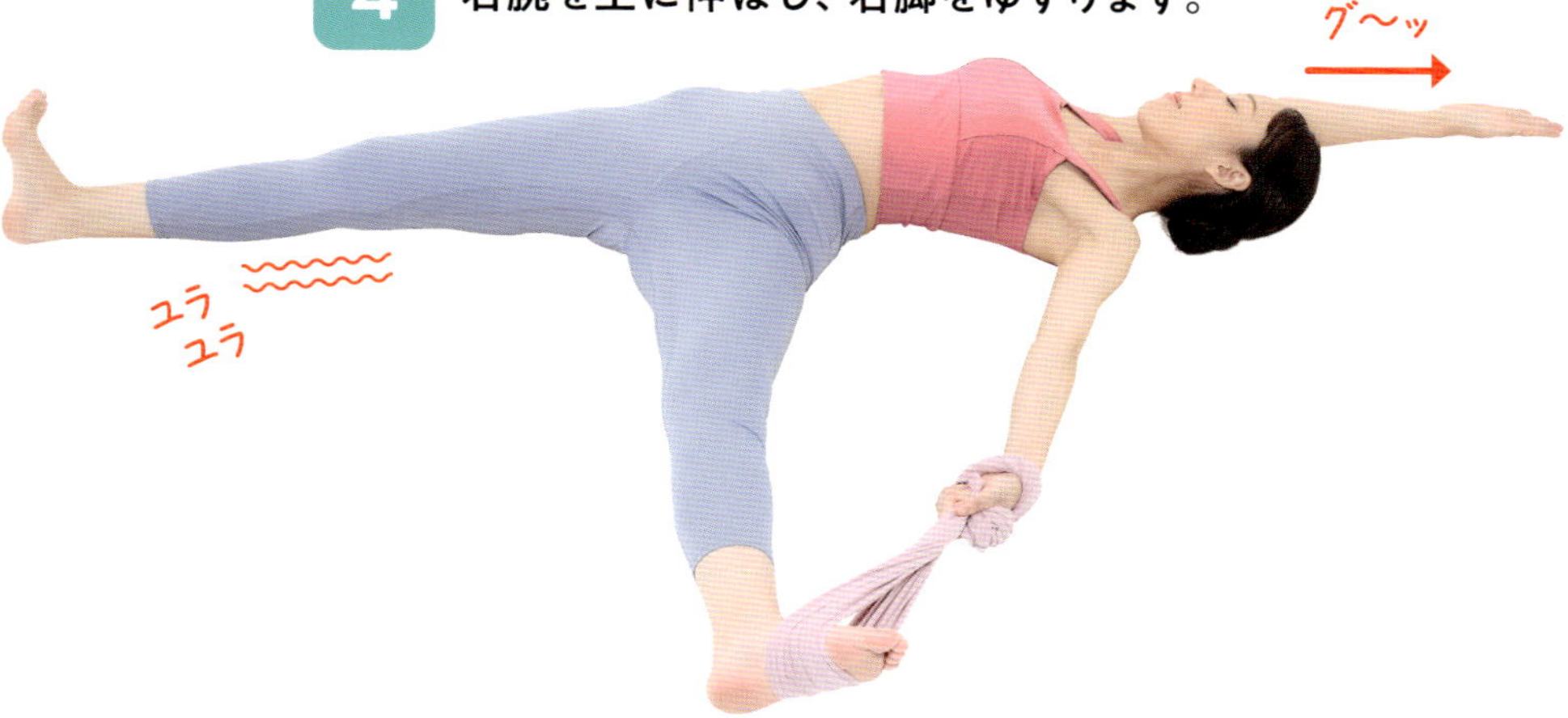

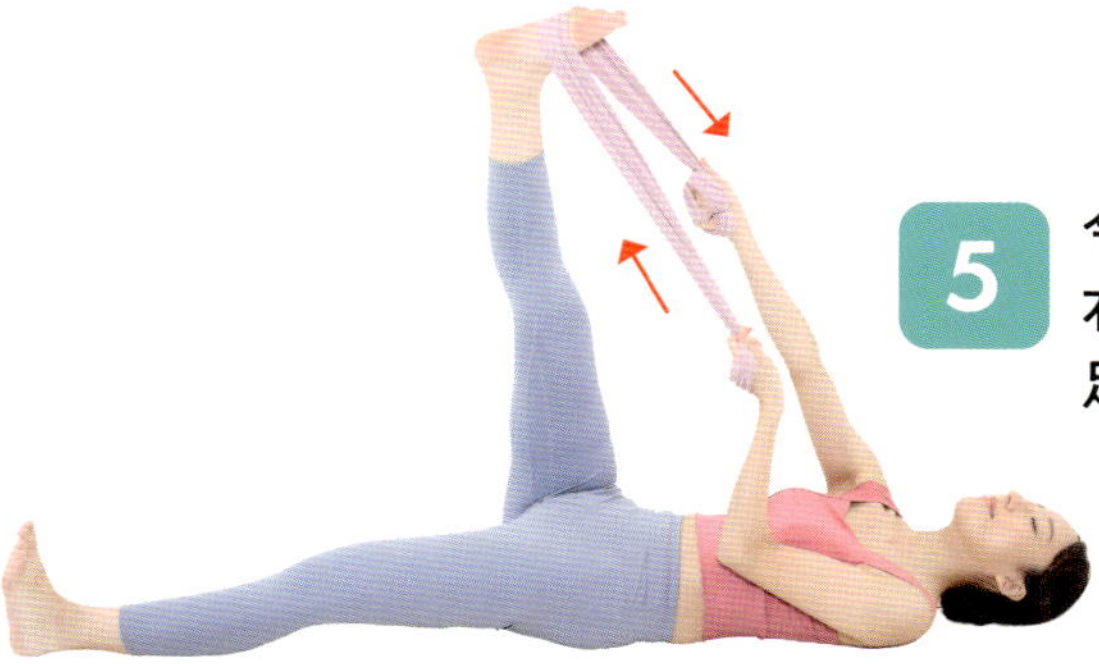

5 今度は脚をかえて、
右脚にタオルをひっかけ、
足裏をゆっくりこすります。

6 右手でタオルを持ち、
ゆっくりと脚を開いていきます。
足が床についたら、右のお尻に力を入れ、
ゆるめてから、
もう一度右のお尻に力を入れ、
ゆるめます。

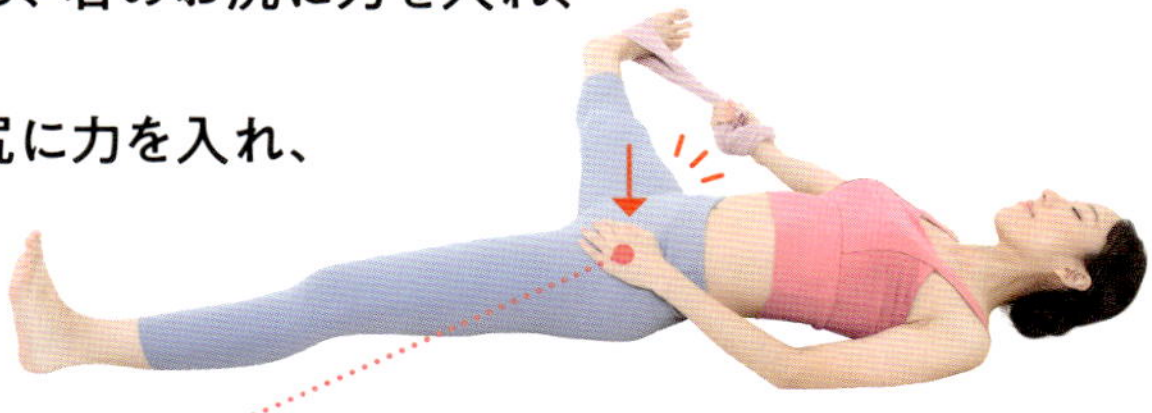

POINT
左手をももの付け根におき、お尻が浮かないように押さえます。

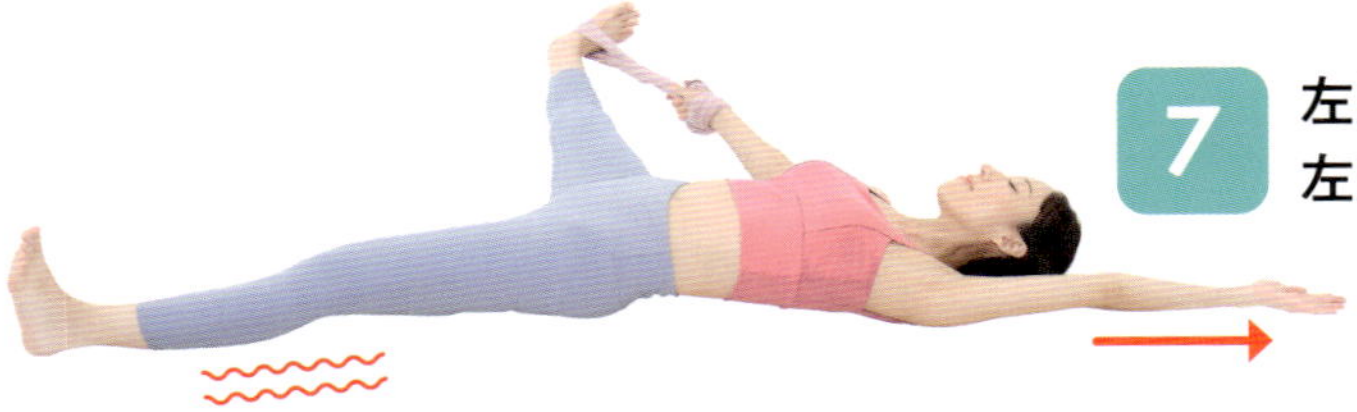

7 左腕を上に伸ばし、左脚をゆすります。

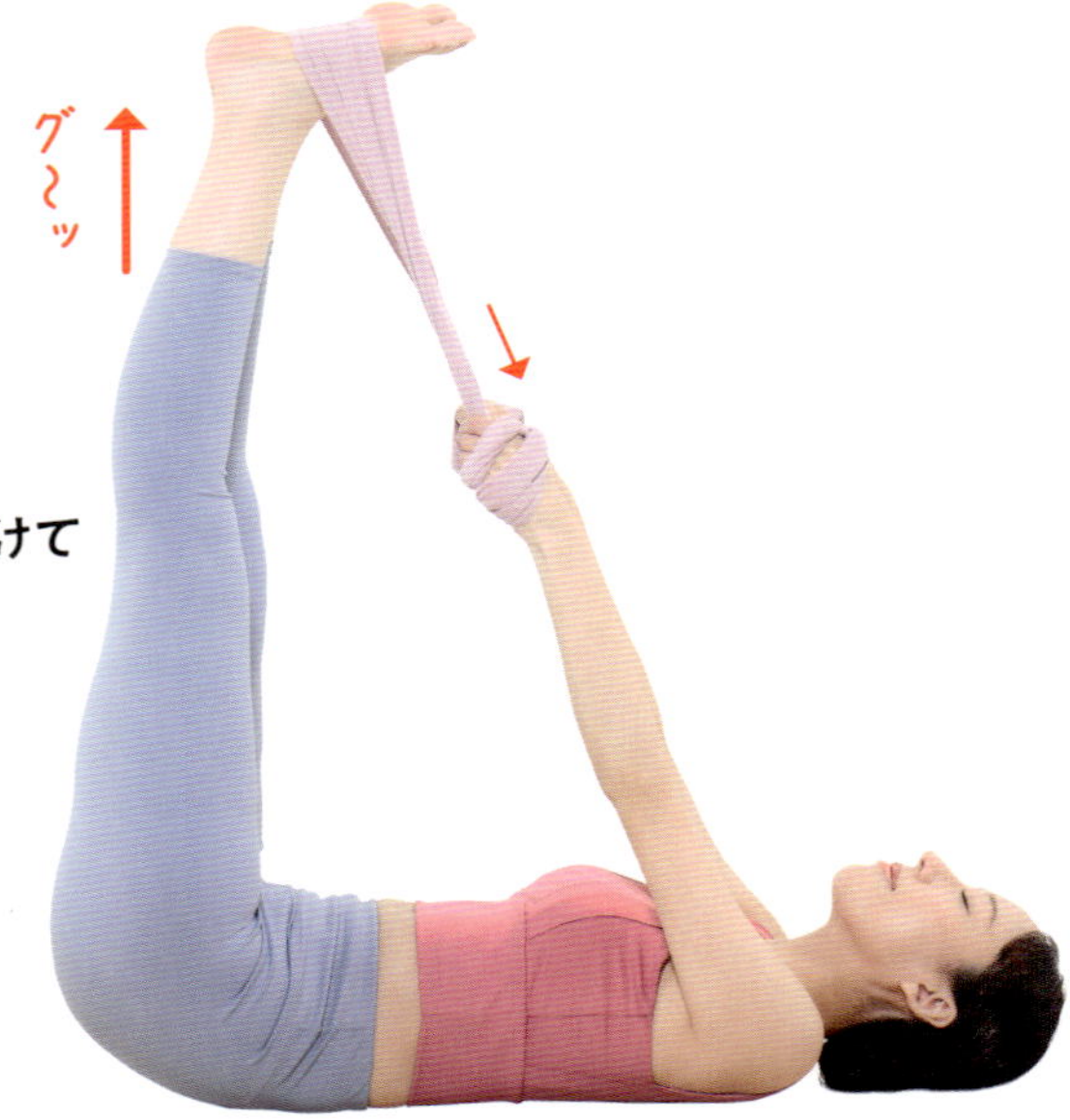

8 タオルを両足にかけて
脚を伸ばし、
力を入れます。

9 ゆるめたら、足裏を合わせて
そのまま床におろし、
ひざをゆすります。

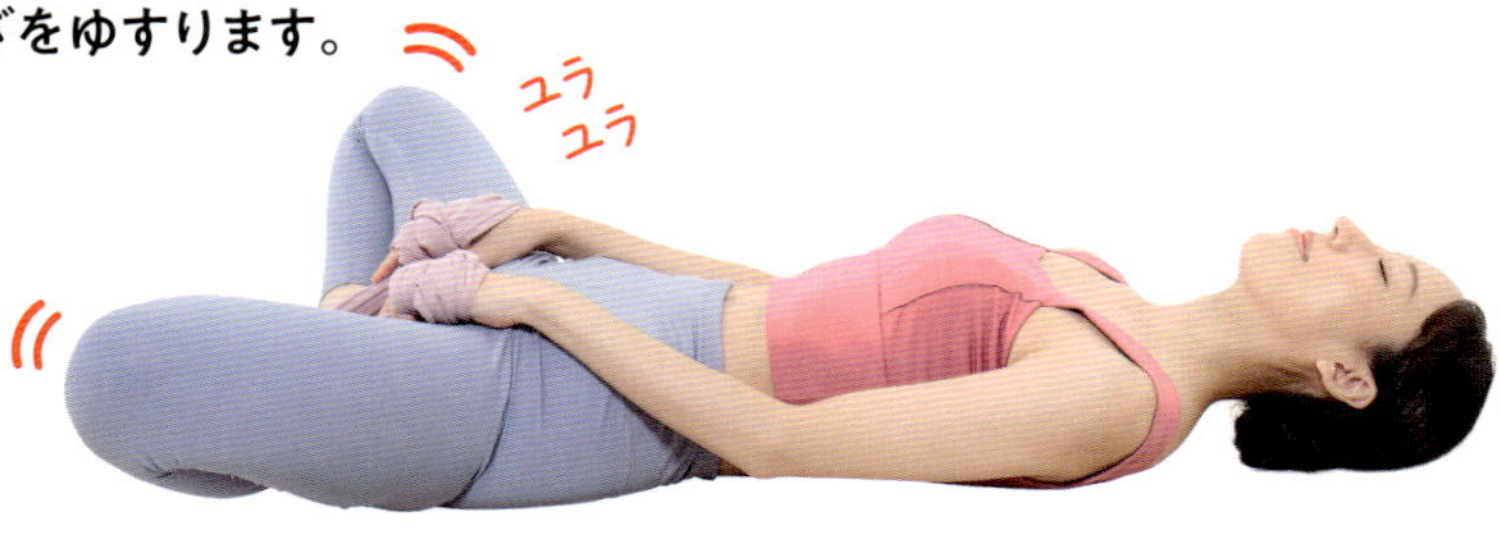

10 **8**と**9**を繰り返します。

11 ここから腹式呼吸をします。

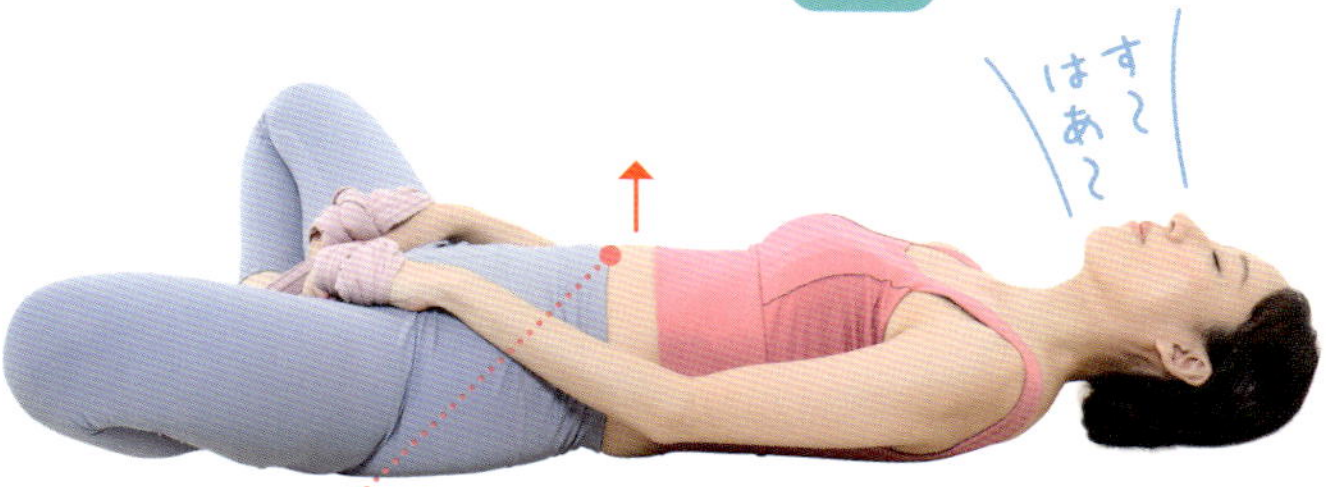

POINT
鼻から息を吸ってお腹をふくらませ、
息を吐いてゆるめます。

12 両脚を天井に伸ばして力を入れたら、ゆっくりとゆるめて脚をおろします。

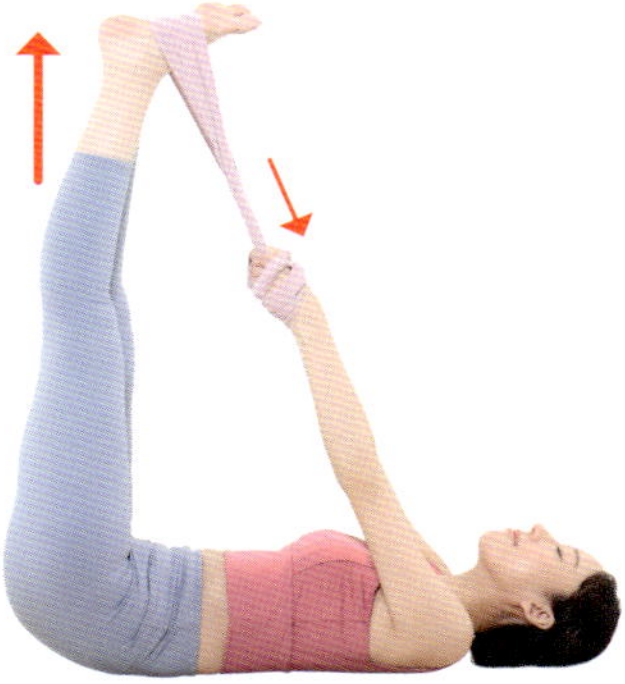

13 タオルを脚からはずして、脚を伸ばします。

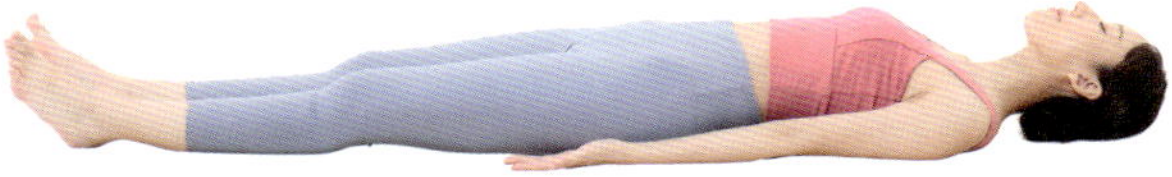

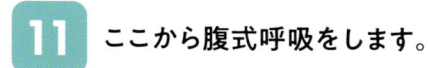

14 ゆっくりと寝返ってうつぶせになり、両手を重ねてあごをのせます。両脚を開いて足裏を合わせ、床に近づけるようにおろしていきます。

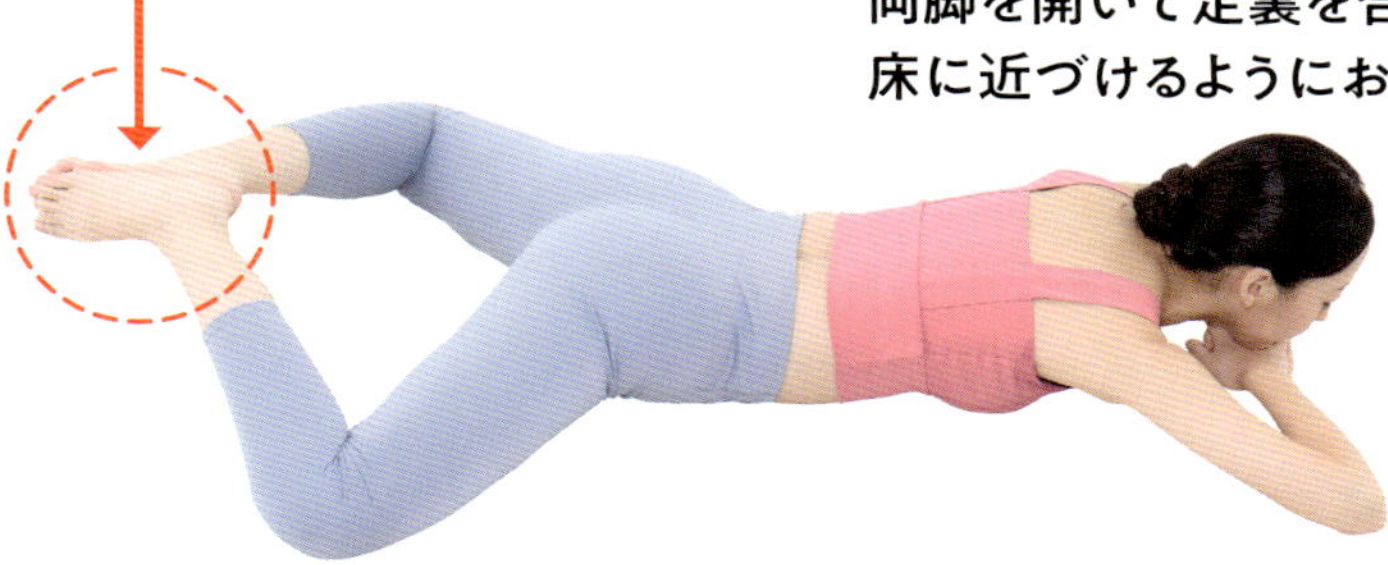

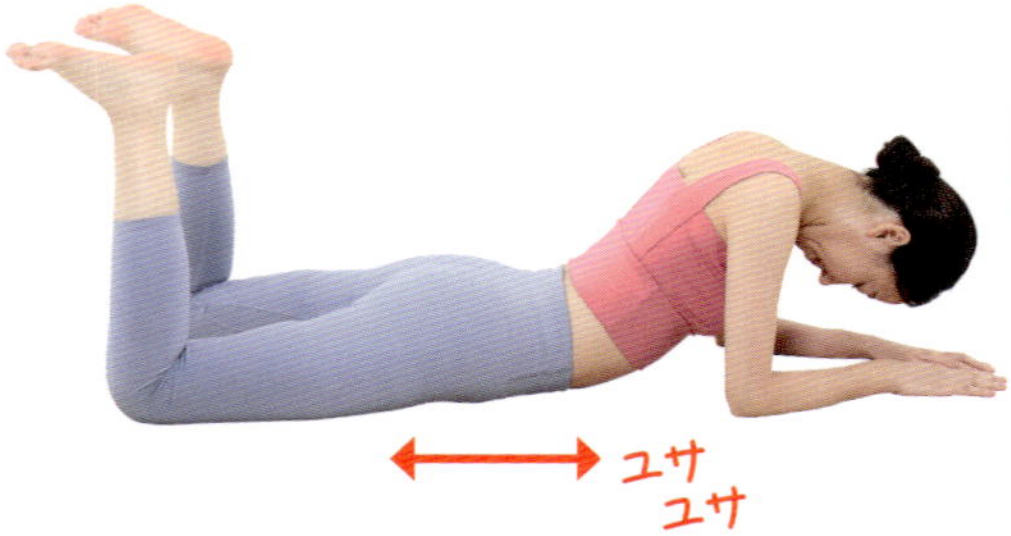

15 上体を起こして
両ひじで上半身を支え、
体を前後にゆすって
お腹をマッサージします。

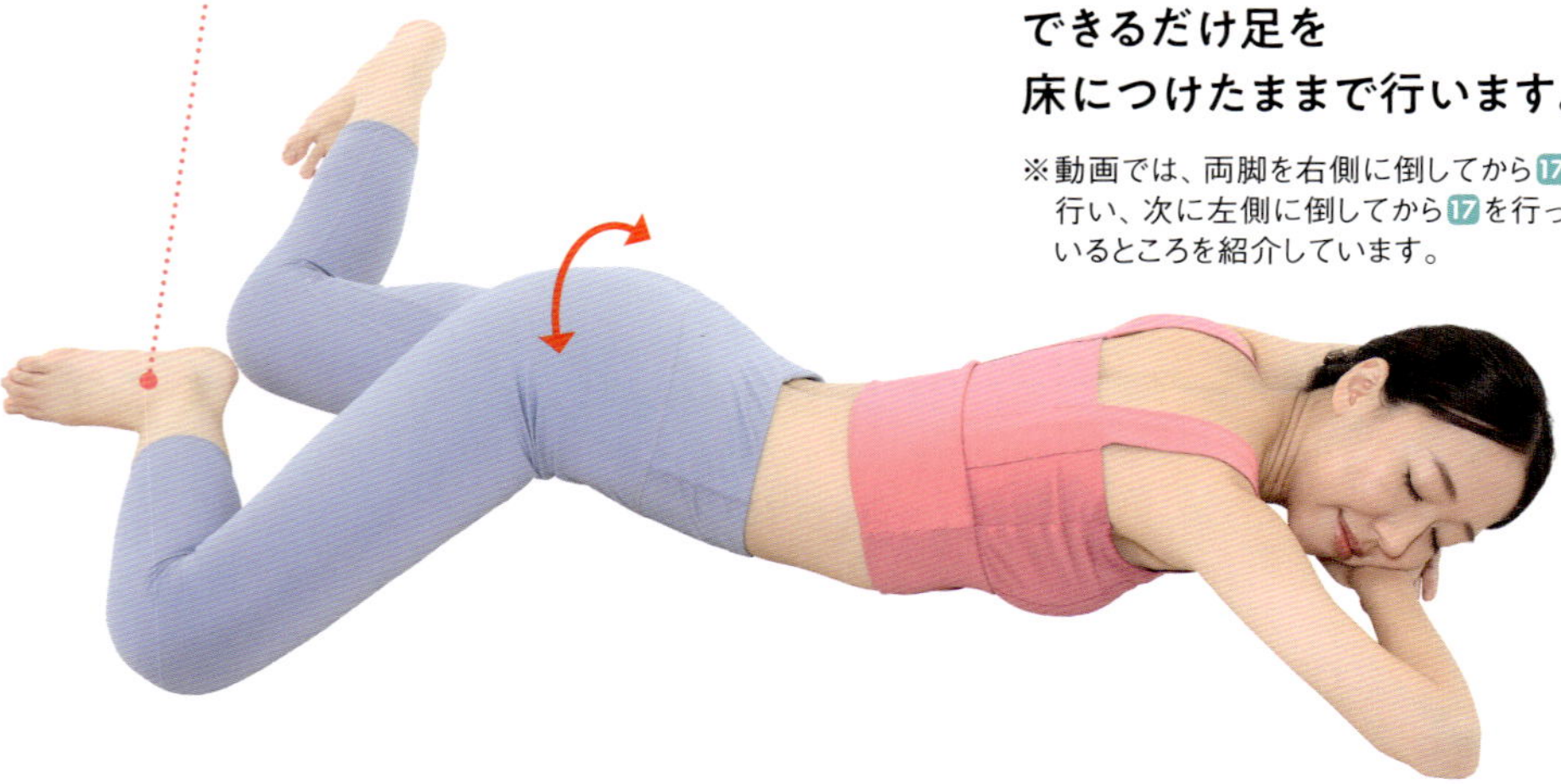
POINT
できるだけ足を床につけたままで、お尻をゆすります。

16 うつぶせになり、
両手を重ねてほおをのせ、
両脚を左右に倒して
お尻をゆすります。
できるだけ足を
床につけたままで行います。

※動画では、両脚を右側に倒してから17を行い、次に左側に倒してから17を行っているところを紹介しています。

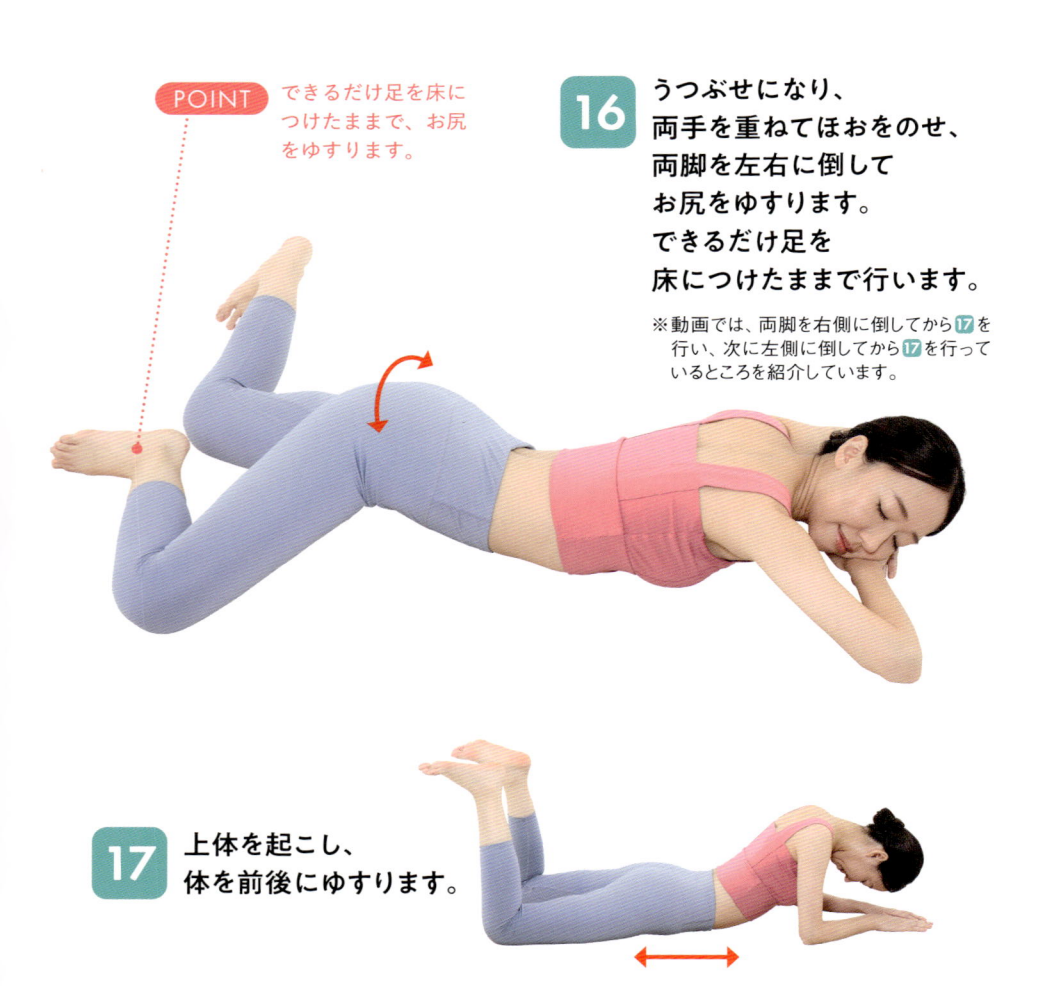

17 上体を起こし、
体を前後にゆすります。

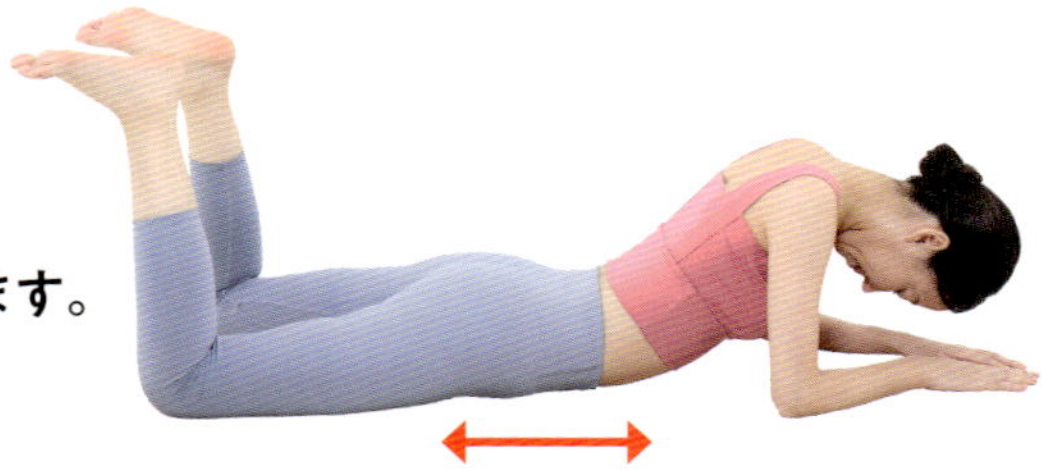

18 右ひじを90度にして床につけ、右ほおも床につけます。左ひじを立て、両脚を合わせたまま右側に倒し、体を左右にゆすります。

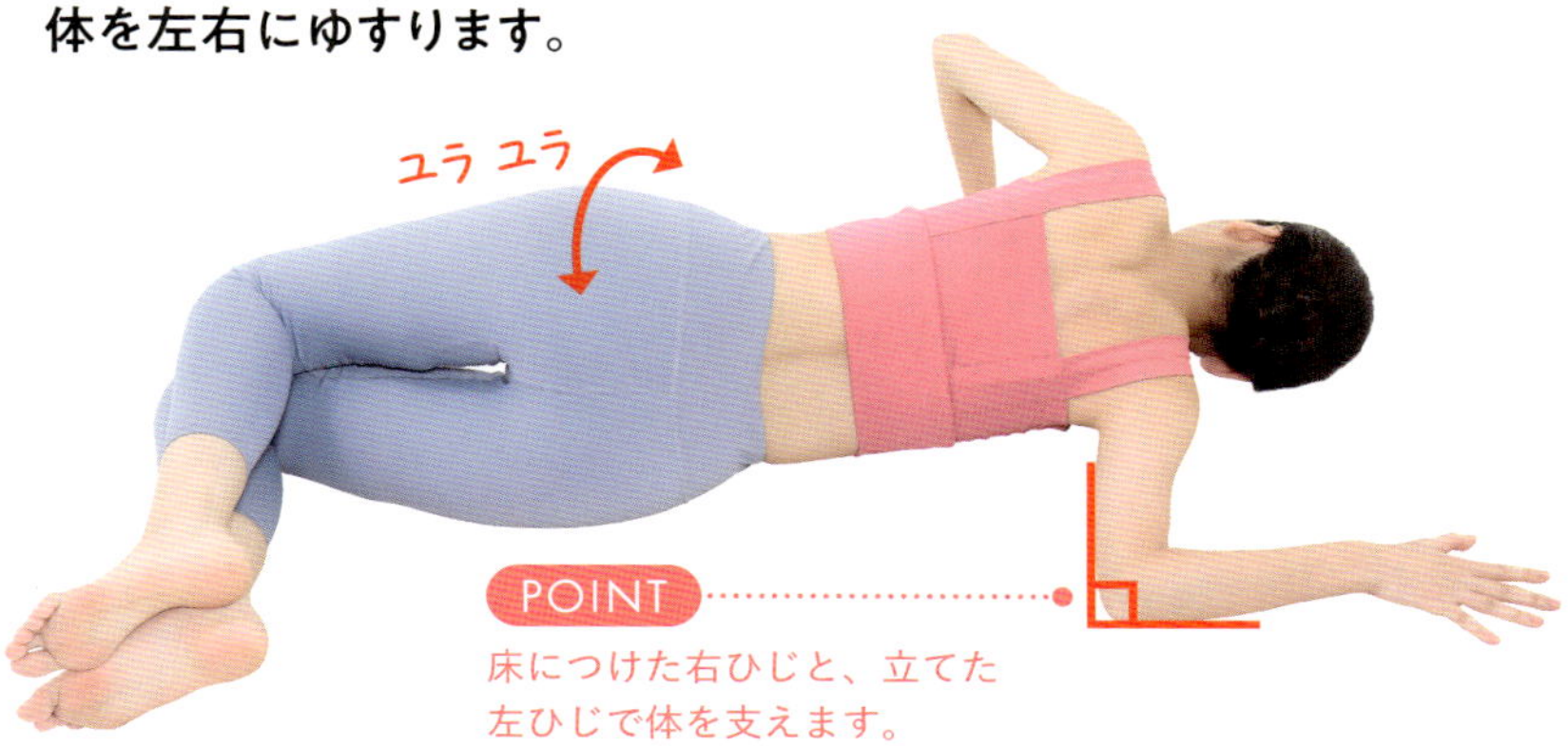
ユラ ユラ
POINT
床につけた右ひじと、立てた左ひじで体を支えます。

19 左手の甲を腰に当て、左の肩が後ろにいくように、さらにゆすります。

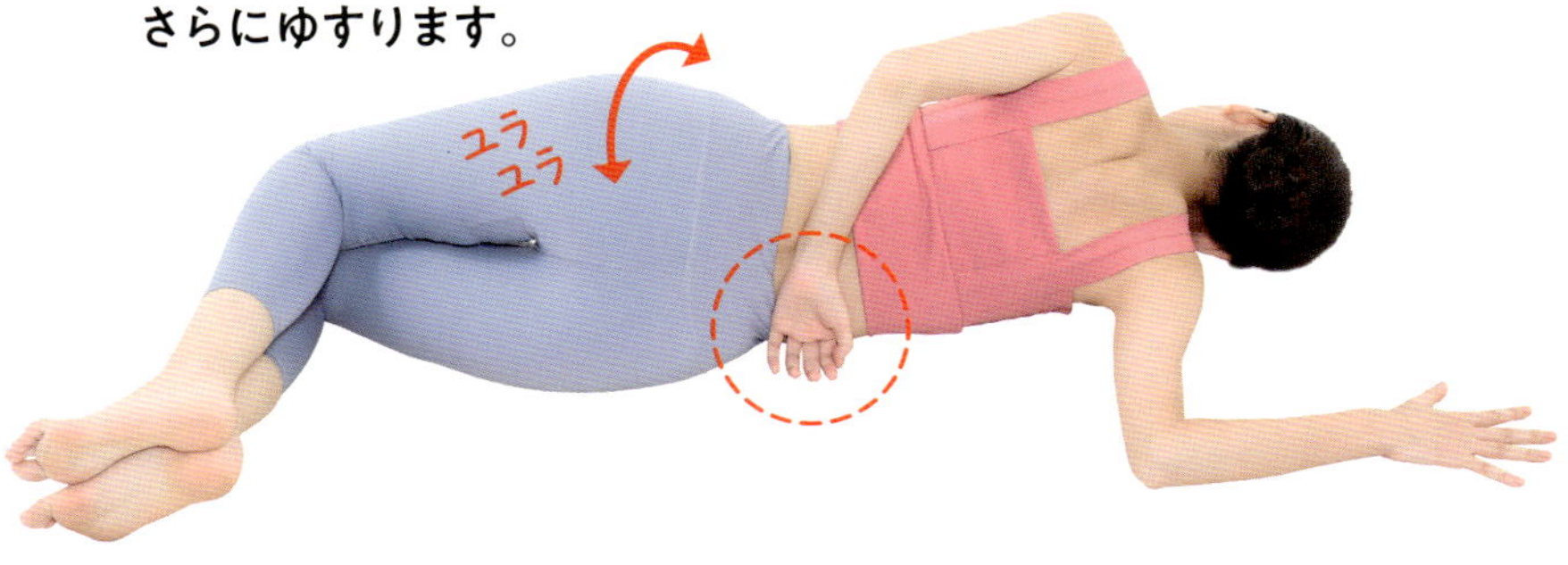
ユラ ユラ

20 ゆっくり上体を起こし、体を前後にゆすります。

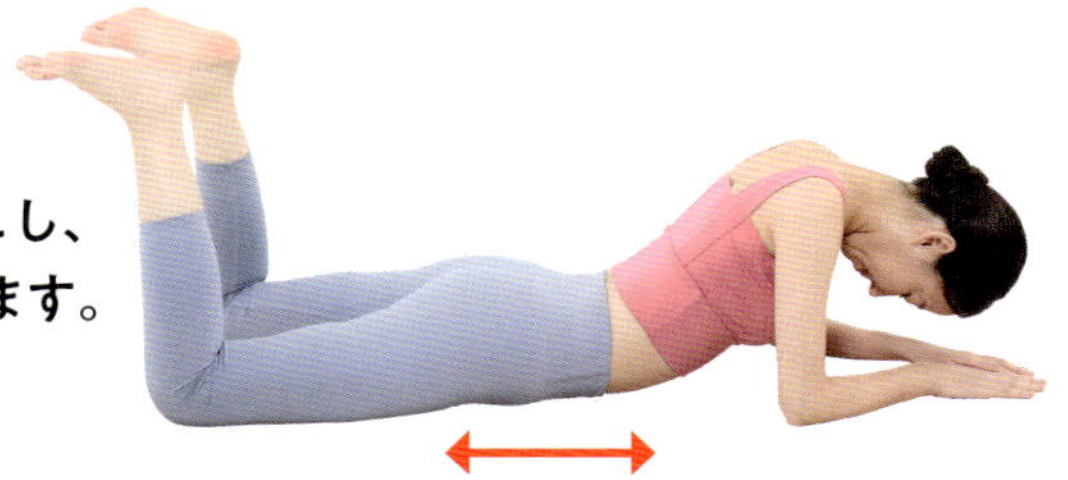

21 反対側も行います。
左ひじを90度にして床につけ、
左ほおも床につけます。
右ひじを立て、両脚を
合わせたまま左側に倒し、
体を左右にゆすります。

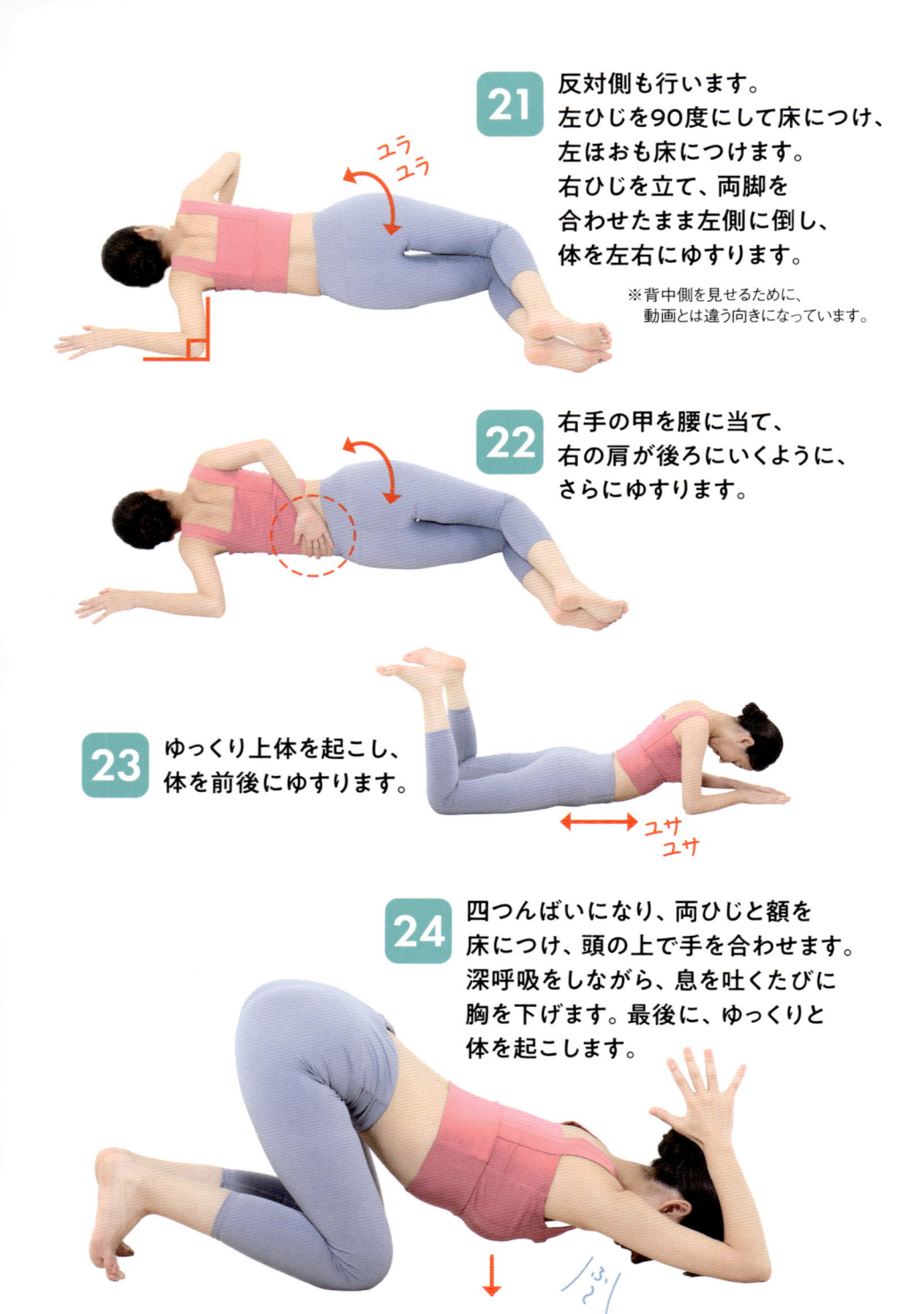

※背中側を見せるために、
動画とは違う向きになっています。

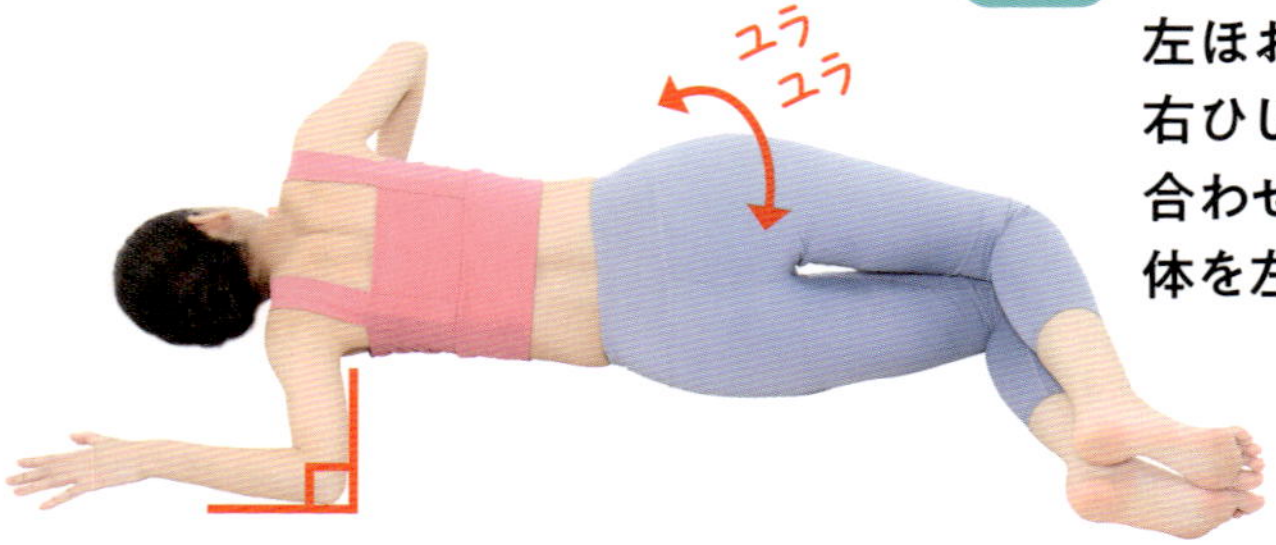

22 右手の甲を腰に当て、
右の肩が後ろにいくように、
さらにゆすります。

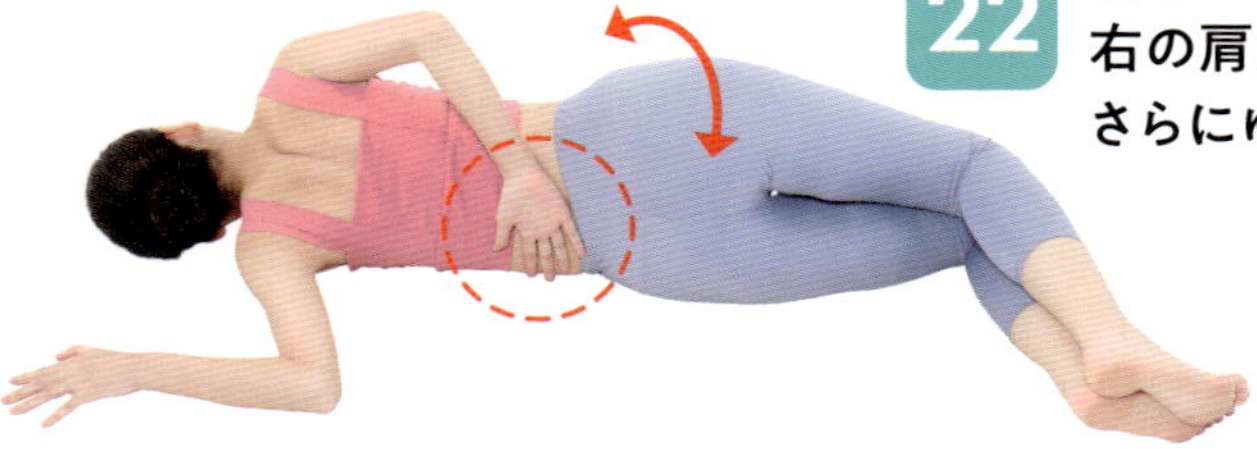

23 ゆっくり上体を起こし、
体を前後にゆすります。

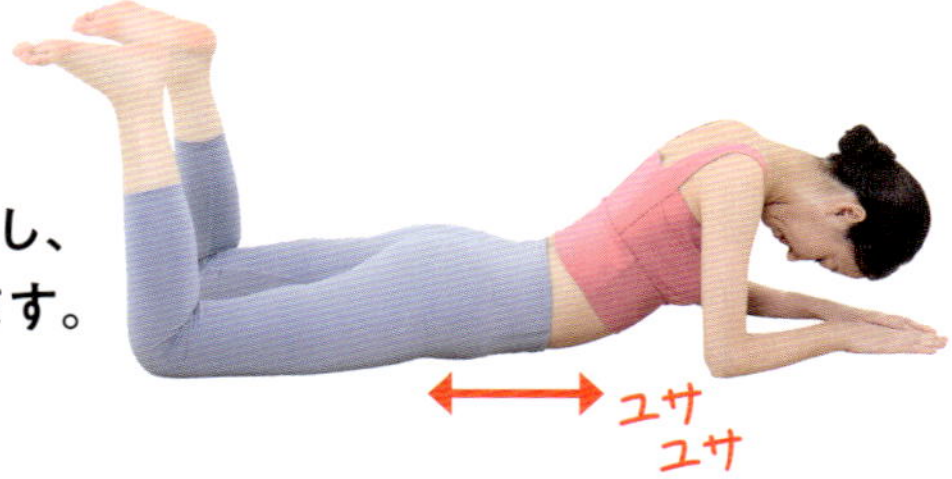

24 四つんばいになり、両ひじと額を
床につけ、頭の上で手を合わせます。
深呼吸をしながら、息を吐くたびに
胸を下げます。最後に、ゆっくりと
体を起こします。

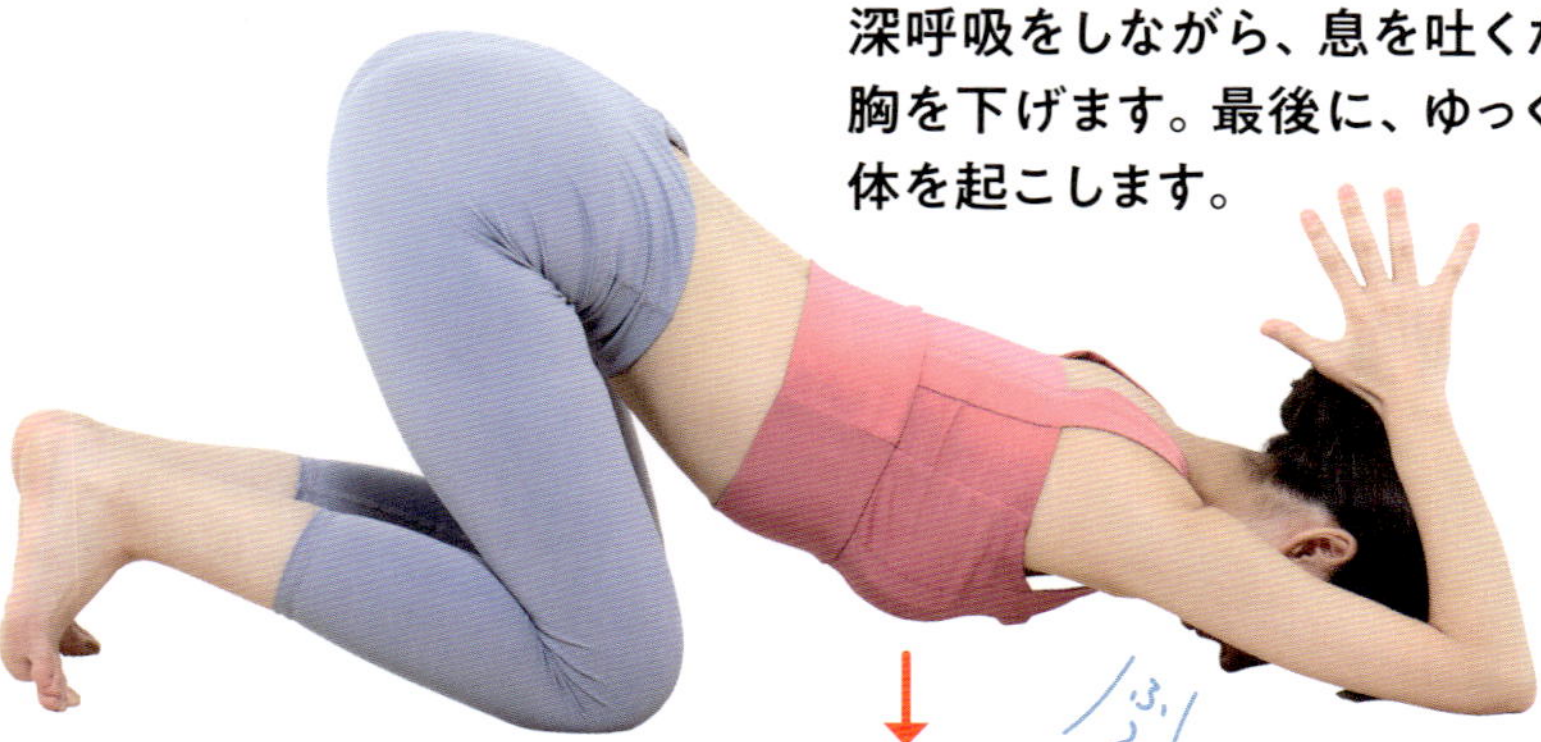

骨盤の開閉力を高めるワーク②

足首、ひざ、股関節、仙腸関節をやわらかくして、骨盤のゆがみを整えます。

※生理痛やＰＭＳの症状が強い人は足首が硬くて太く、下半身にむくみや冷えがある人が多いので、つらい動作になりますが、何度も繰り返すうちにできるようになっていきます。ワーク①で骨盤をほぐしてから、このワークに取り組んでください。

時間の目安｜約10分

動画でチェック！

1 **両手で足の親指をつかんでまわします。**

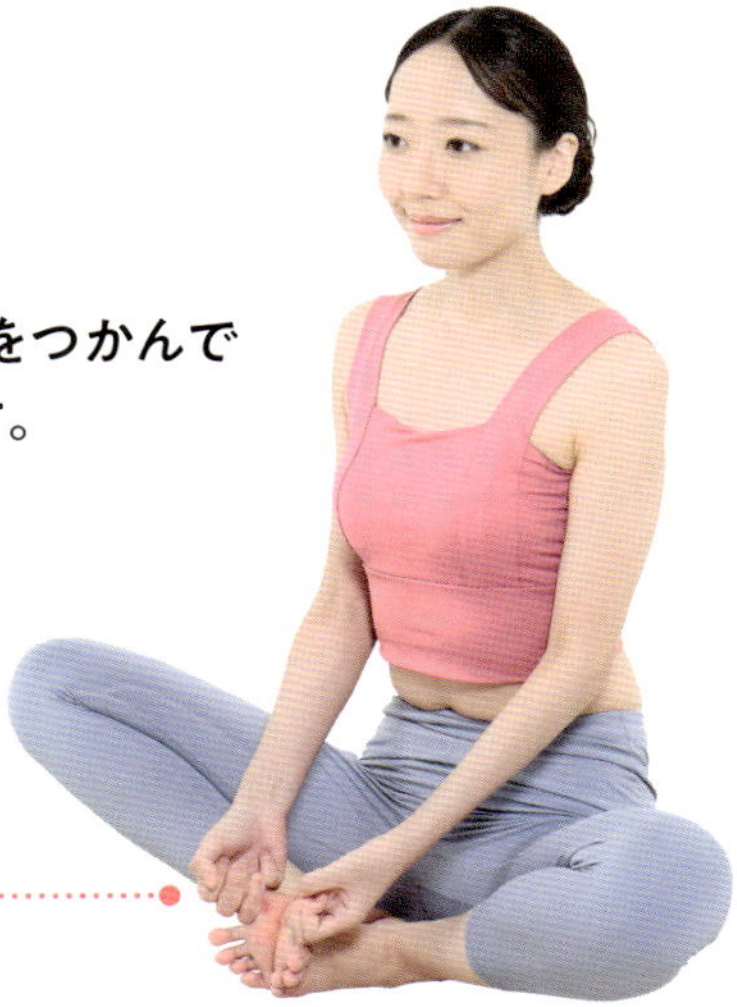

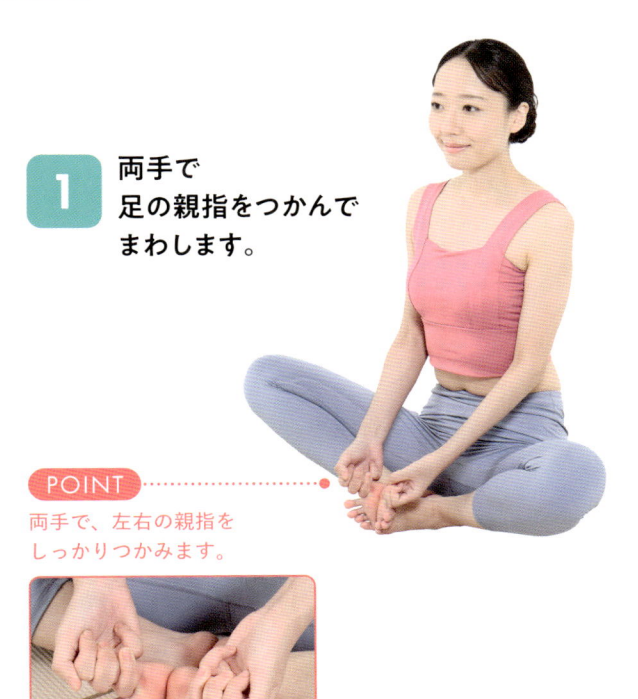

POINT
両手で、左右の親指をしっかりつかみます。

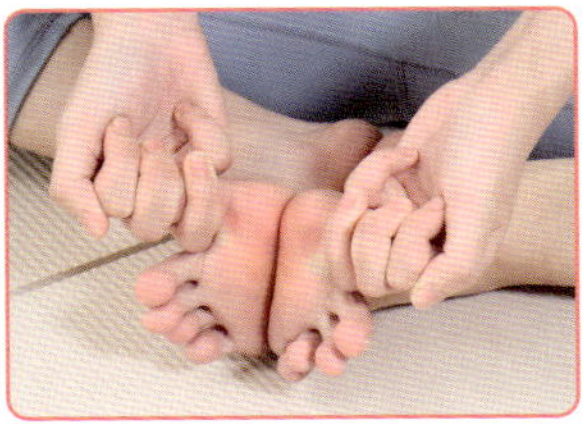

2 **両手を後ろにつき、両脚を前に伸ばして、足を左右に軽くゆすります。**

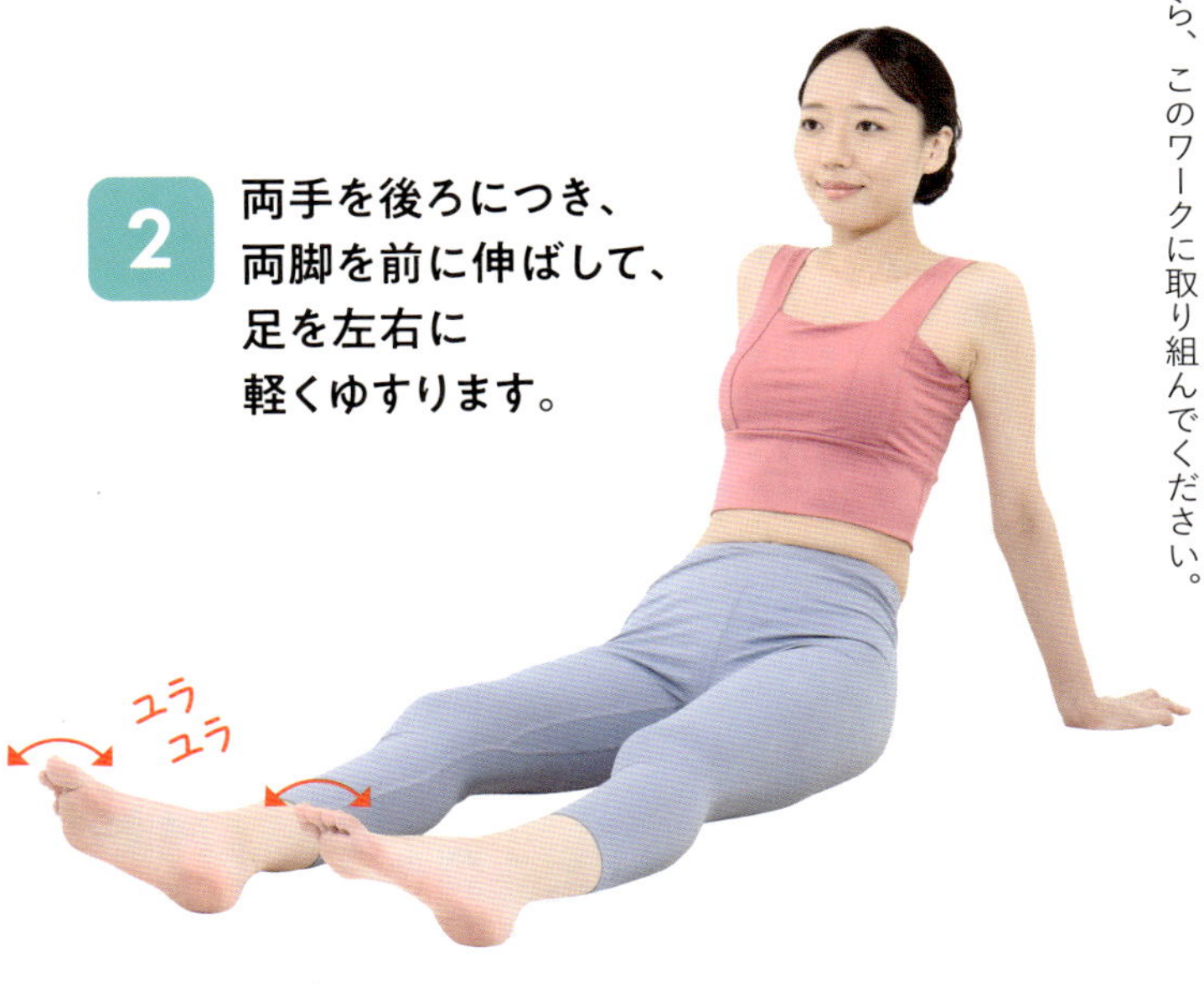

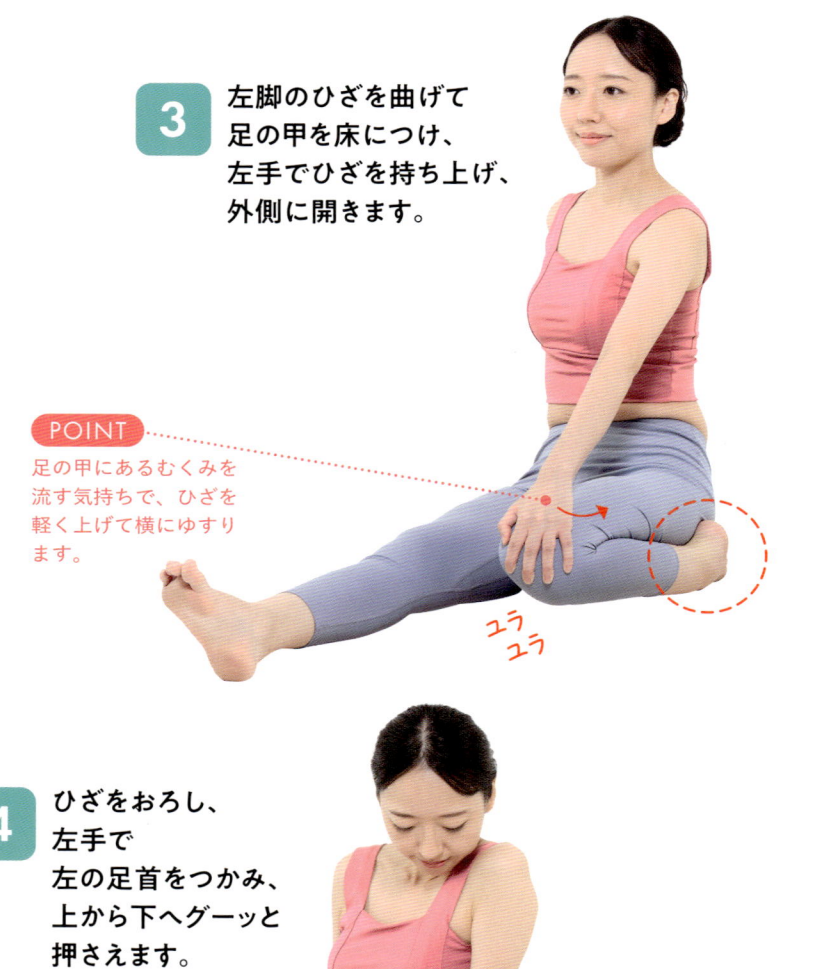

3 左脚のひざを曲げて足の甲を床につけ、左手でひざを持ち上げ、外側に開きます。

POINT
足の甲にあるむくみを流す気持ちで、ひざを軽く上げて横にゆすります。

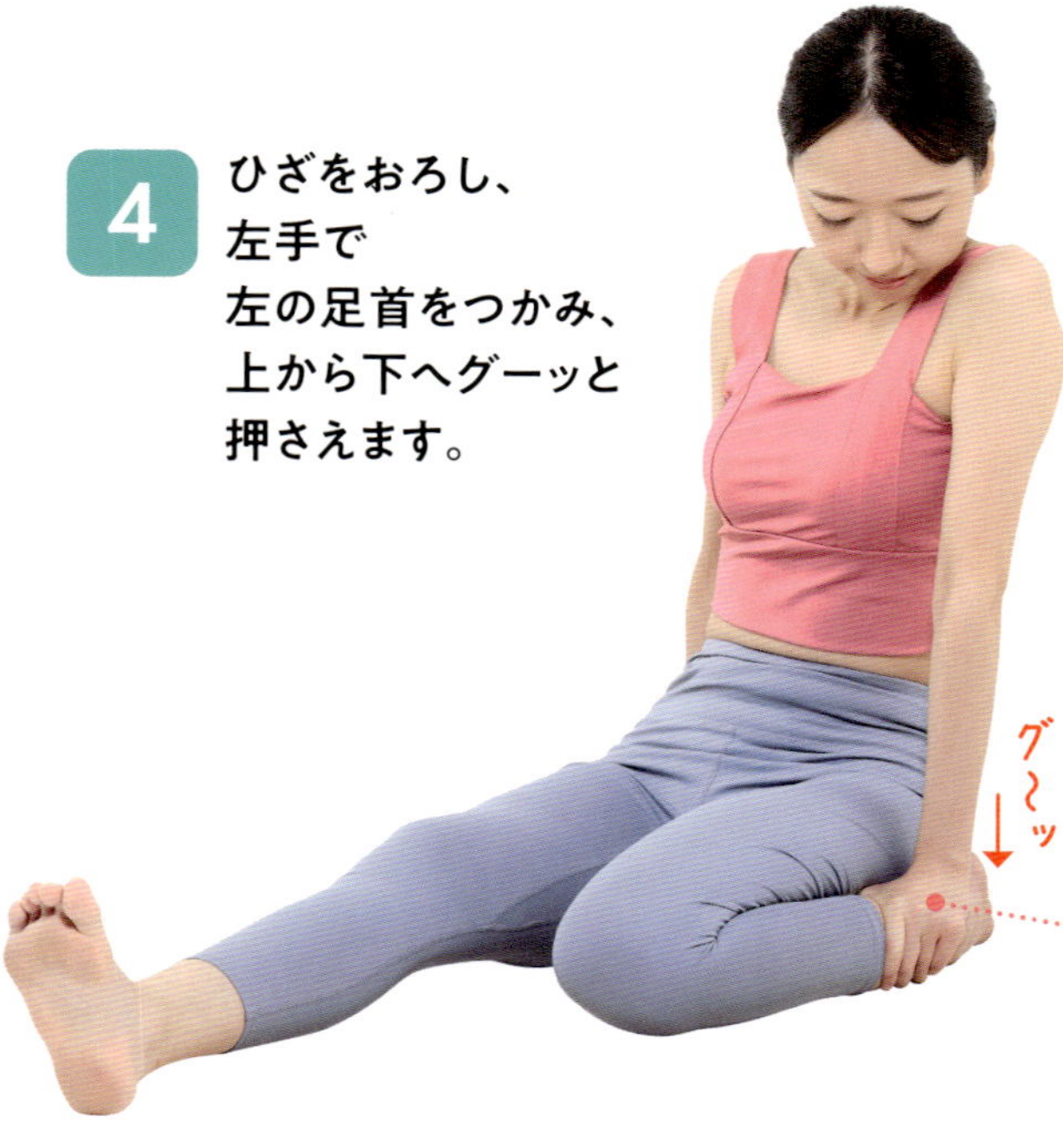

4 ひざをおろし、左手で左の足首をつかみ、上から下へグーッと押さえます。

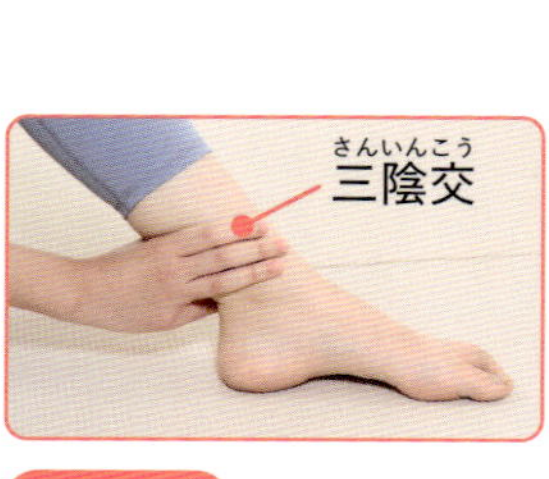

POINT
内くるぶしから指３本上で、すねの骨の後ろの三陰交のツボに心地よい刺激を与えます。

5 右足を左脚のもも付け根にのせます。

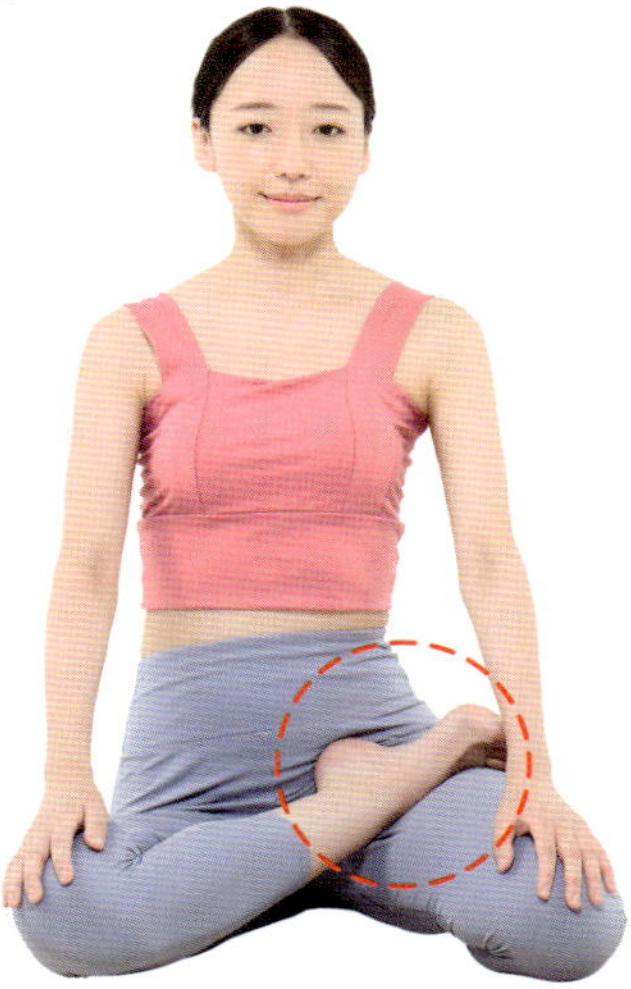

6 両手を前につき、
ゆっくりと手を前に歩かせて、
頭をおろしていきます。

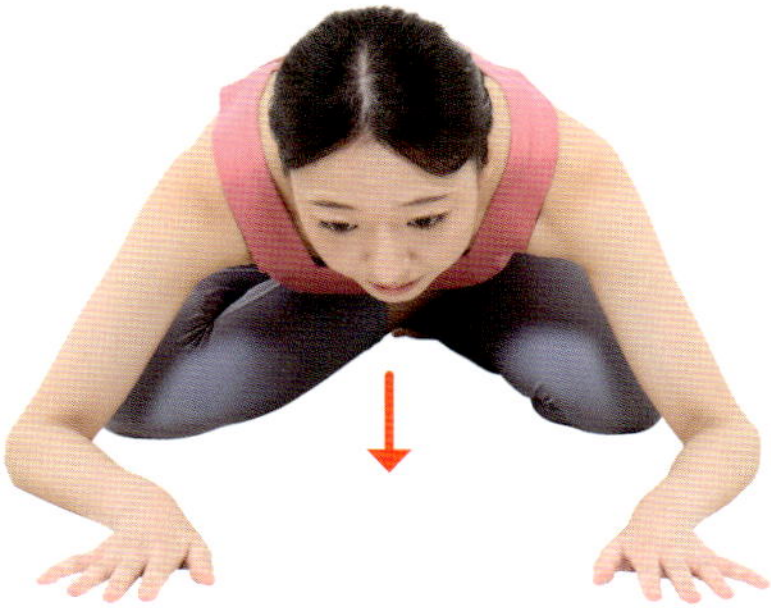

7 体を軽く前後左右に
ゆすります。

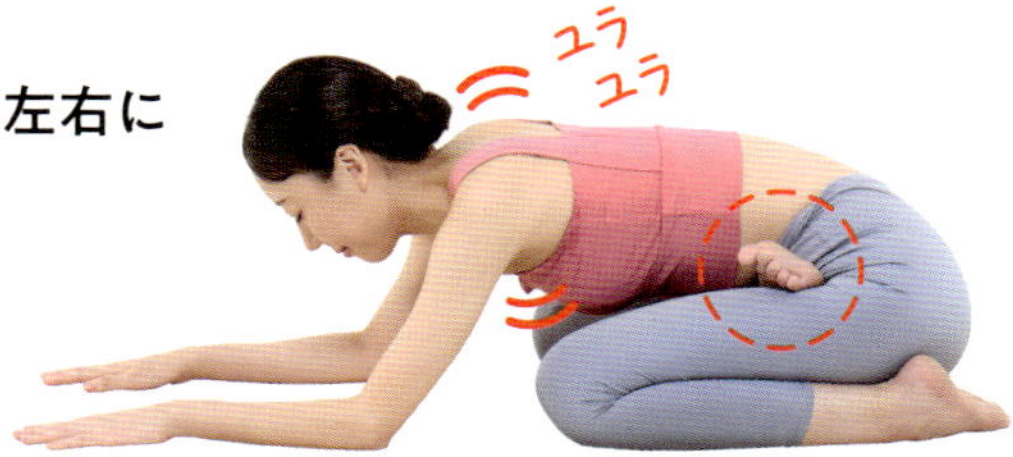

8 ゆっくりと体を起こしたら、そのまま仰向けに。
左腕を上に伸ばし、右手でひじをつかみ、
上にグーッと伸びます。

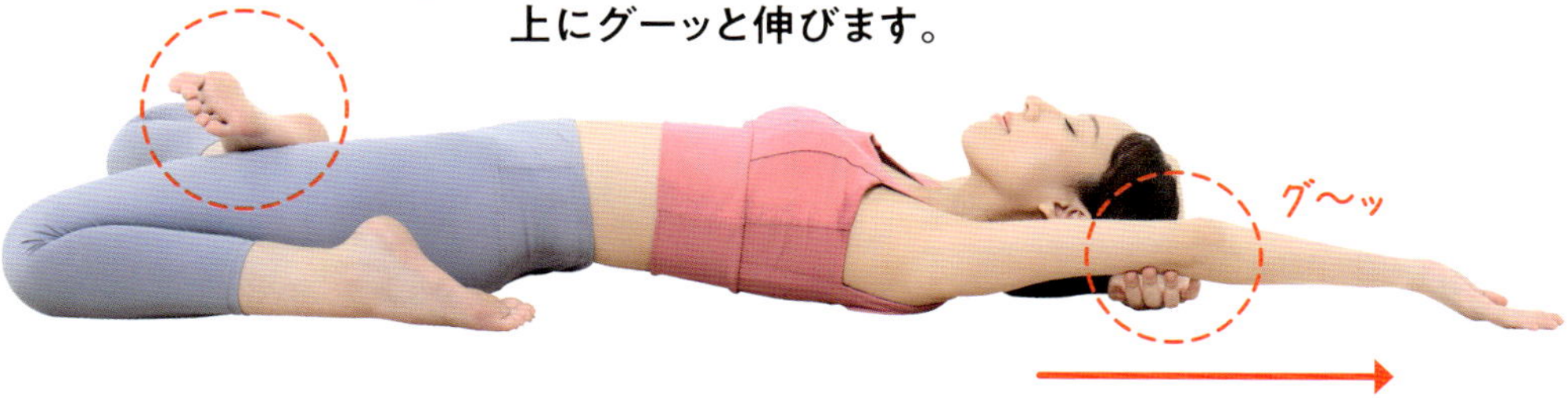

9 両手をおろして右足をはずし、
右側に体を倒します。

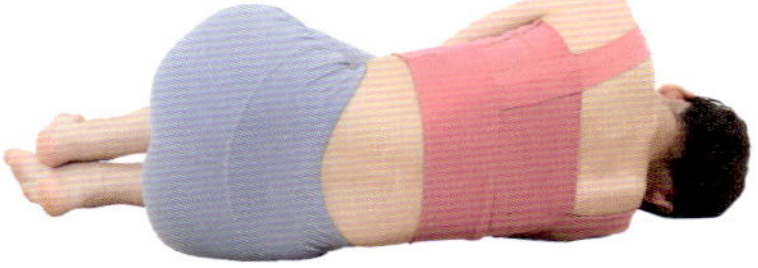

10 ゆっくり体を起こしたら、
両脚を前に伸ばし、
両手を後ろについて、
足を左右に軽くゆすります。

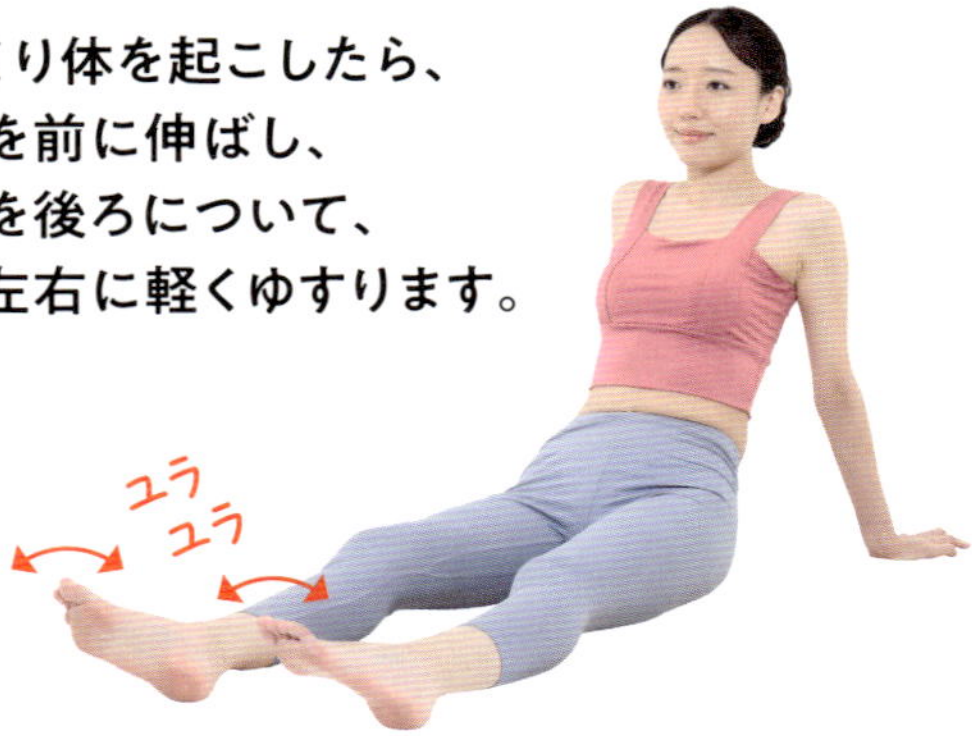

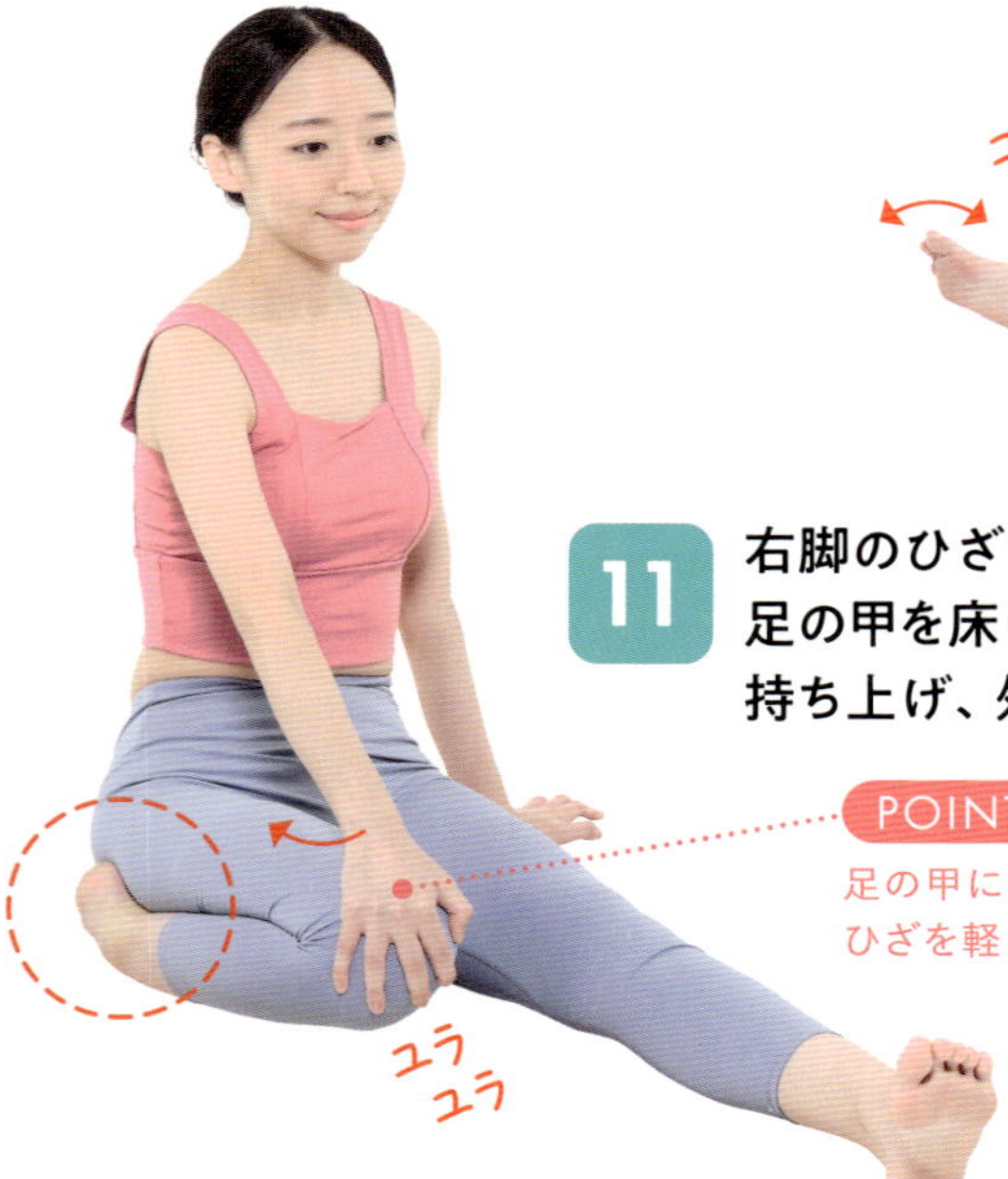

11 右脚のひざを曲げて
足の甲を床につけ、右手でひざを
持ち上げ、外側に開きます。

POINT
足の甲にあるむくみを流す気持ちで、
ひざを軽く上げて横にゆすります。

12 ひざをおろし、
右手で右の足首をつかみ、
上から下へグーッと押さえて、
三陰交のツボ（60ページ参照）に
心地よい刺激を与えます。

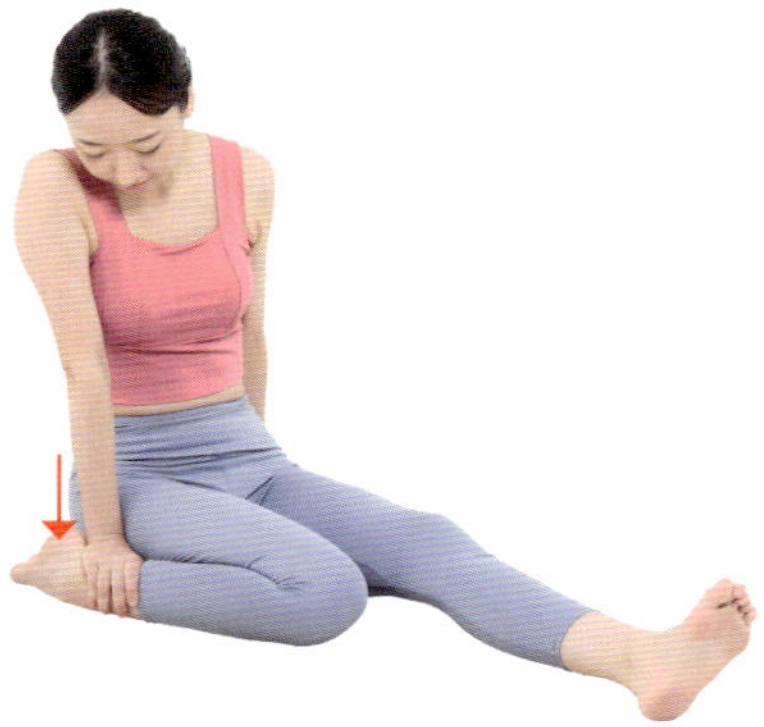

13 左足を右脚のももの付け根にのせます。

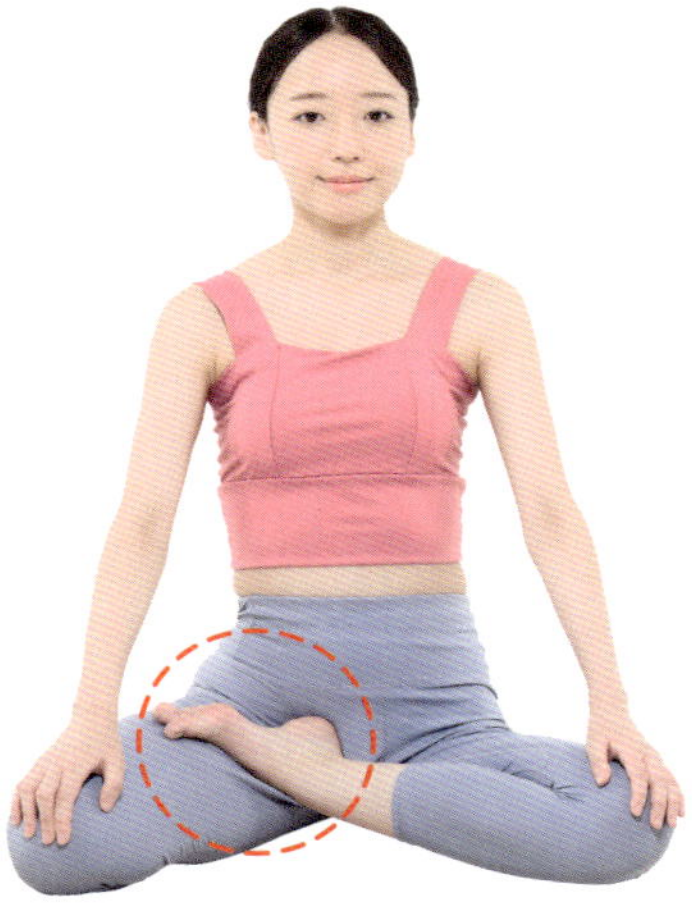

14 両手を前につき、ゆっくりと手を前に歩かせて、頭をおろしていきます。
体を軽く前後左右にゆすります。

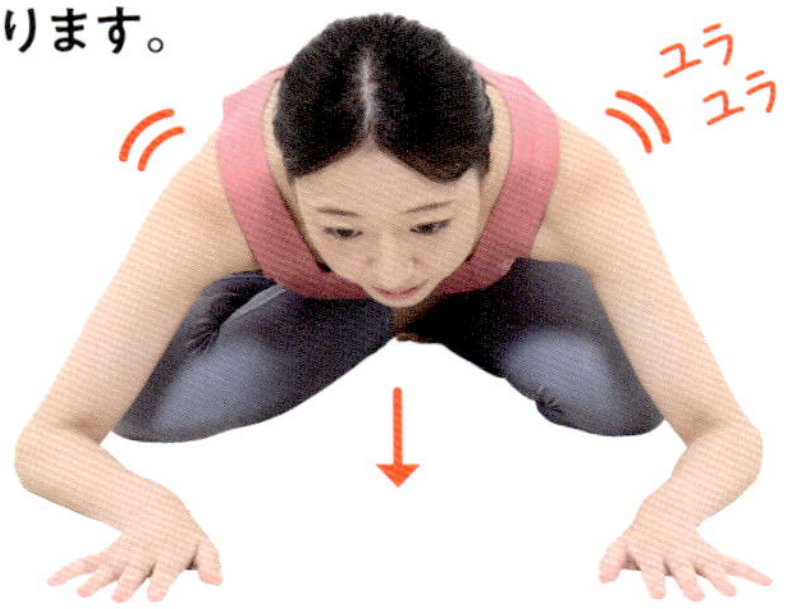

15 ゆっくりと体を起こしたら、そのまま仰向けに。右腕を上に伸ばし、左手でひじをつかみ、上にグーッと伸びます。

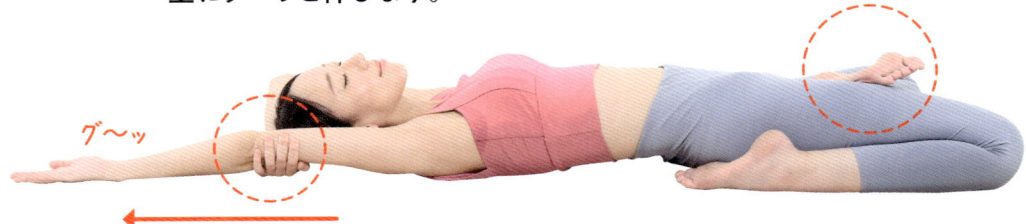

16 両手をおろして左足をはずし、左側に体を倒します。

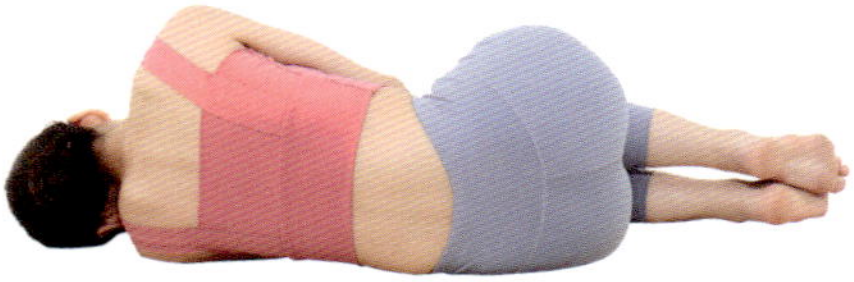

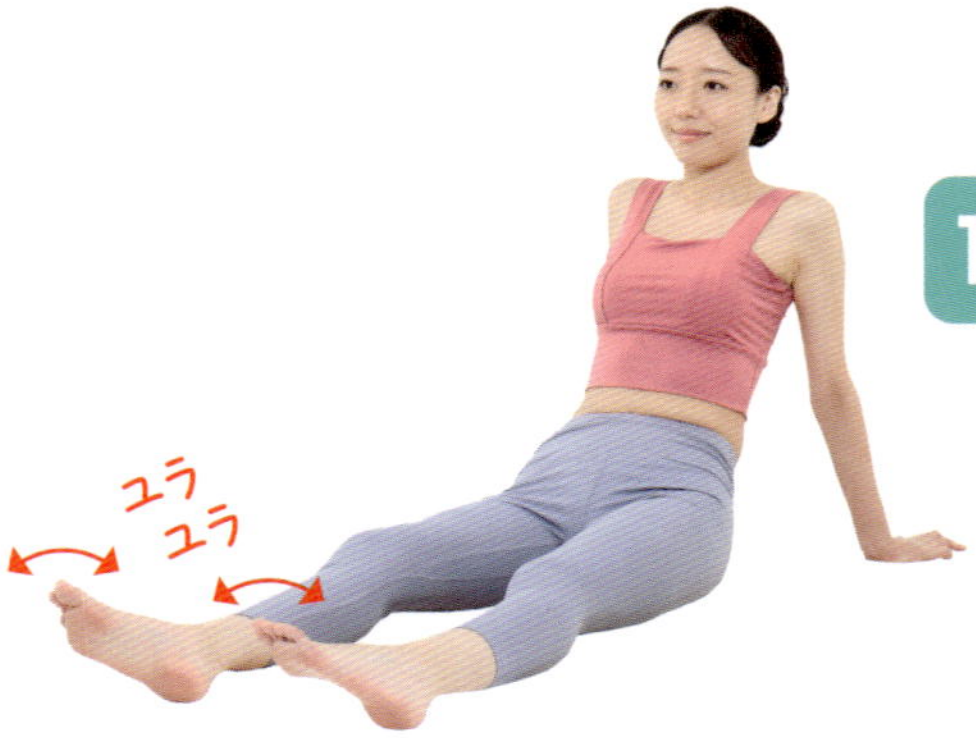

17 ゆっくり体を起こしたら、両脚を前に伸ばし、両手を後ろについて、足を左右に軽くゆすります。

18 開脚します。このとき、骨盤が床に対して垂直に立つように意識します。

※両手をももの付け根に当てられない場合は、両手を床について行います。

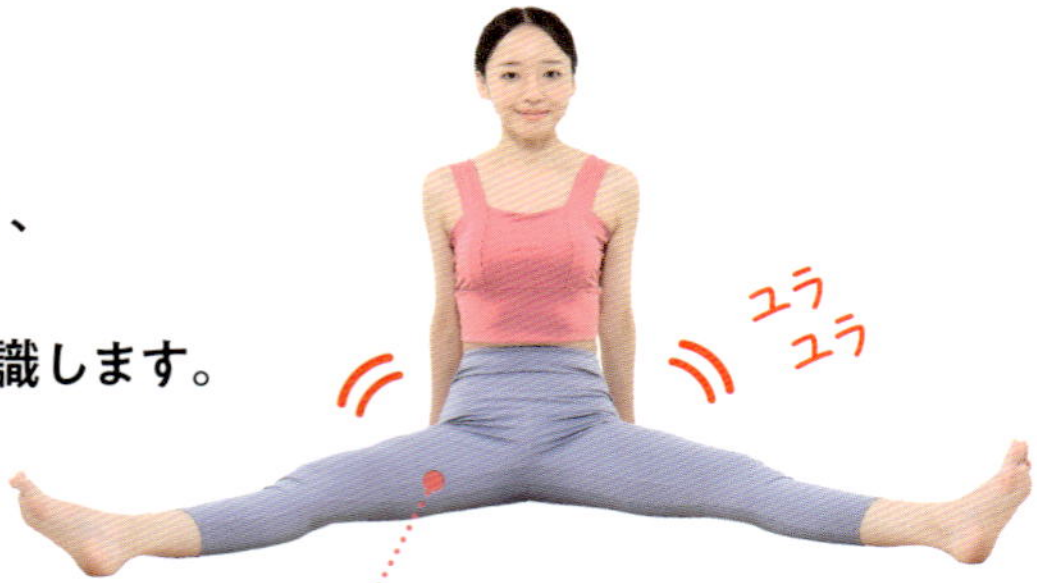

ADVICE

両手をももの付け根に当て、腰を軽く前後にゆすります。最初から骨盤を立てるのはむずかしくても、続けていくうちにできるようになります。

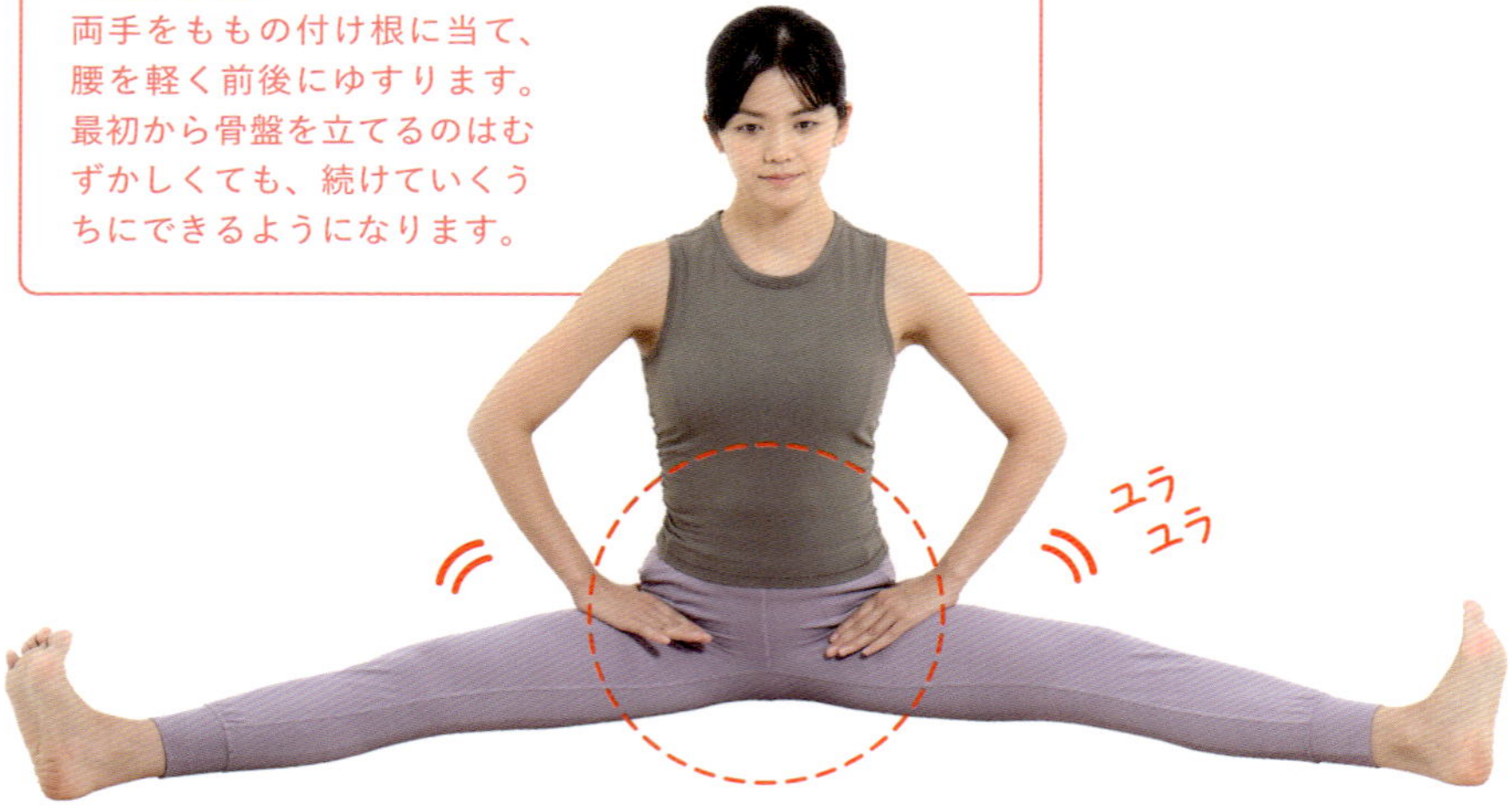

19 **両脚を少し開いてお尻を床につけ、割座《わりざ》をします。両ひじを床につけ、仰向けになったら、両手で両ひじをつかみ、頭の上に持っていきます。**

※割座とは、正座の状態から両すねを開き、お尻を床につけた姿勢。

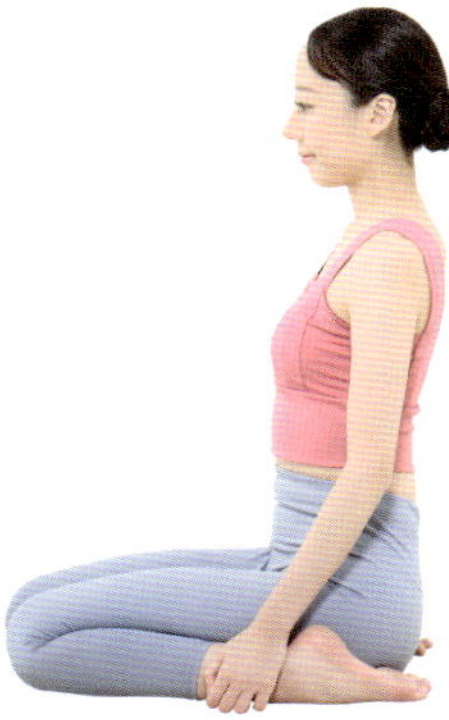

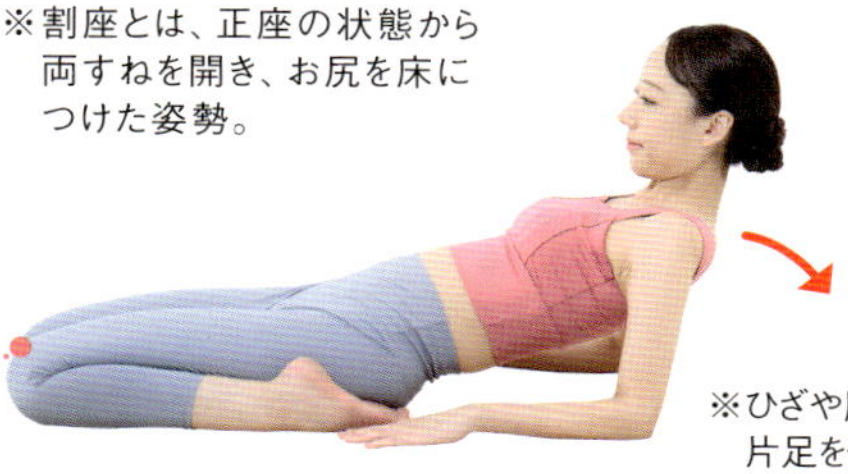

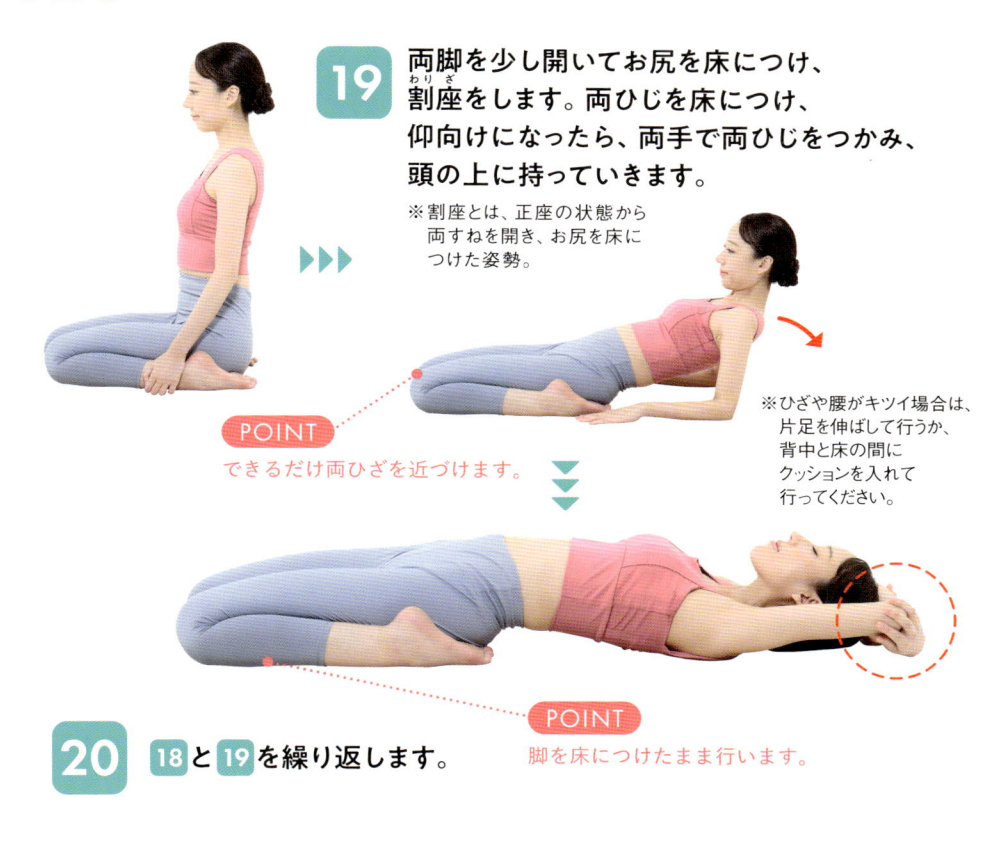

POINT
できるだけ両ひざを近づけます。

※ひざや腰がキツイ場合は、片足を伸ばして行うか、背中と床の間にクッションを入れて行ってください。

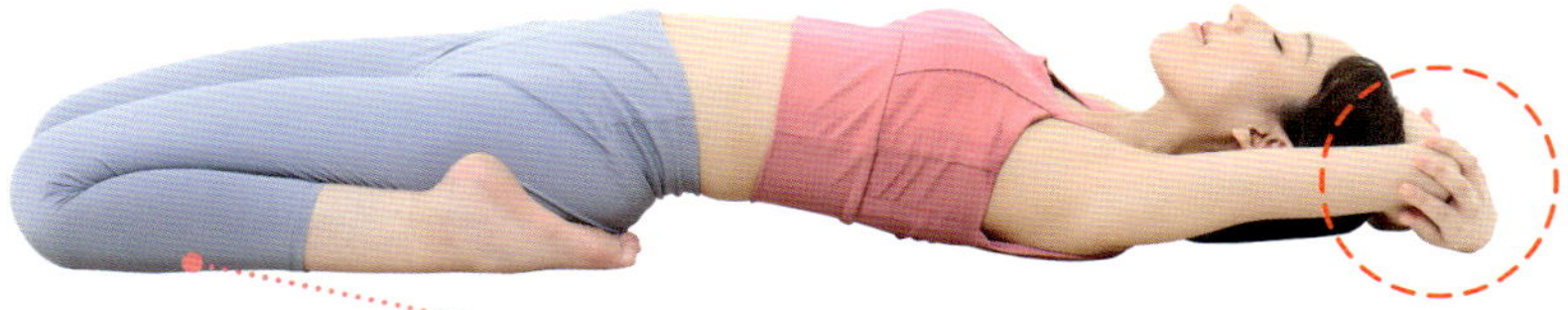

POINT
脚を床につけたまま行います。

20 **18と19を繰り返します。**

21 **ゆっくり体を起こし、開脚します。両手をももの付け根に当て、腰を軽く前後にゆすったら、両手を前について前屈します。**

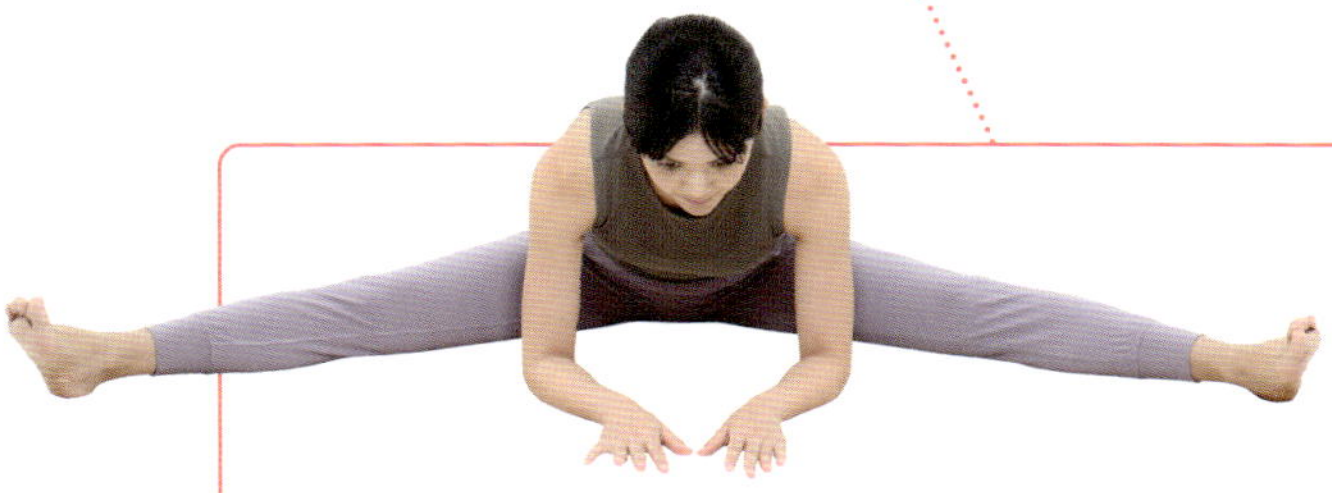

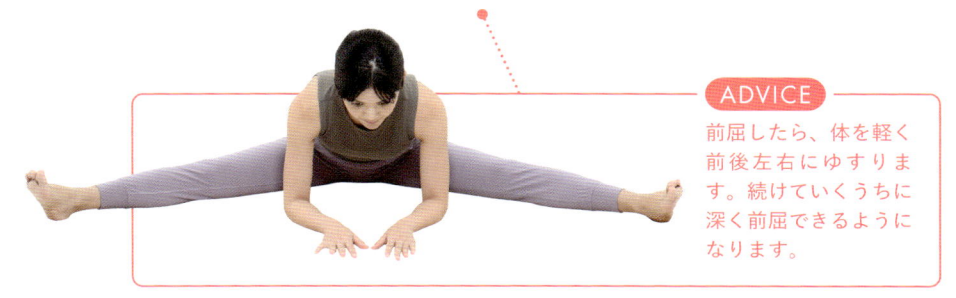

ADVICE
前屈したら、体を軽く前後左右にゆすります。続けていくうちに深く前屈できるようになります。

便秘を解消するワーク

大腸のツボがある手首と副交感神経を刺激し、熟睡を促して便秘を解消します。

時間の目安｜約12分

動画でチェック！

●大腸のツボを刺激して便通を促す

便秘のときは疲れている大腸に食物繊維などの食べ物を送り、さらに負担をかけるのではなく、「食べない」ことが第一の解決策となります。また、便は睡眠中につくられるので、十分に眠り、熟睡することが大事です。東洋医学では大腸の重要なツボは手首にあるとし、手首への刺激が大腸への刺激となり有効です。

ここで紹介するワークを夜に行うことで、自律神経の副交感神経が刺激されて眠くなり熟睡できます。ぐっすり眠った翌朝は、溜まっていた便が直腸へと進み、自然な便意を促します。

1 四つんばいになり、左手の甲を床につけて、手首に体重をかけます。

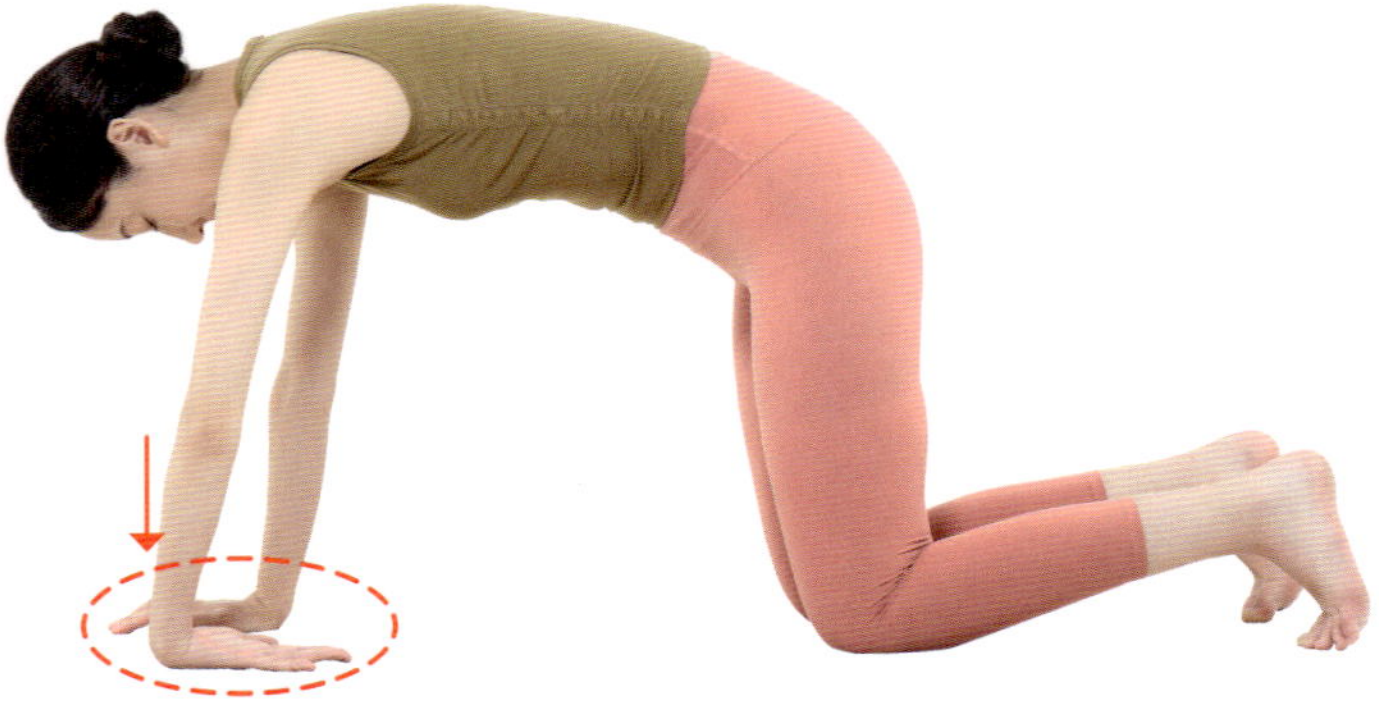

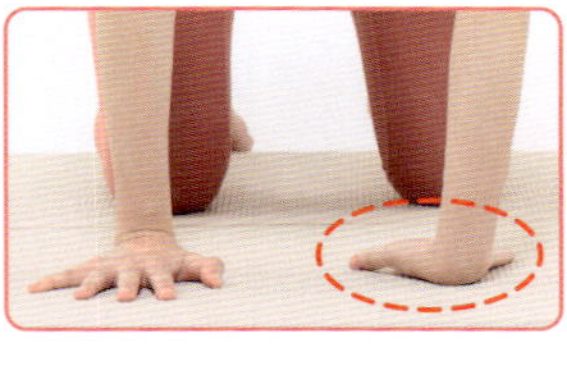

POINT
正面から見た手の形。手の向きに注意しましょう。

2 ひざとひざの間を少しあけて
正座をしたら、
右手で体を支え、
左手を右のももの上で
横に伸ばしながら
上体を前に倒します。

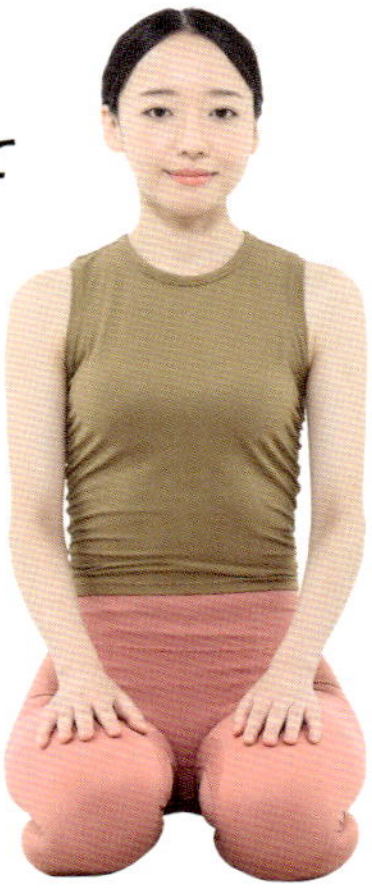

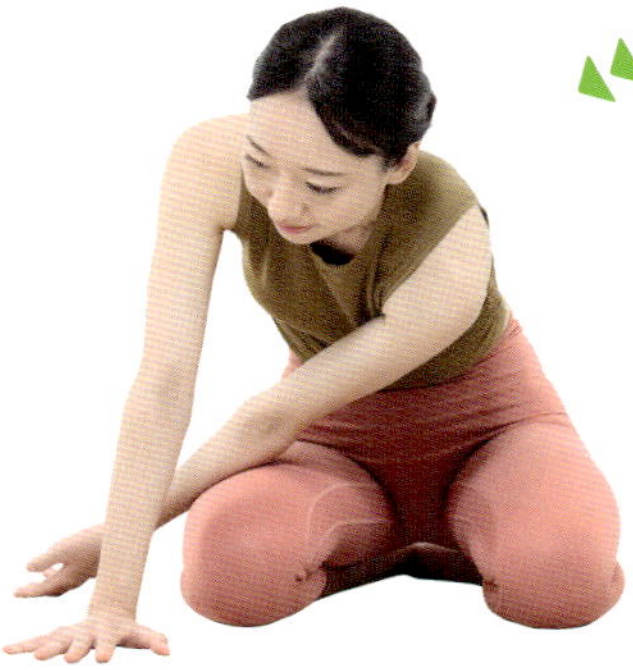

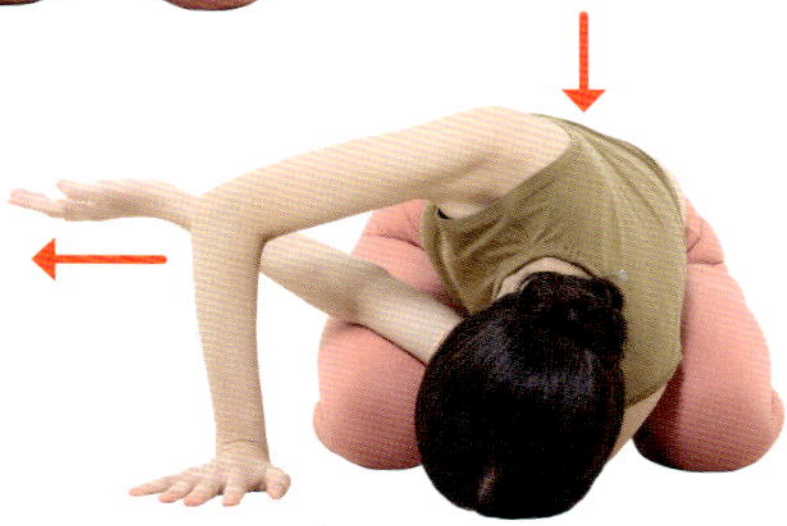

3 ゆっくりと体を戻して、右ひざを前に出します。
左脚を後ろに伸ばして、ももを床につけ、
両手を少し前に出し、骨盤を左右にゆすります。

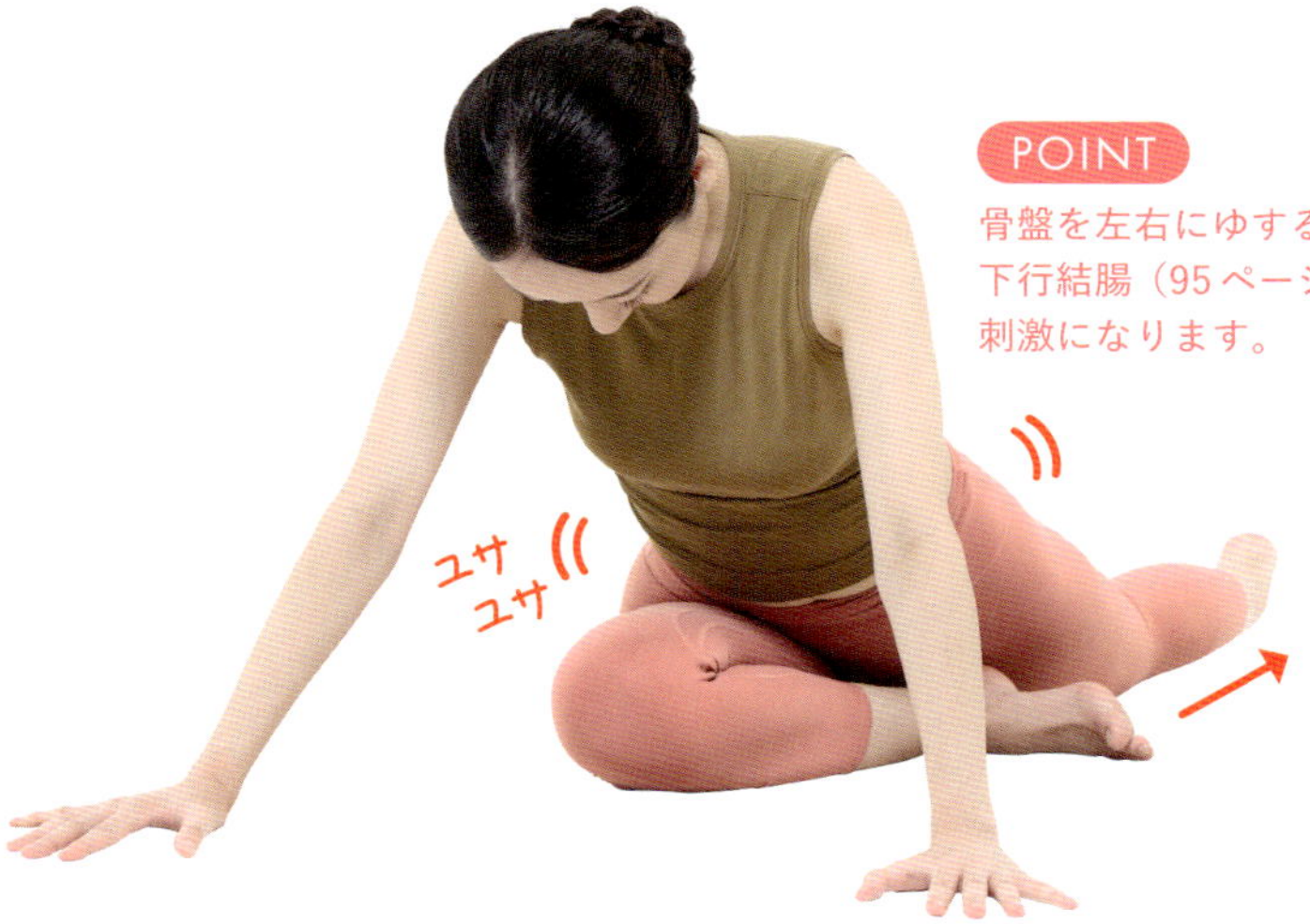

POINT
骨盤を左右にゆすることで、
下行結腸（95ページ参照）への
刺激になります。

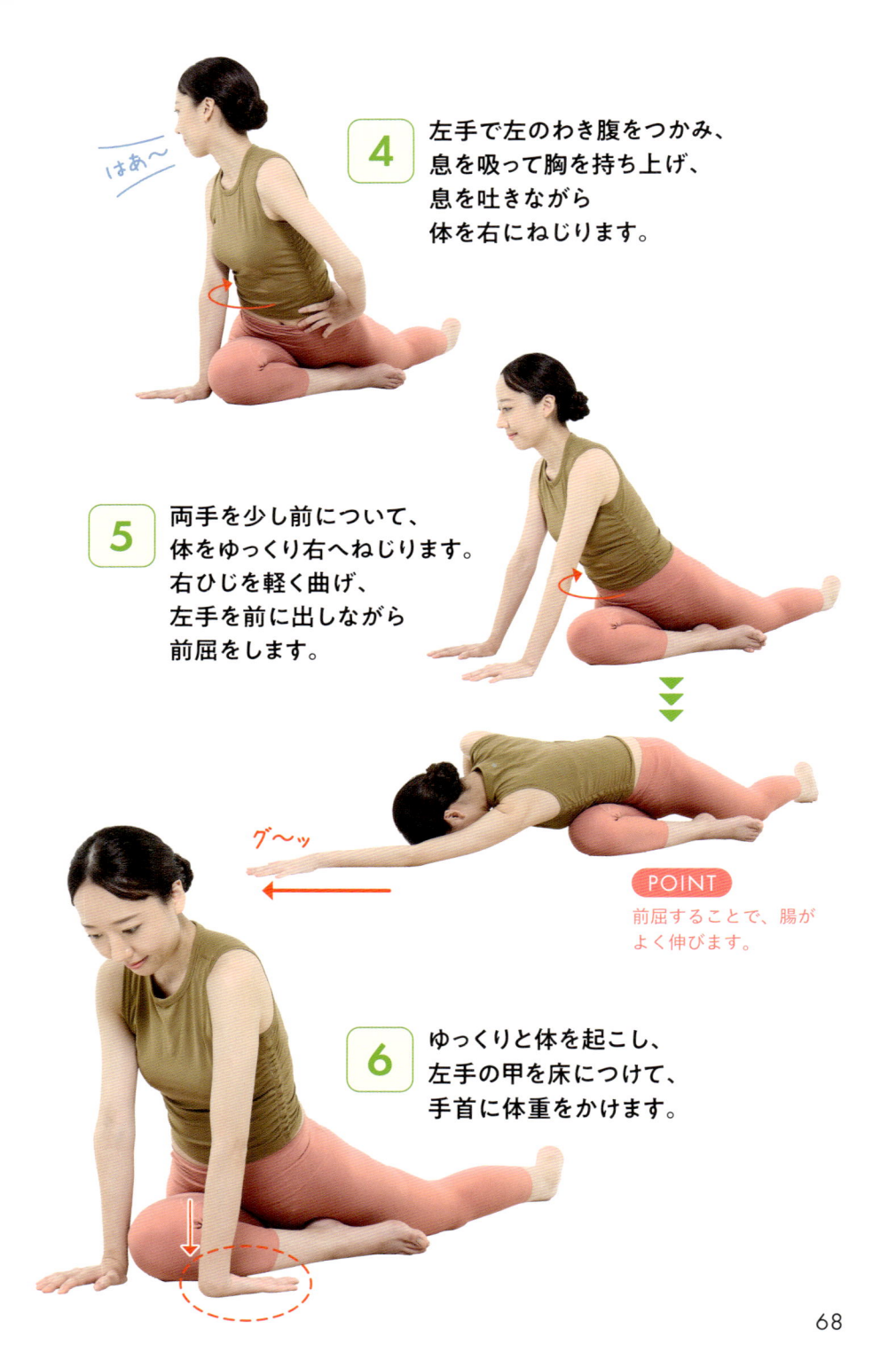

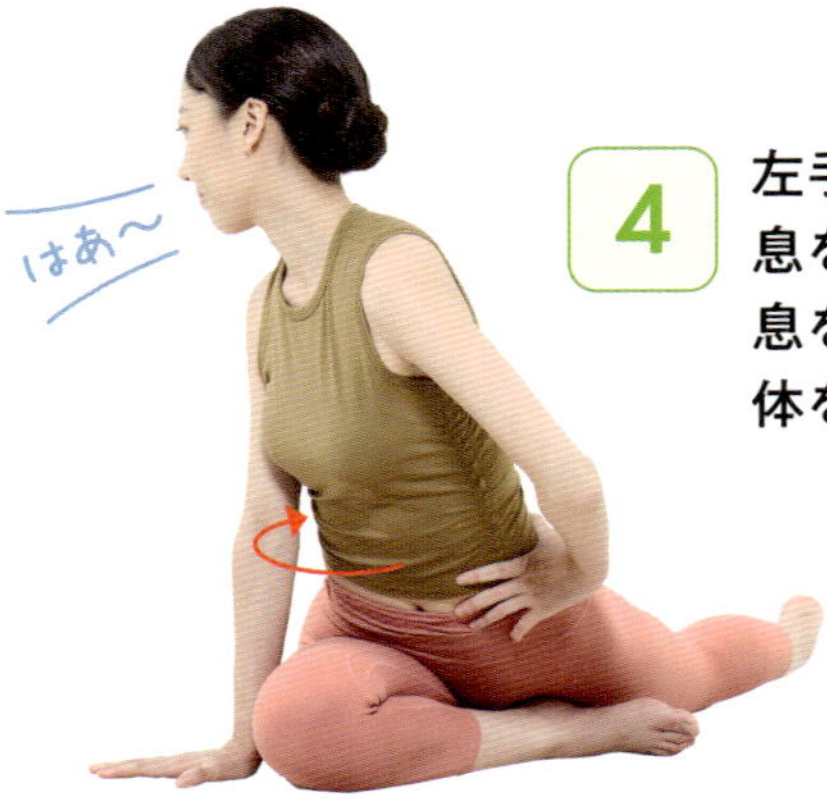

4 左手で左のわき腹をつかみ、
息を吸って胸を持ち上げ、
息を吐きながら
体を右にねじります。

5 両手を少し前について、
体をゆっくり右へねじります。
右ひじを軽く曲げ、
左手を前に出しながら
前屈をします。

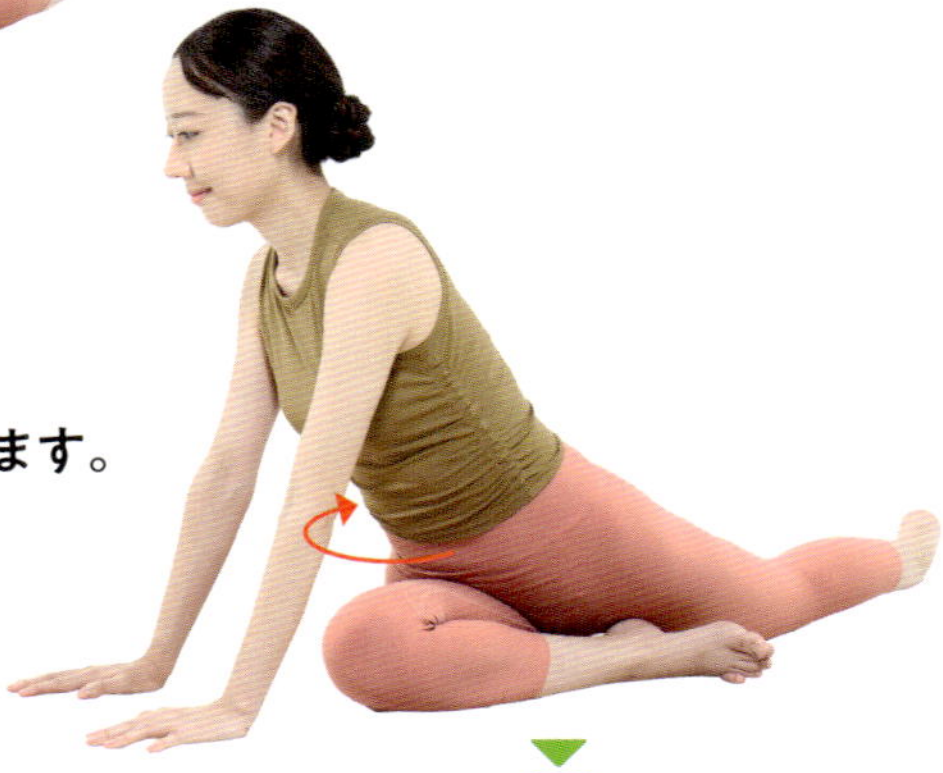

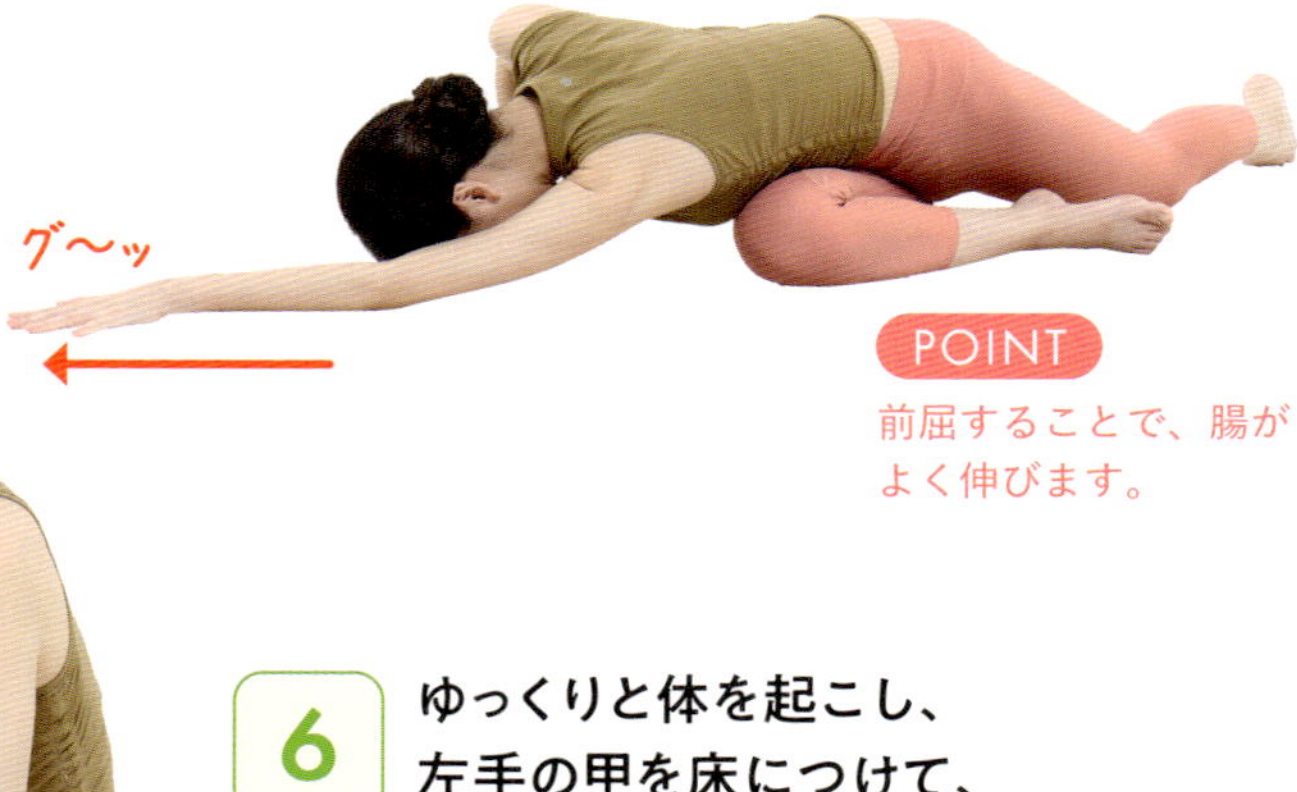

POINT
前屈することで、腸がよく伸びます。

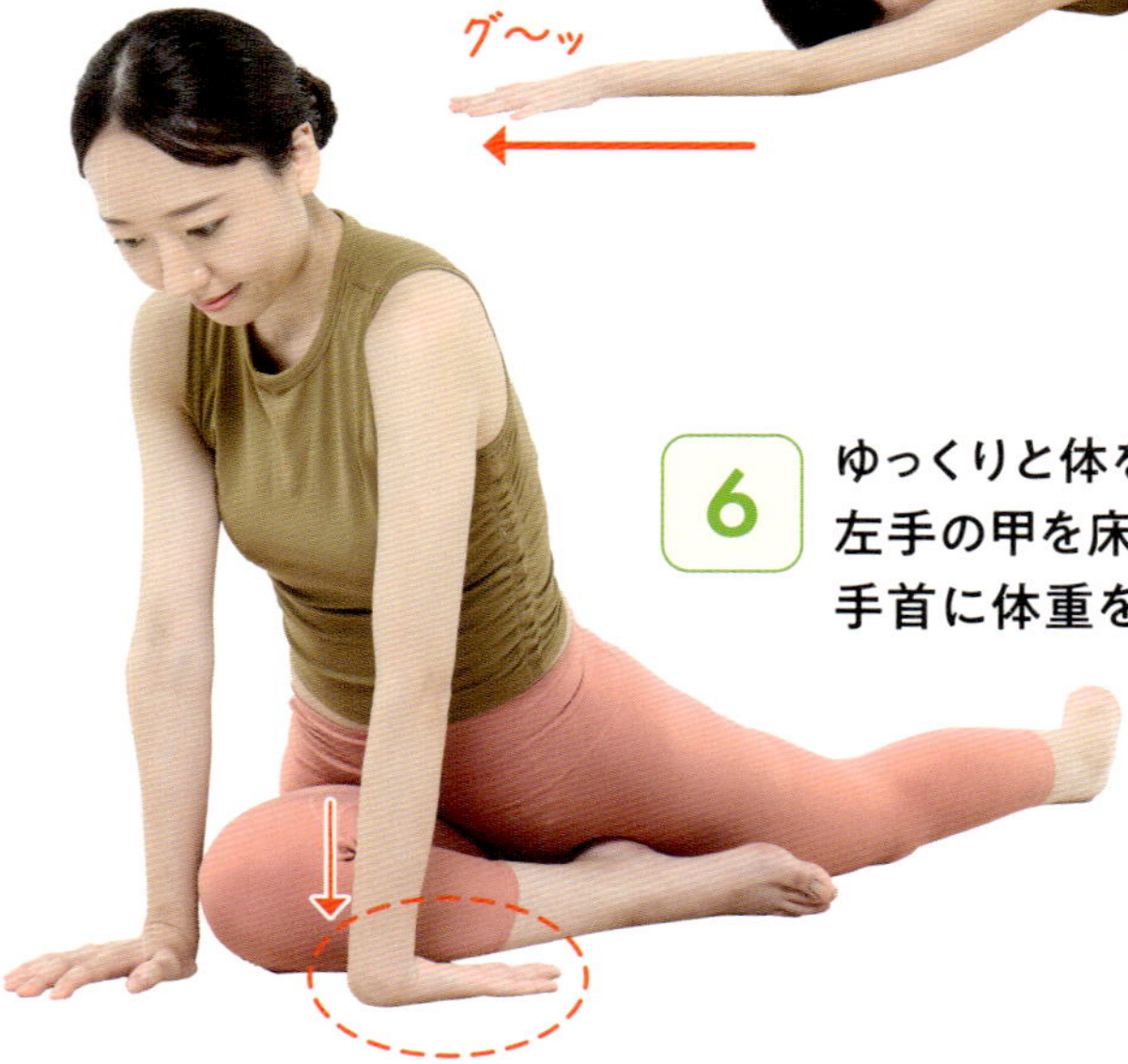

6 ゆっくりと体を起こし、
左手の甲を床につけて、
手首に体重をかけます。

7 両手を床について四つんばいになり、
右脚を横に出し、
かかとを持ち上げます。
左手を前に伸ばし、
こめかみをゆっくりと
床につけながら
右ひじを立て、
体を左右に小さくゆすります。

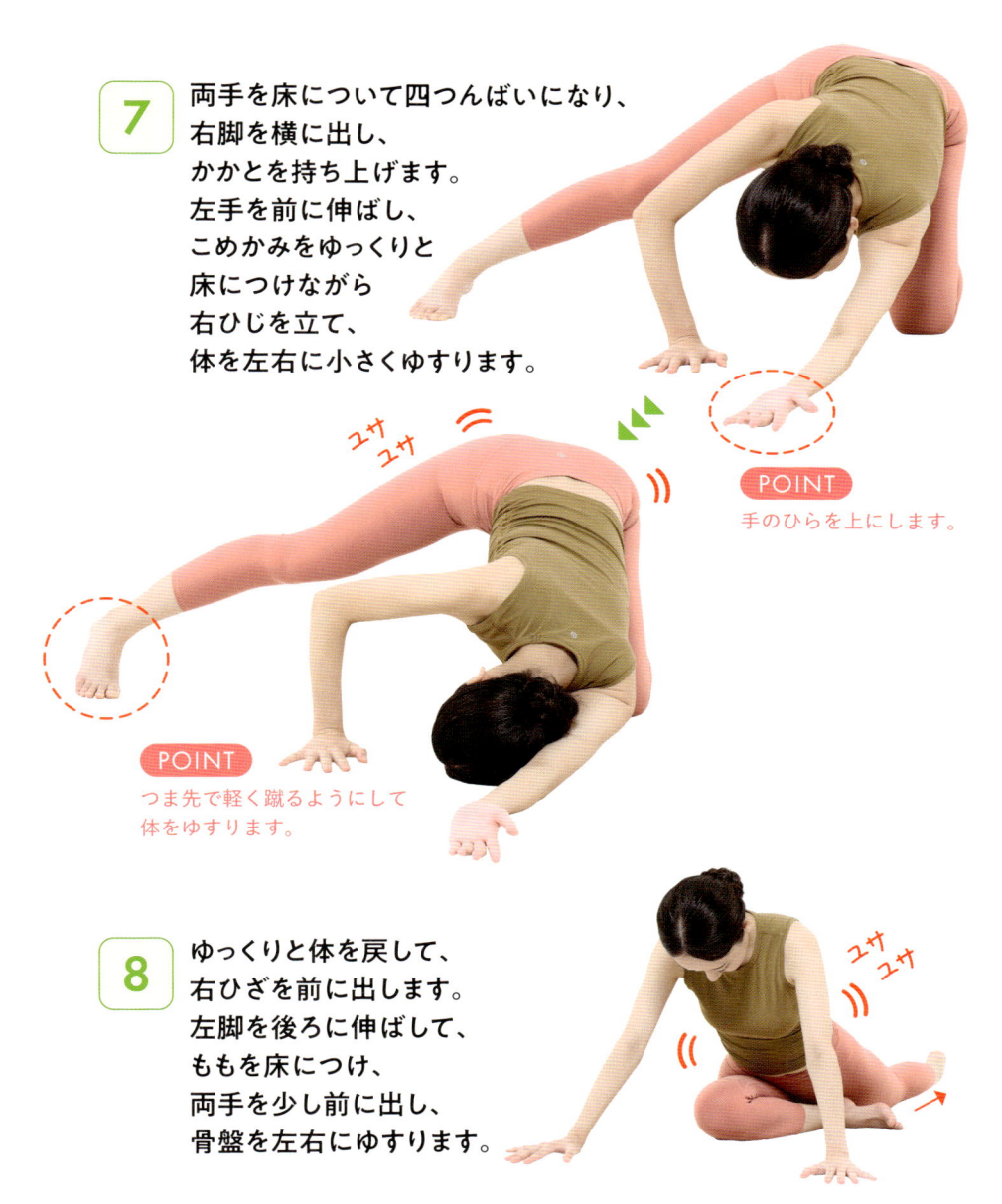

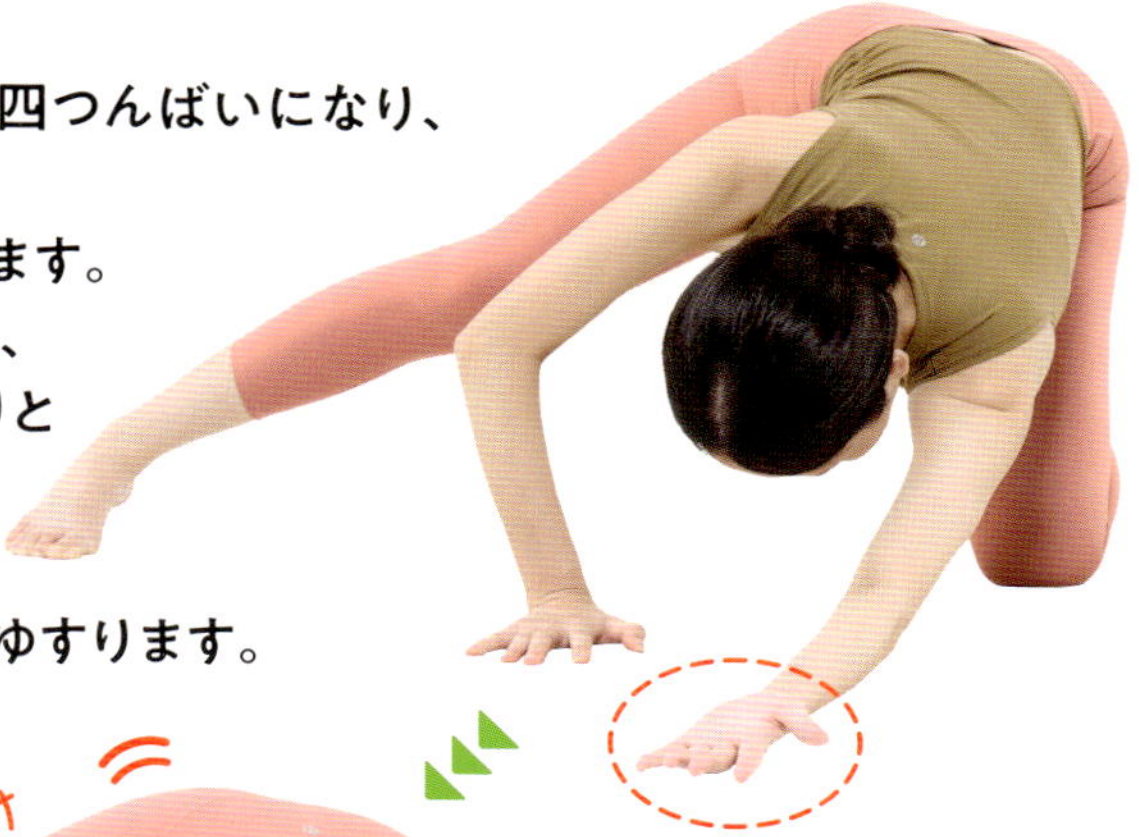

POINT
手のひらを上にします。

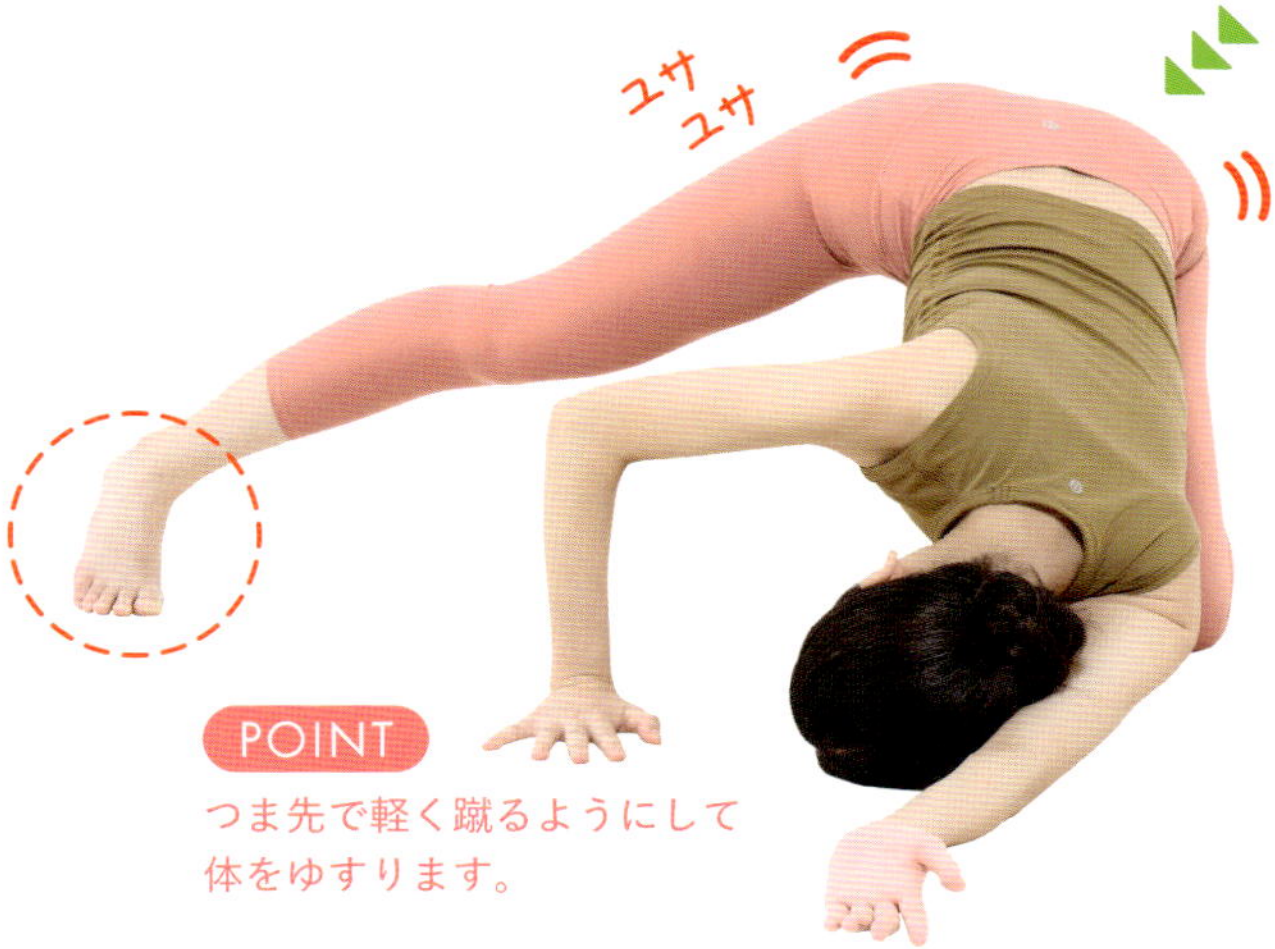

POINT
つま先で軽く蹴るようにして
体をゆすります。

8 ゆっくりと体を戻して、
右ひざを前に出します。
左脚を後ろに伸ばして、
ももを床につけ、
両手を少し前に出し、
骨盤を左右にゆすります。

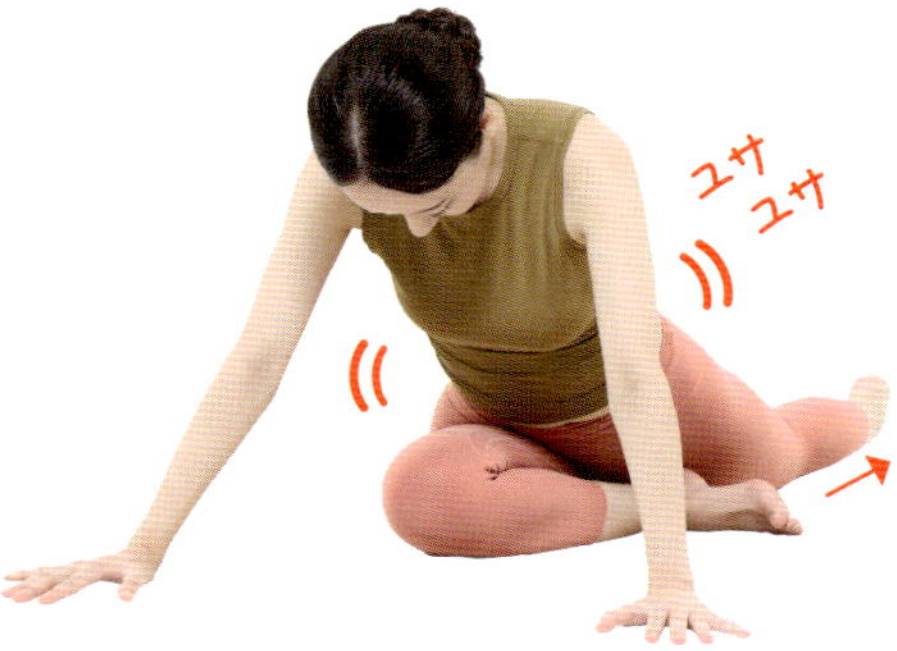

9 4と5を繰り返します。

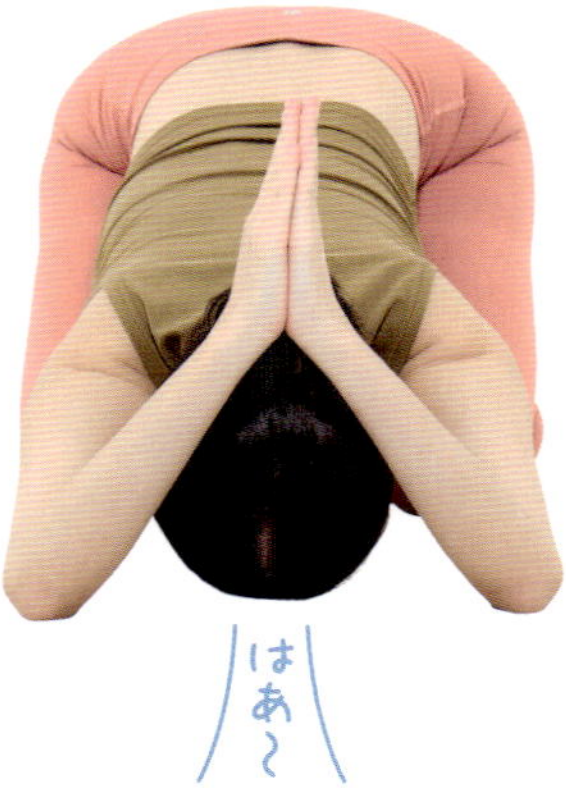

10 四つんばいになって額を床につけ、両手を頭の上で合わせ、胸を床に近づけます。

POINT
息を「はぁ〜」と吐くたびに、胸が床に近づいていきます。

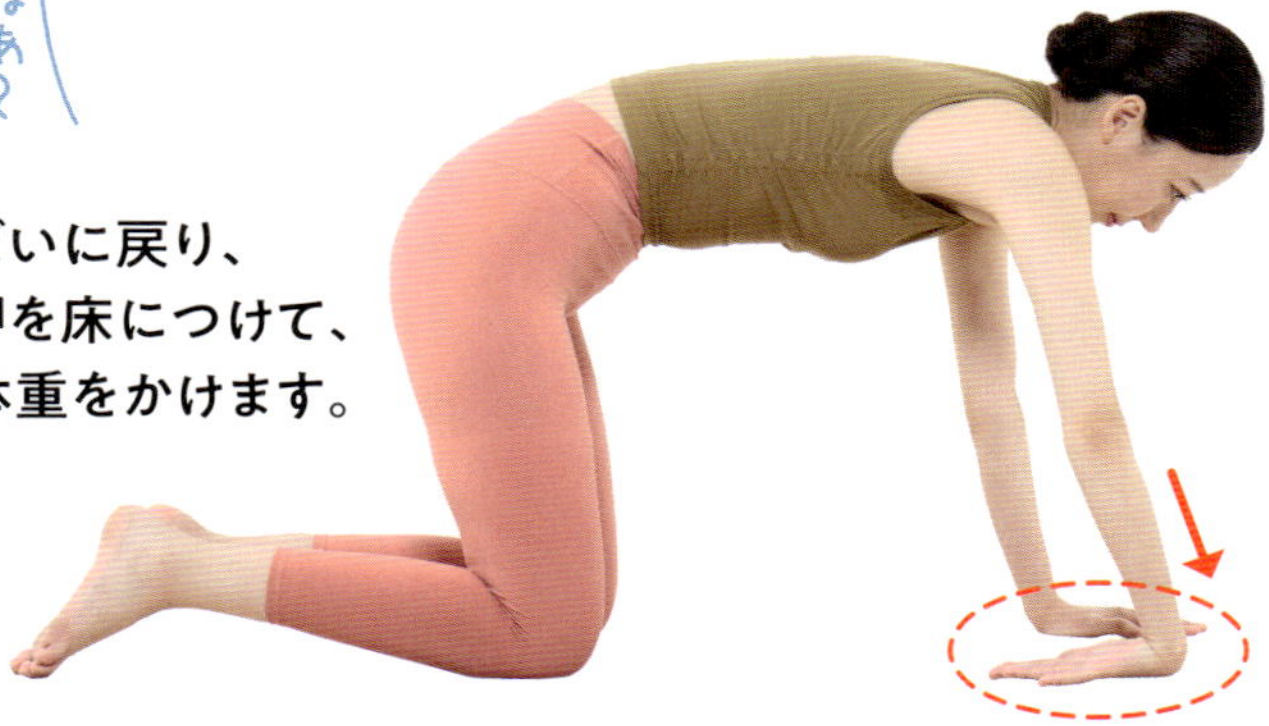

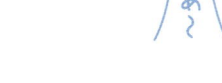

11 四つんばいに戻り、右手の甲を床につけて、手首に体重をかけます。

POINT
正面から見た手の形。手の甲を床につけ、指先を自分のほうに向けます。

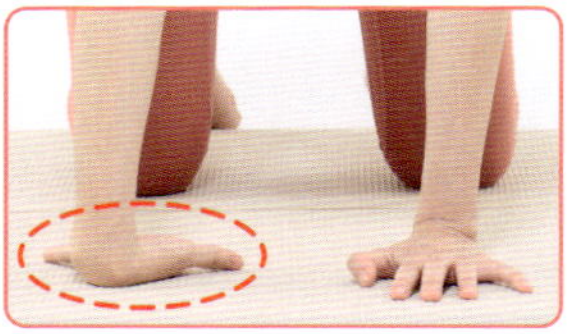

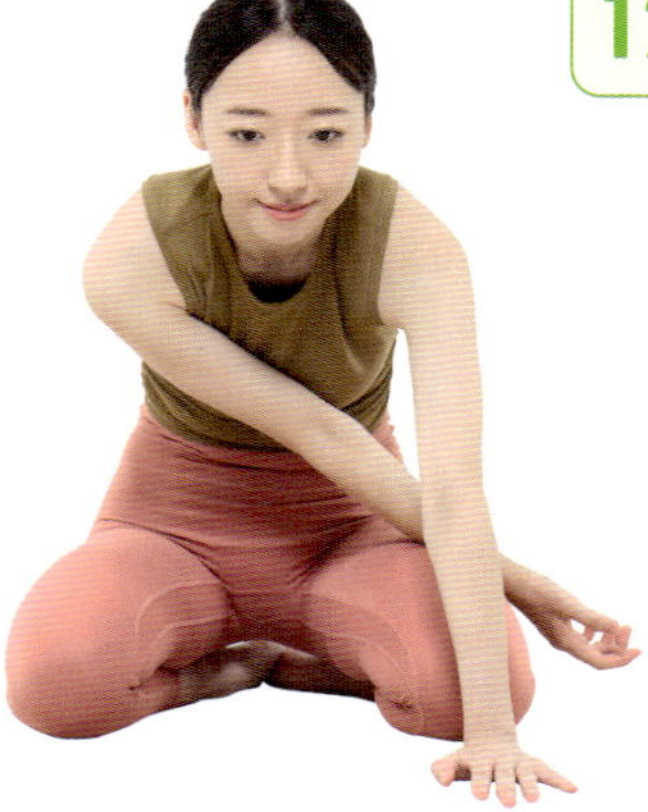

12 ひざとひざの間を少しあけて正座をしたら、左手で体を支え、右手を左のももの上で横に伸ばしながら、上体を前に倒します。

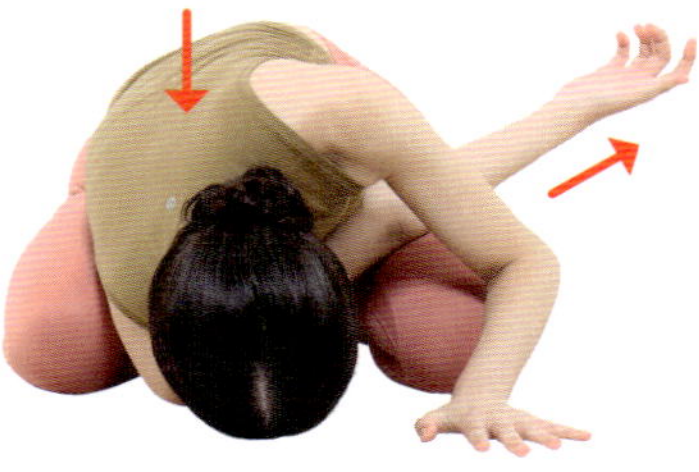

13 ゆっくりと体を戻して、
左ひざを前に出します。
右脚を後ろに伸ばして、ももを
床につけ、両手を少し前に出し、
骨盤を左右にゆすります。

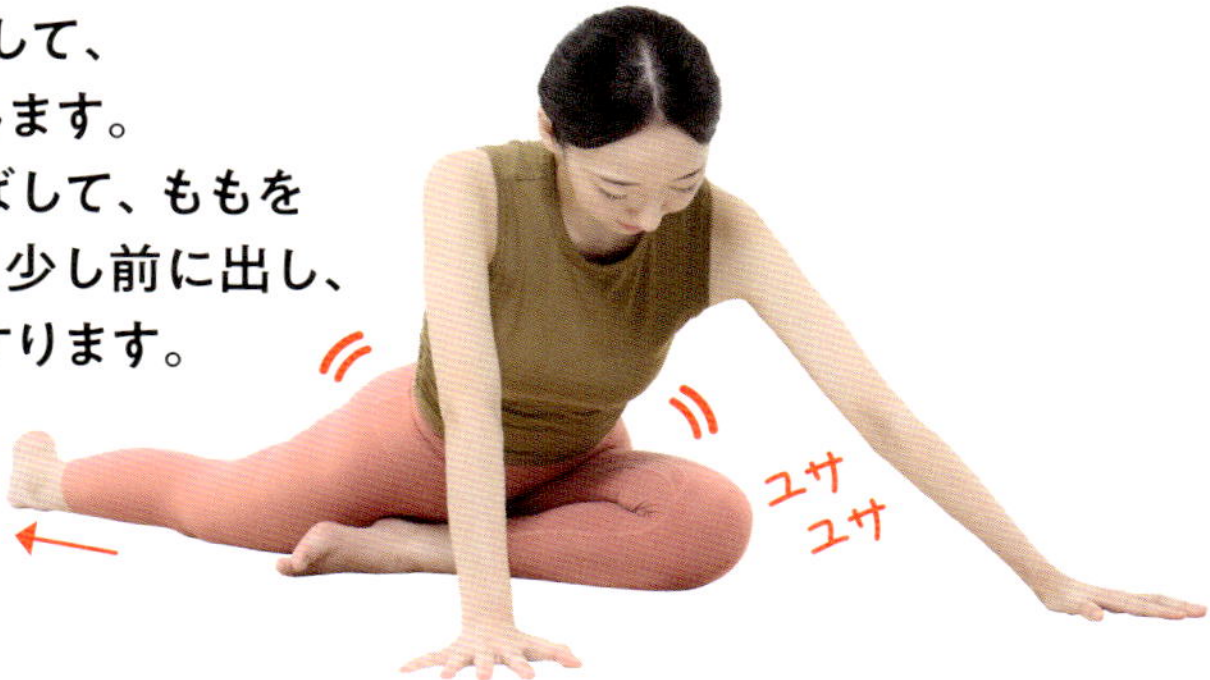

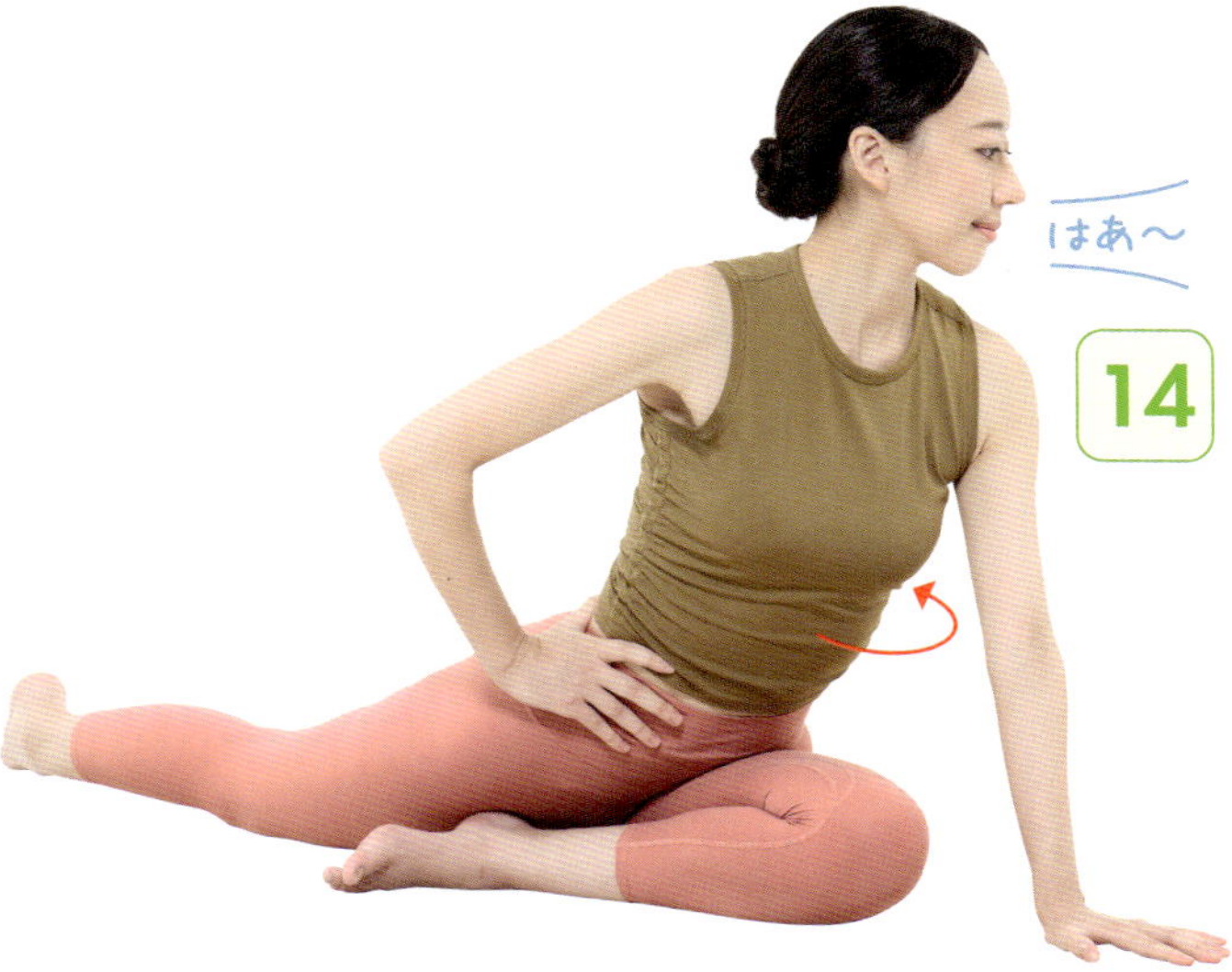

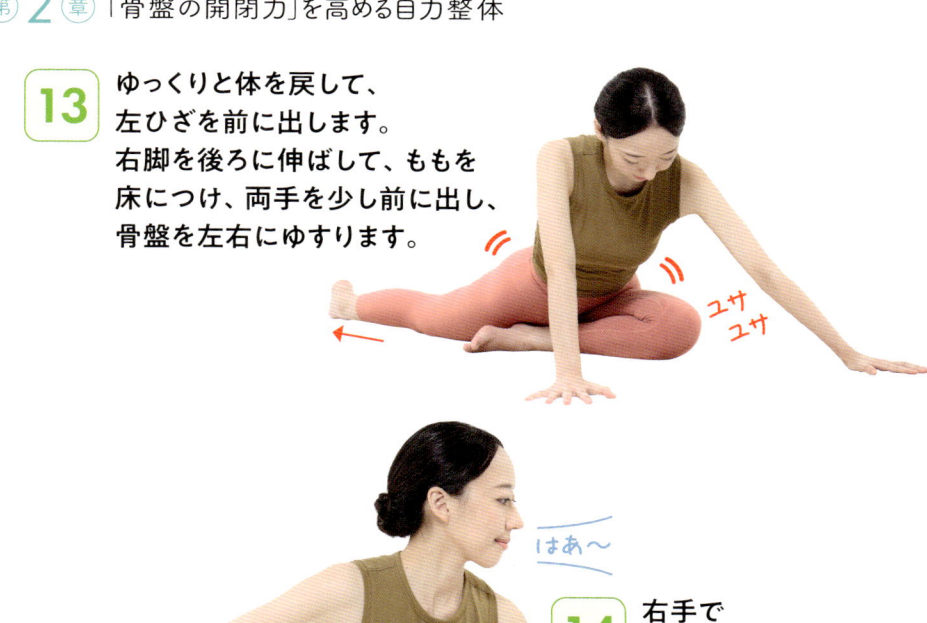

14 右手で
右のわき腹をつかみ、
息を吸って
胸を持ち上げ、
息を吐きながら
体を左にねじります。

15 両手を少し前について、
体をゆっくり左へねじります。
左ひじを軽く曲げ、
右手を前に出しながら
前屈をします。

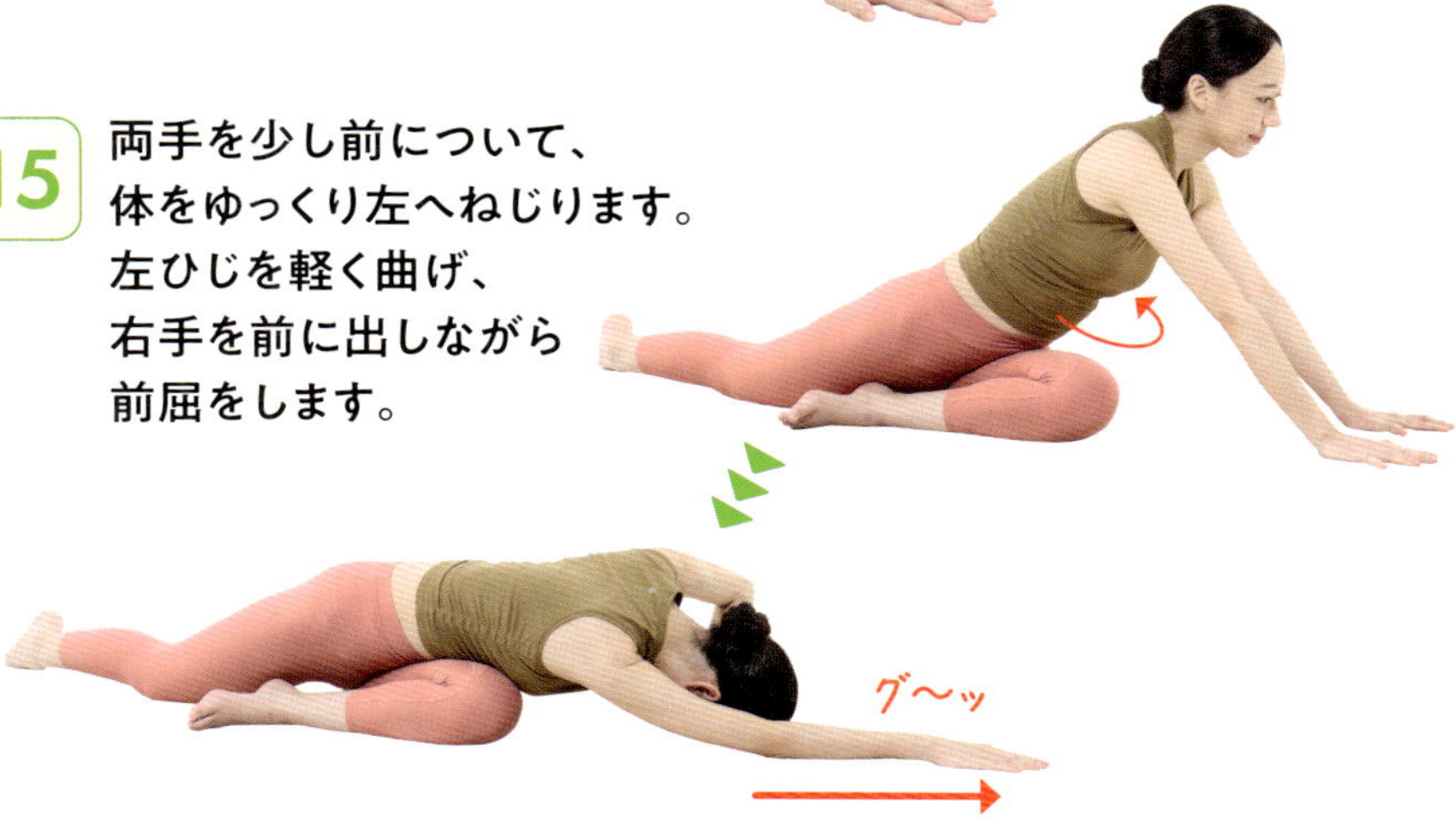

16 ゆっくりと体を起こし、
右手の甲を床につけて、
手首に体重をかけます。

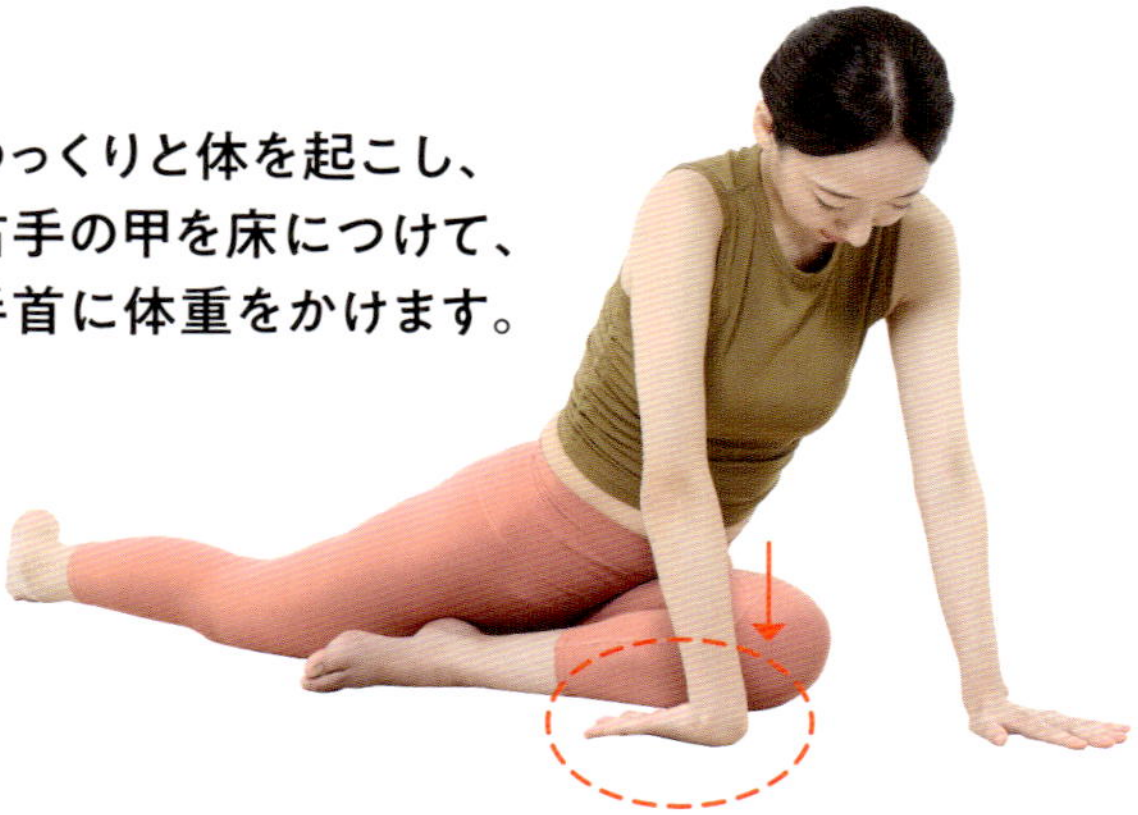

17 両手を床について四つんばいになり、
左脚を横に出し、
かかとを持ち上げます。
右手を前に伸ばし、
こめかみをゆっくりと
床につけながら左ひじを立て、
体を左右に小さくゆすります。

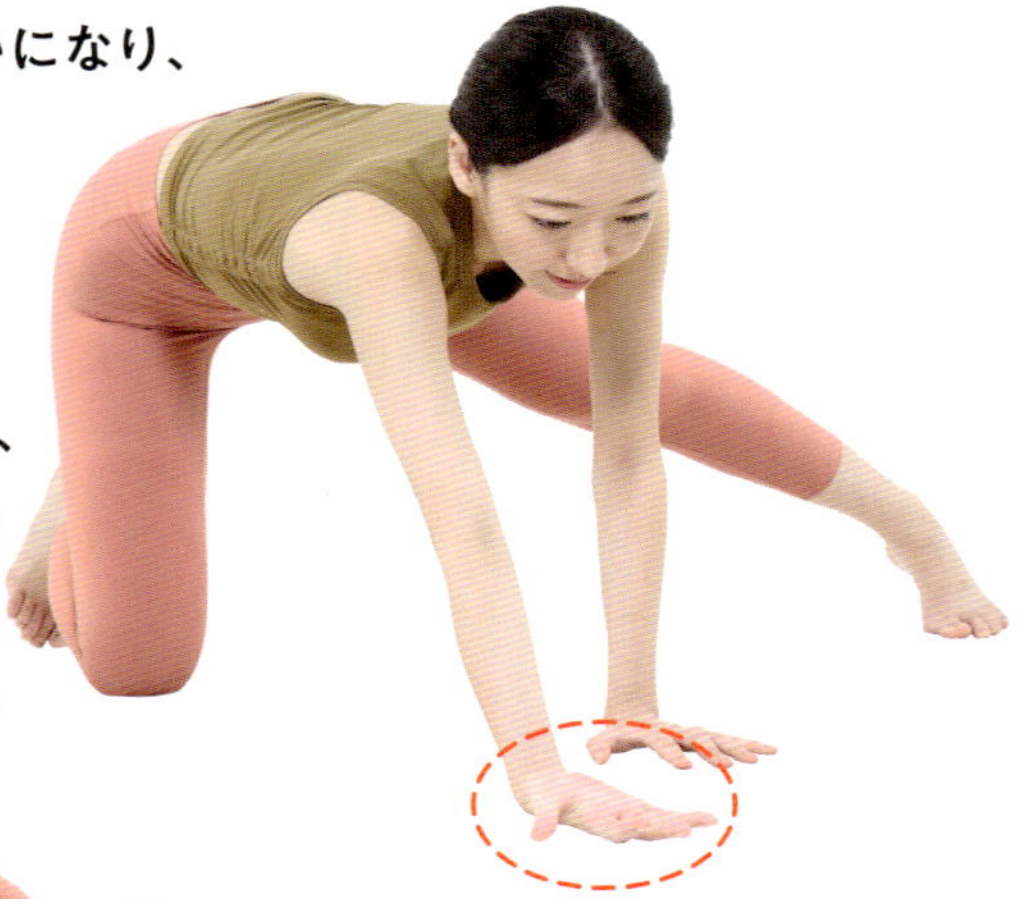

POINT
手のひらを上にします。

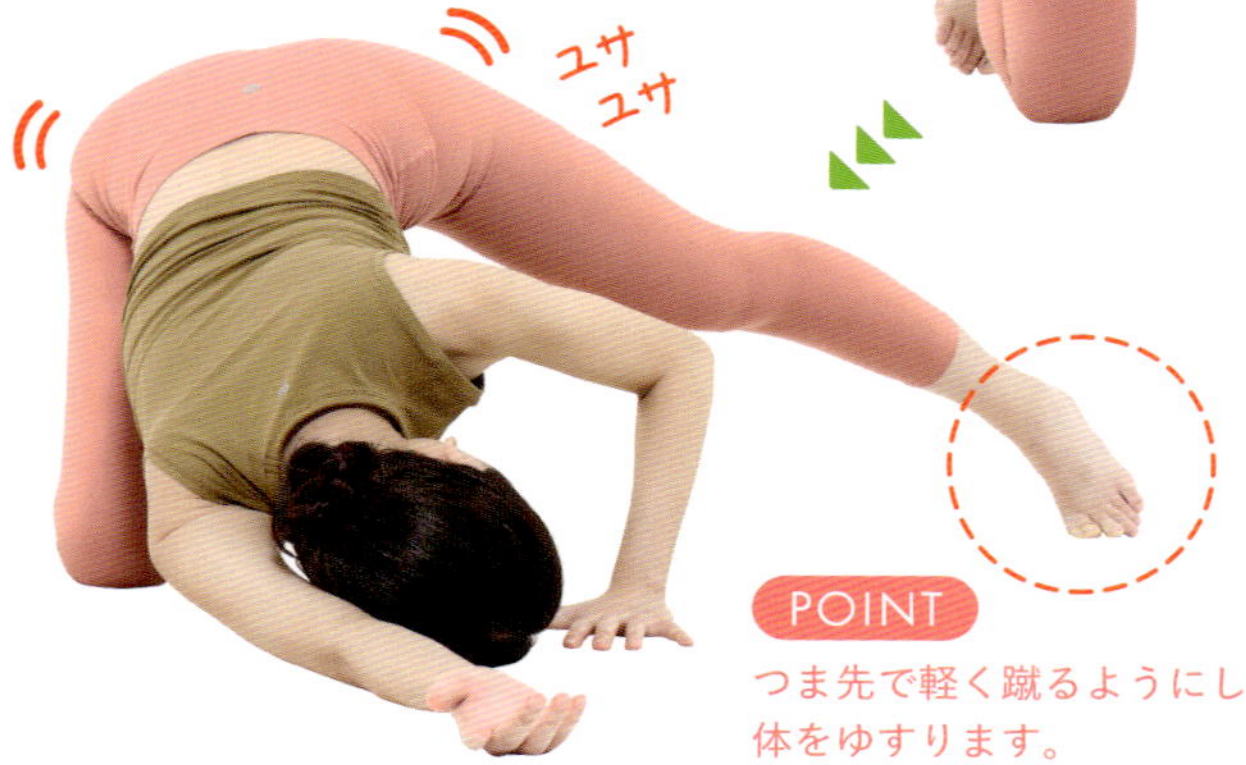

POINT
つま先で軽く蹴るようにして
体をゆすります。

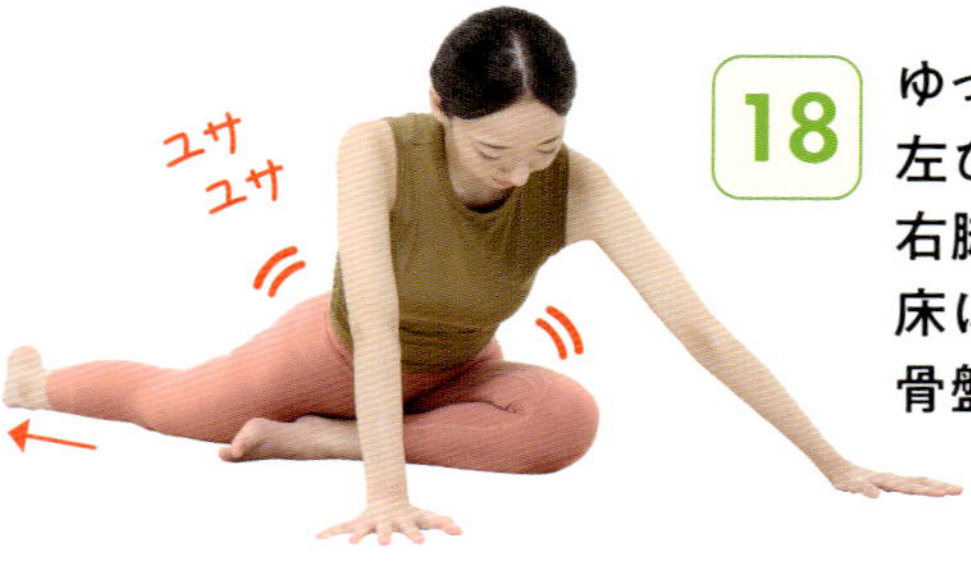

18 ゆっくりと体を戻して、
左ひざを前に出します。
右脚を後ろに伸ばして、ももを
床につけ、両手を少し前に出し、
骨盤を左右にゆすります。

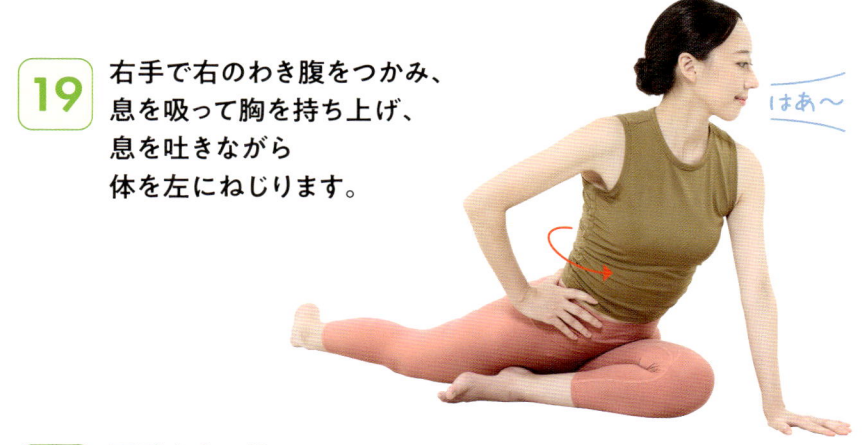

19 右手で右のわき腹をつかみ、
息を吸って胸を持ち上げ、
息を吐きながら
体を左にねじります。

20 両手を少し前について、
体をゆっくり左へねじります。
左ひじを軽く曲げ、
右手を前に出しながら前屈をします。

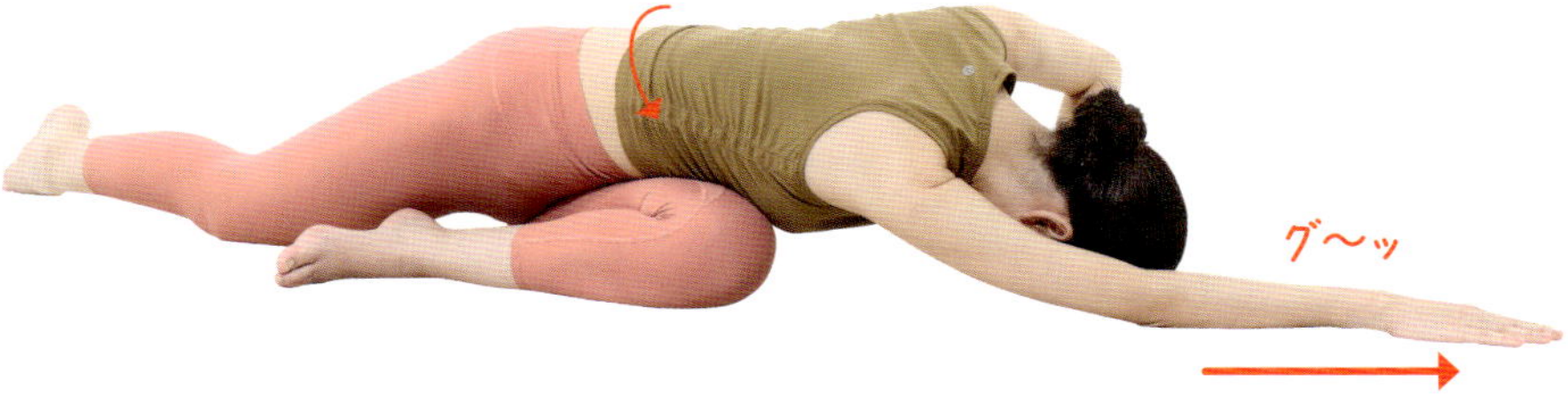

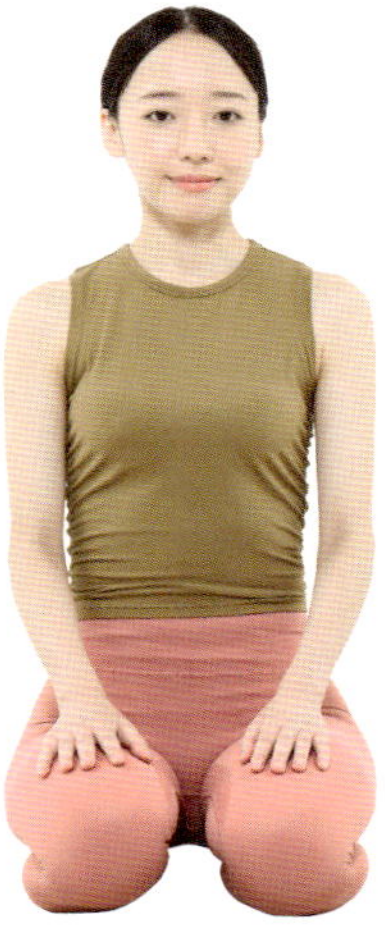

21 四つんばいになって額を床につけ、
両手を頭の上で合わせ、
息を吐くたびに胸を床に近づけます。
最後に、ゆっくりと体を起こしましょう。

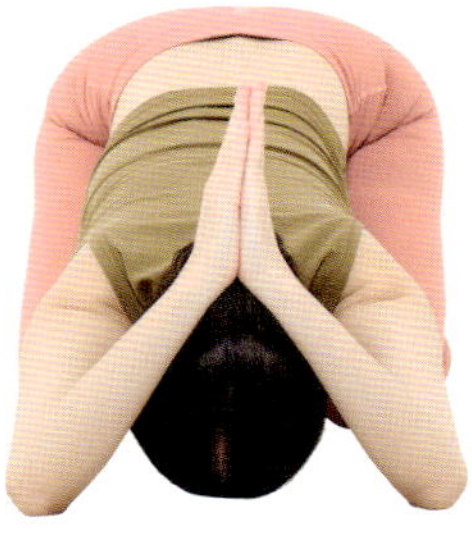

冷えとむくみを解消するワーク

足指や足裏のツボに刺激を与えて血流を促し、冷えとむくみを解消します。

時間の目安｜約11分

動画でチェック!

●足先に留まっている水分を排出させる

子宮に流れる血液は、まず心臓から足先に流れ、足から上って子宮に届きますから、足先が冷たければ、子宮にも冷たい血液が届くことになります。

冷えは、冷たい水分がむくみとなって足へ溜まることで起こります。足裏の腎臓のツボをかかとで踏んで刺激してから、冷たくなっている足指への刺激を行い、アキレス腱をほぐしましょう。足先に留まっている水分を腎臓へ送り、膀胱《ぼうこう》から排泄させることで、冷えとむくみが改善します。

1 両足の親指をぐるぐるとまわします。

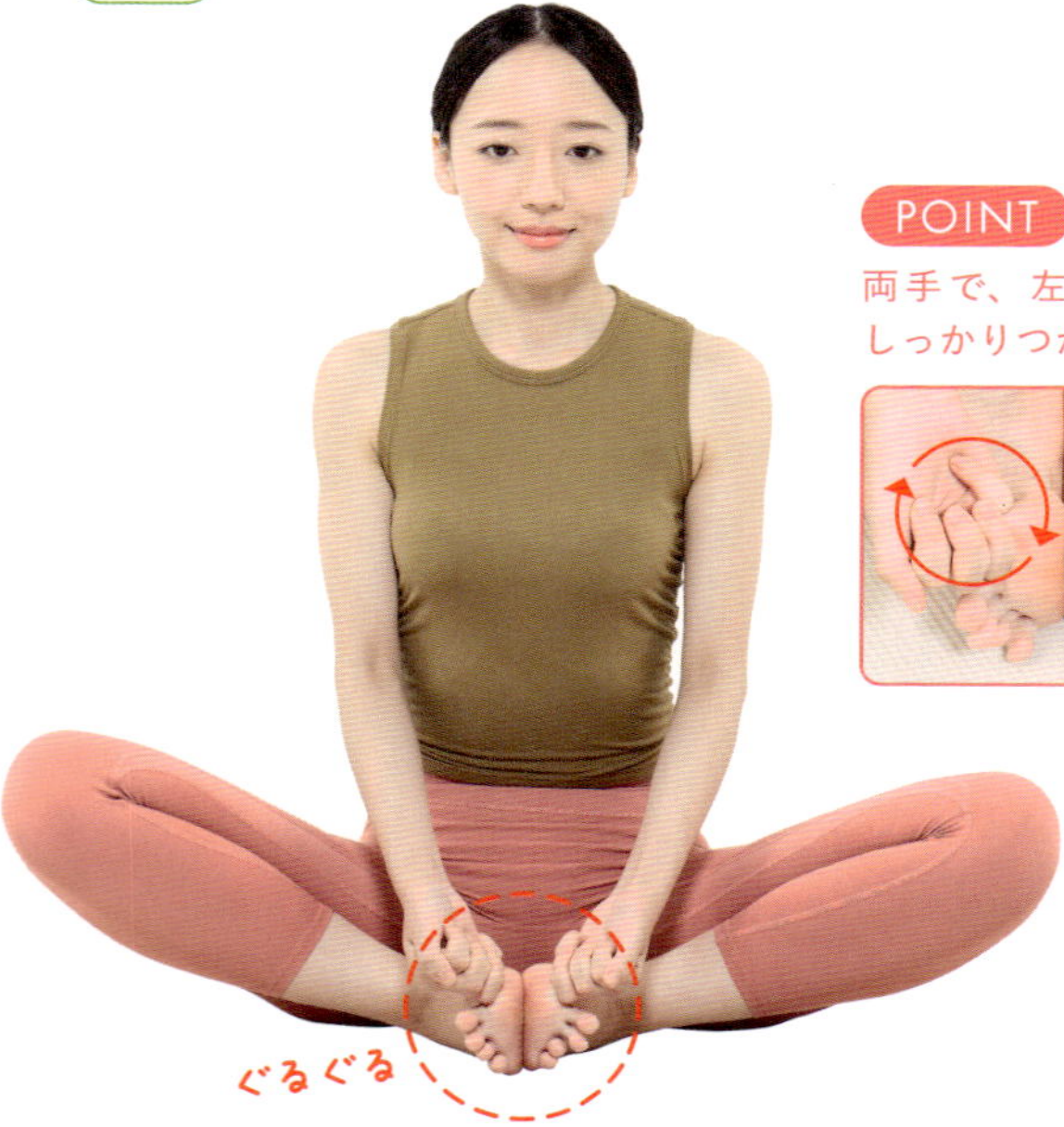

POINT

両手で、左右の親指をしっかりつかみます。

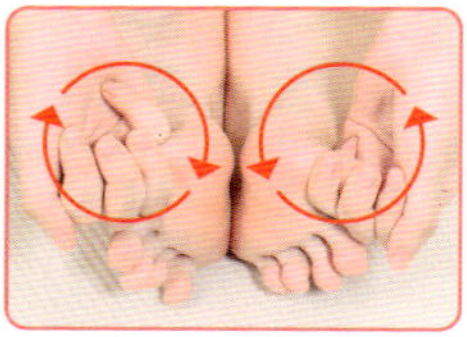

2 両手を後ろにつき、
左の足裏の湧泉《ゆうせん》のツボに
右足のかかとを当て、
お尻を上げて体を
前後にゆすります。

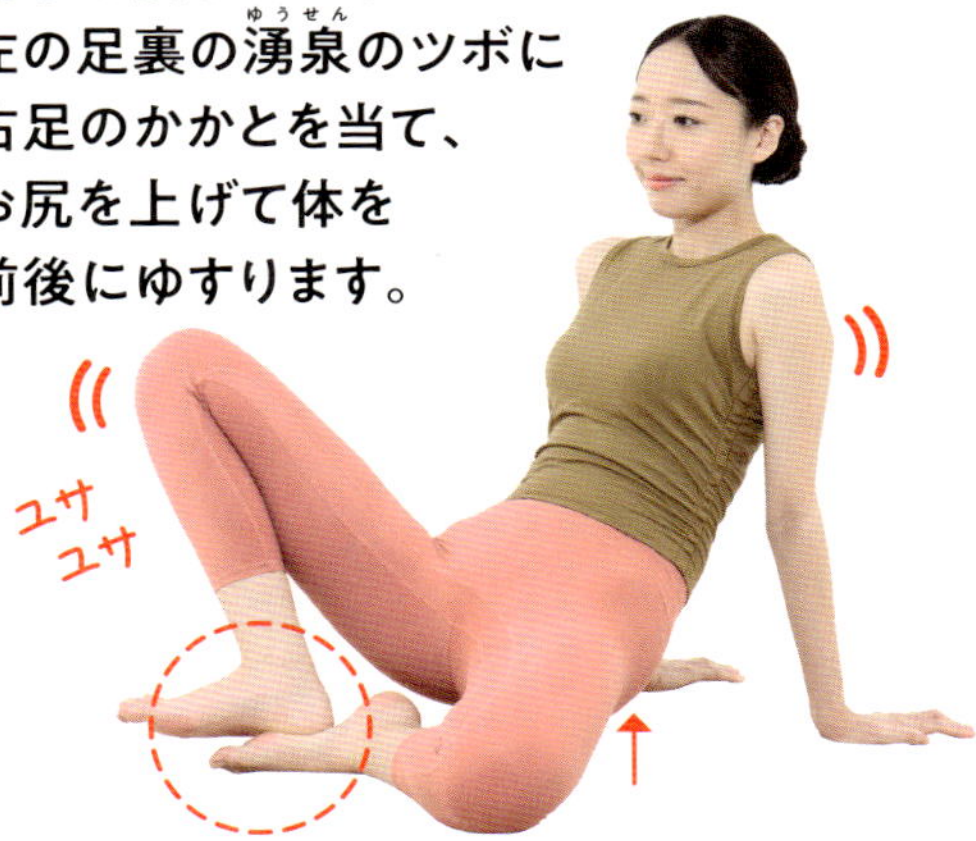

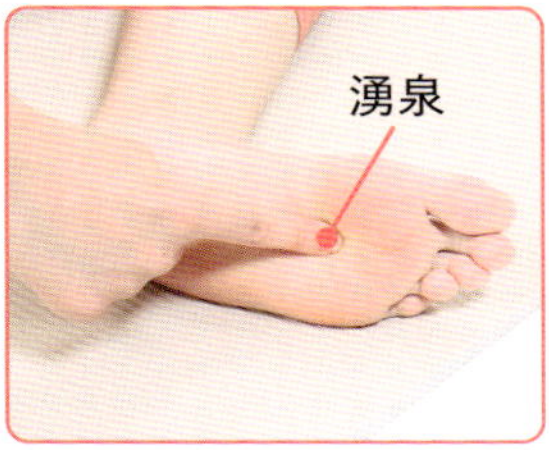

POINT

湧泉のツボの位置（足指を曲げたときに、へこむ部分）。足首のむくみを改善する効果があります。

3 右脚を斜め前に伸ばし、
左足の親指と小指を
ぐるぐるとまわして
外側に開きます。
指の股に冷え性の
ツボがあります。

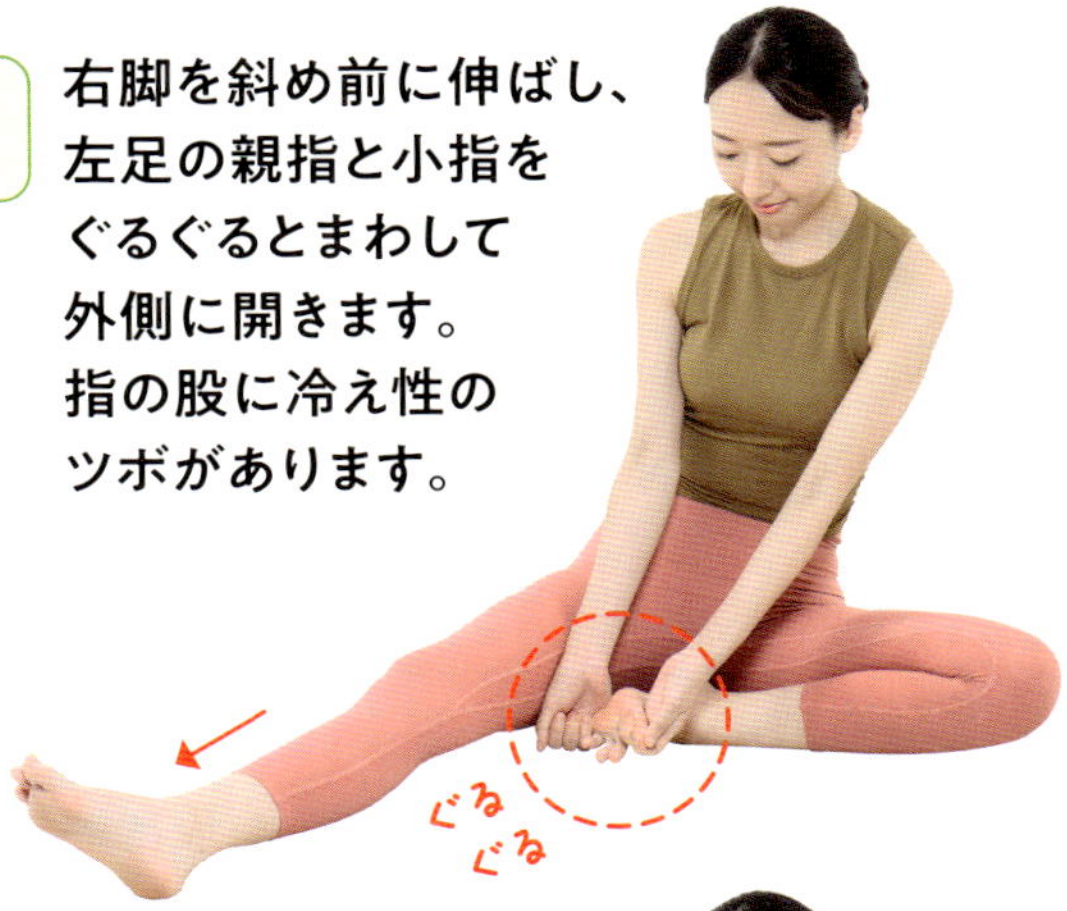

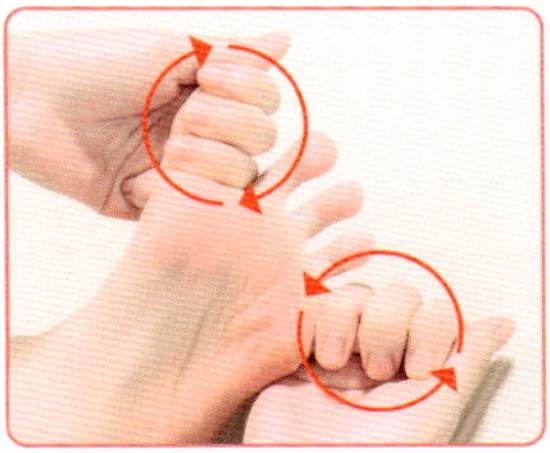

POINT

左手で左足の親指、右手で小指をつかみます。

4 左足の親指と人さし指、
薬指と小指を
ぐるぐると
まわします。

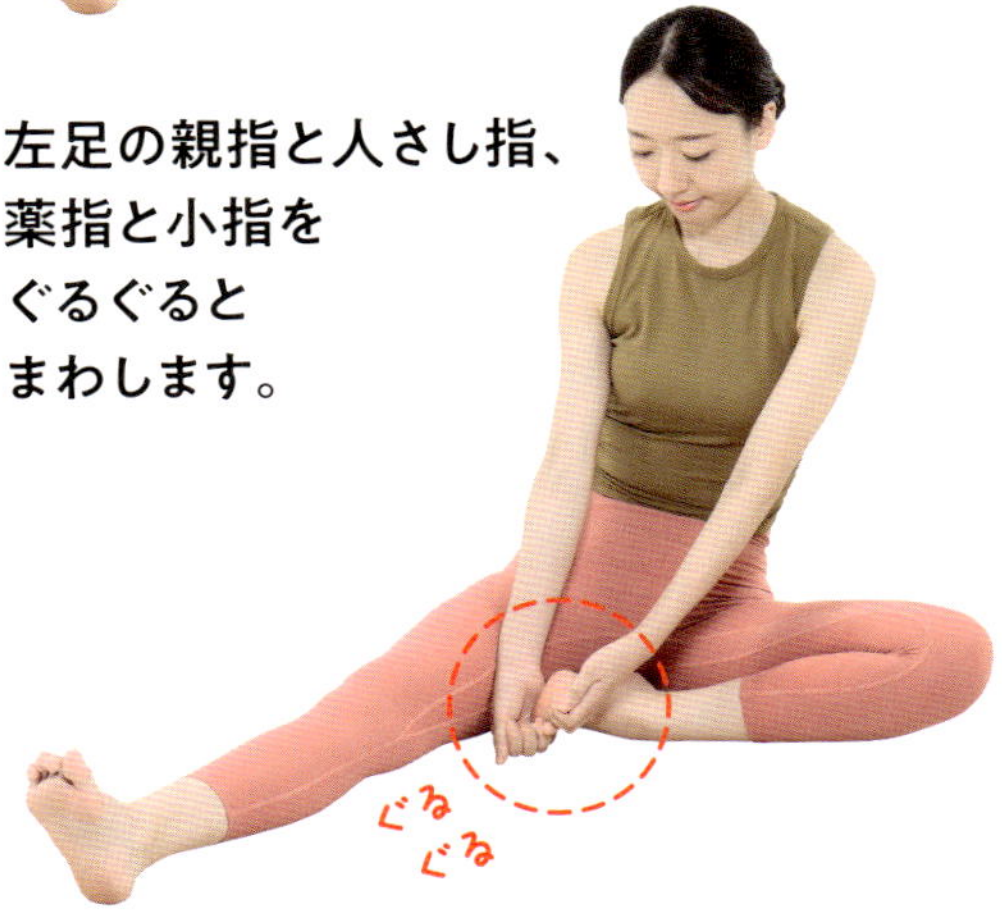

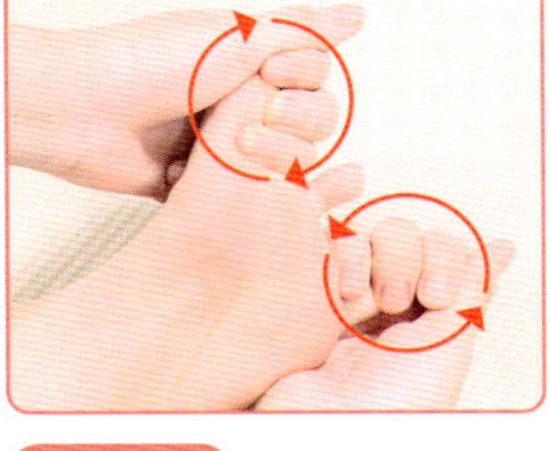

POINT

左手で親指と人さし指、右手で薬指と小指をつかみます。

5 中指をつかんで引っ張ります。続いて人さし指、薬指、小指も引っ張ります。

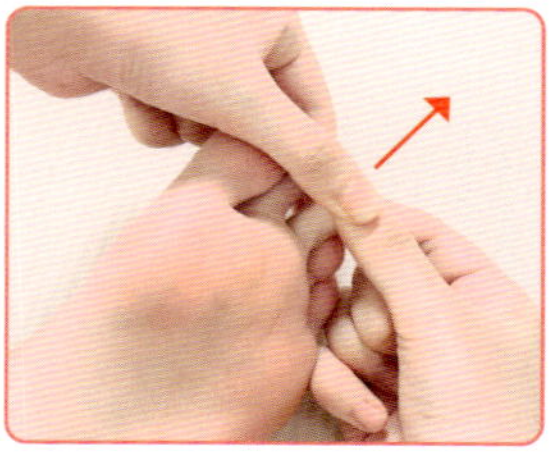

POINT

このとき、足の指をポキッと鳴らしてかまいません。

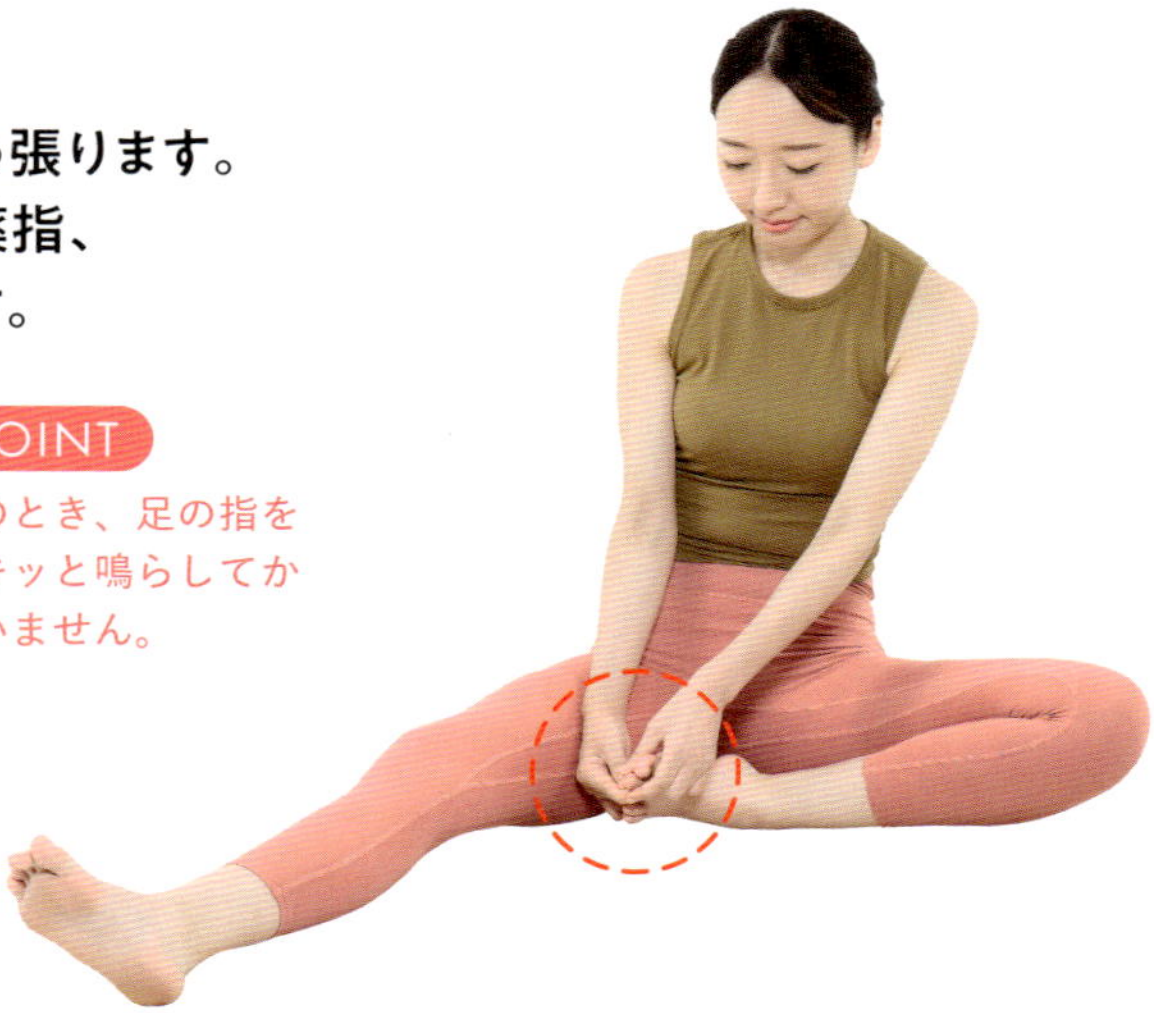

6 両手で左足をつかみ、体を左側に傾けて、小指側を天井に向けてギュッと押さえます。

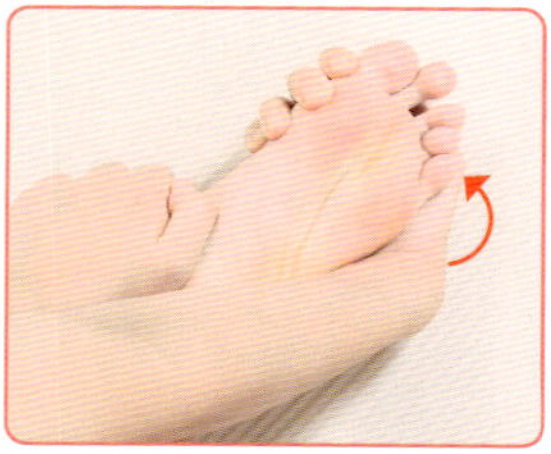

POINT

右手で甲側をつかみ、左手でかかとを押さえます。

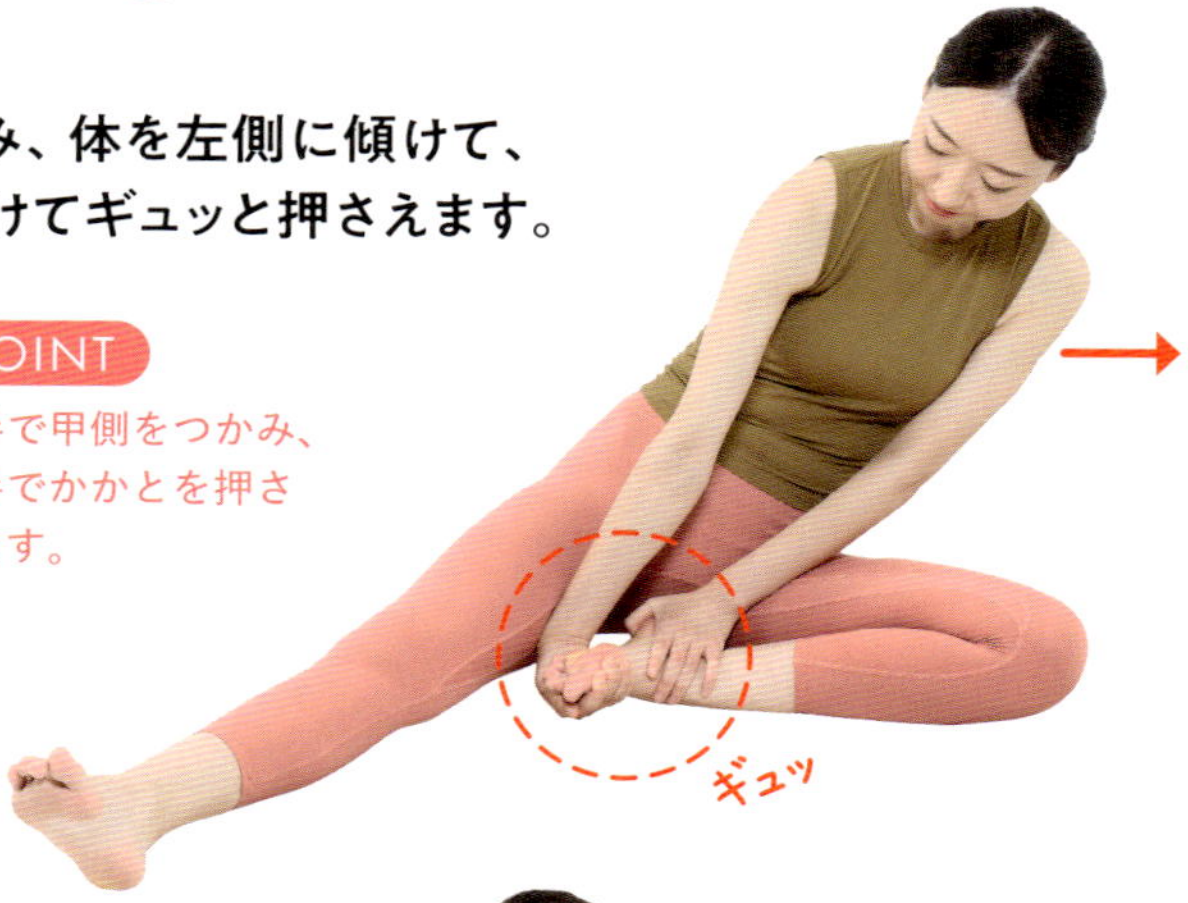

7 両手で左足のつま先をつかみ、体を右側に傾けて、親指側を床に向けてギュッと押さえます。

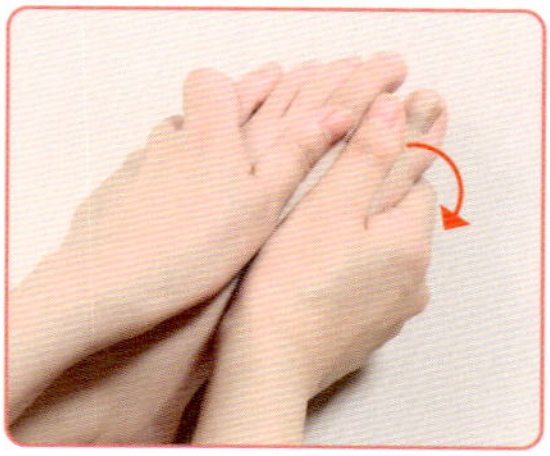

POINT

両手でつま先をつかみます。

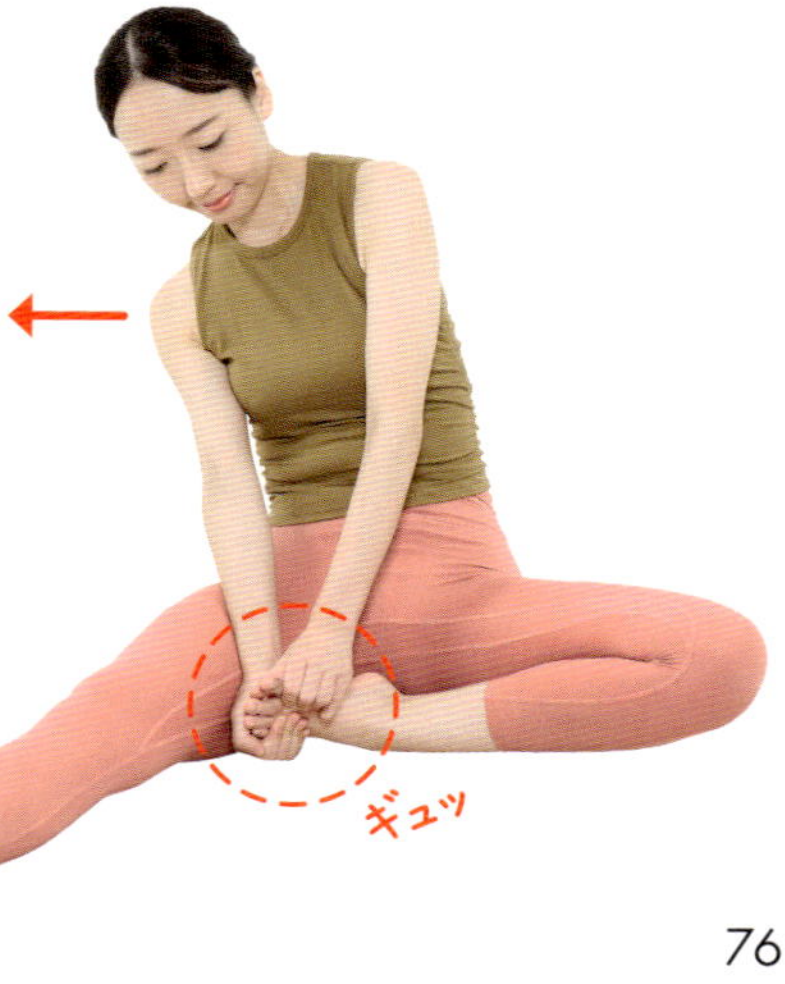

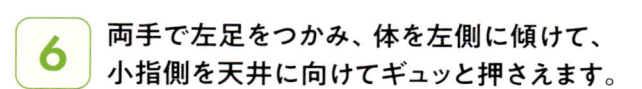

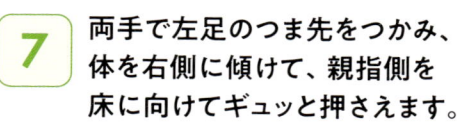

8 左足の土踏まずに、
右足のかかとを当てます。
両手を右ひざの上に重ね、
左右にゆすります。

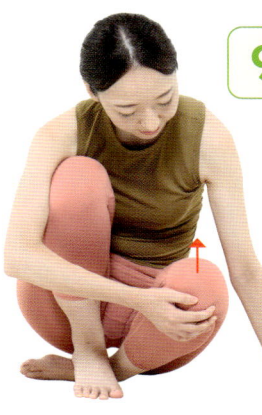

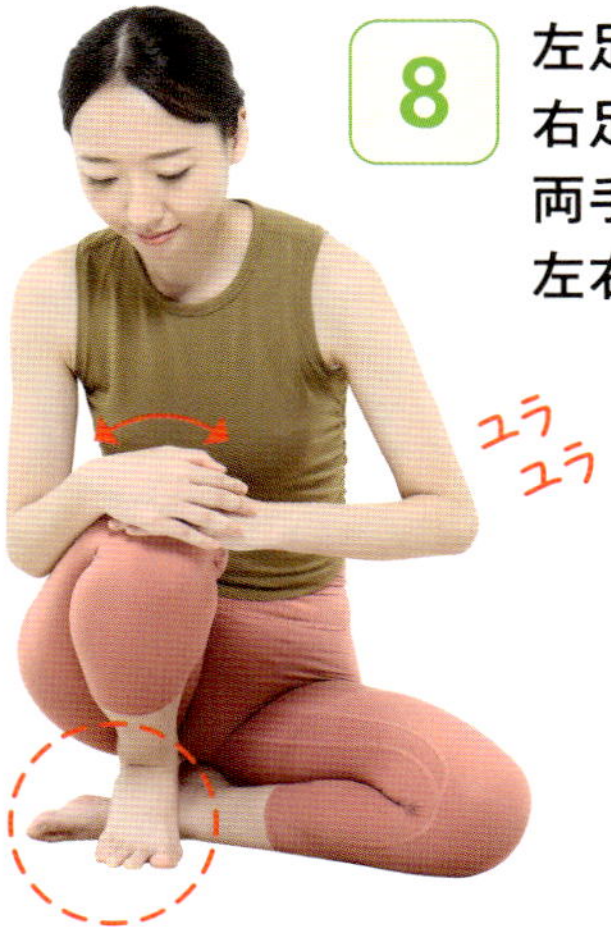

9 左手を床につき、
右手で左ひざを
抱えます。
胸に近づけるように
左ひざを上げます。

POINT
このとき、足の甲が伸
びるのを意識します。

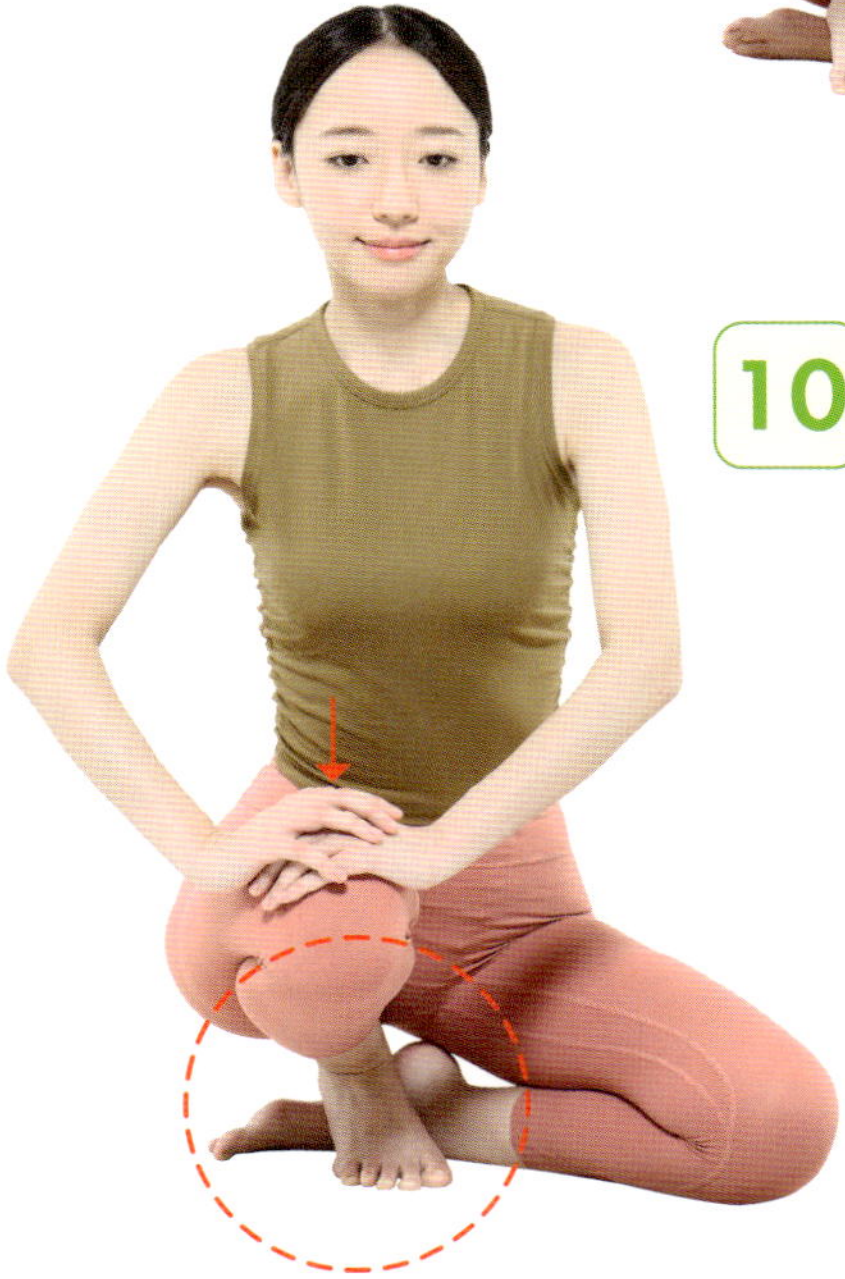

10 両手を右ひざの上に重ね、前に押し、
右脚のアキレス腱を伸ばします。

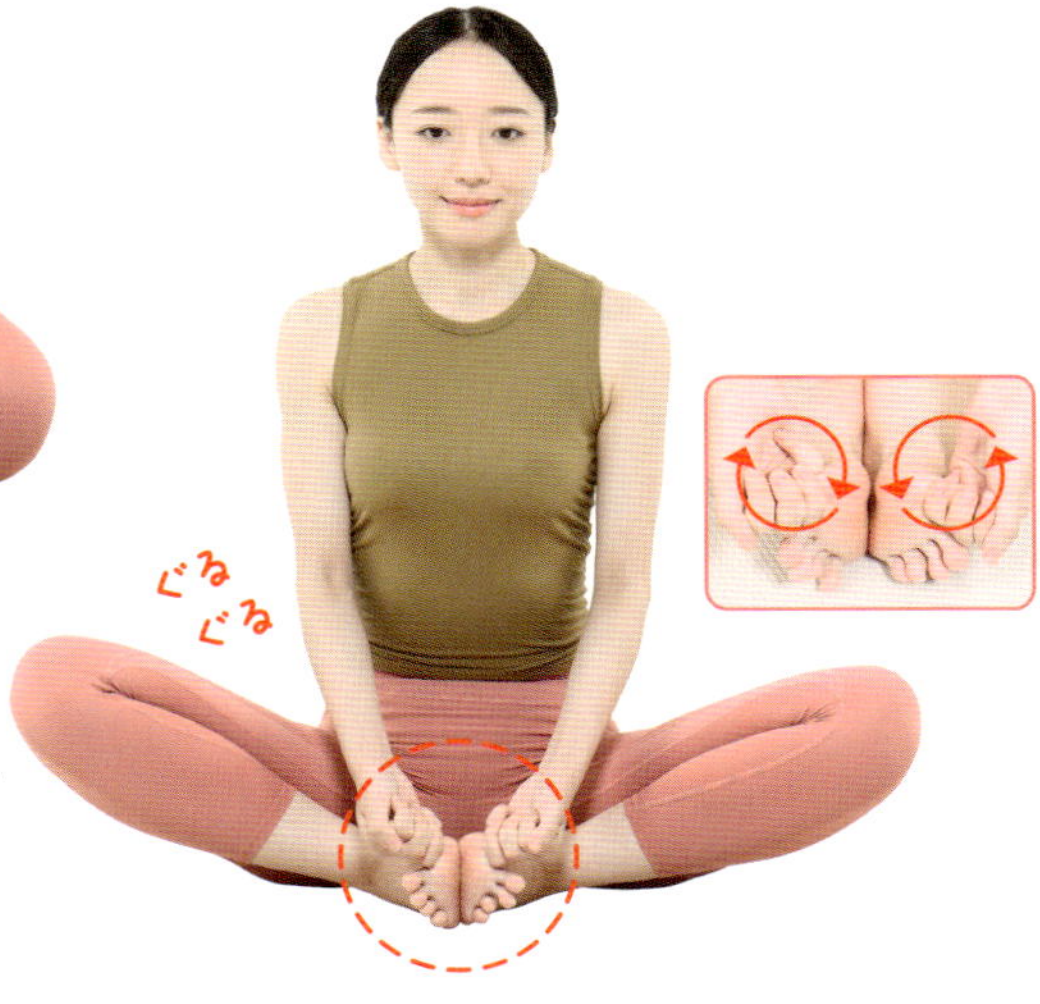

11 再び、両足の親指を
ぐるぐるとまわします。

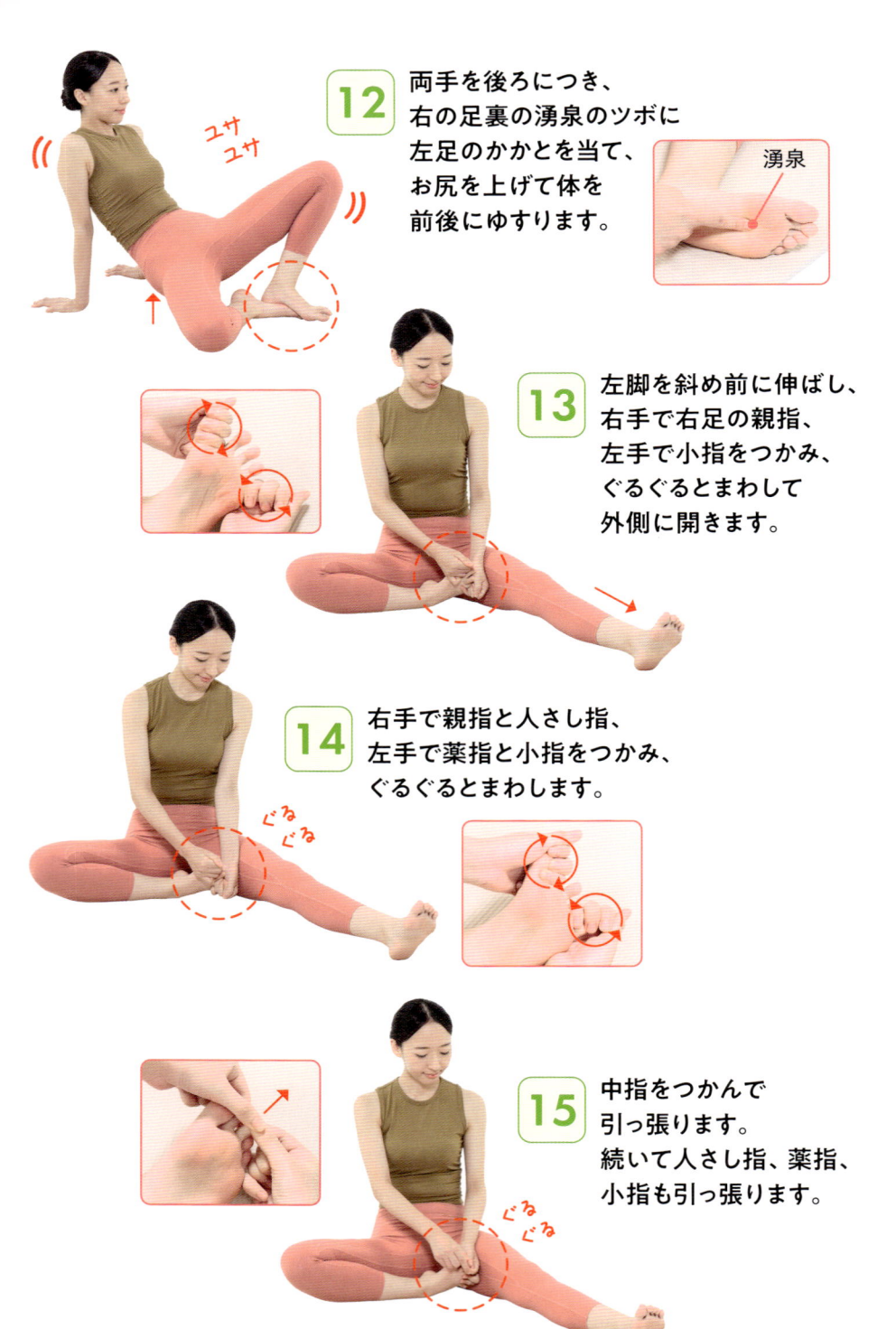

12 両手を後ろにつき、
右の足裏の湧泉のツボに
左足のかかとを当て、
お尻を上げて体を
前後にゆすります。

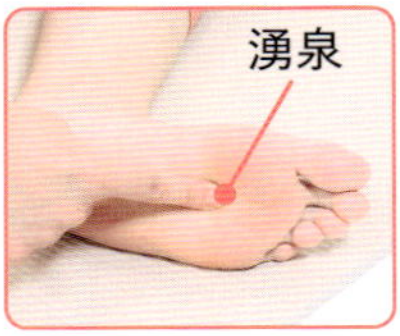

13 左脚を斜め前に伸ばし、
右手で右足の親指、
左手で小指をつかみ、
ぐるぐるとまわして
外側に開きます。

14 右手で親指と人さし指、
左手で薬指と小指をつかみ、
ぐるぐるとまわします。

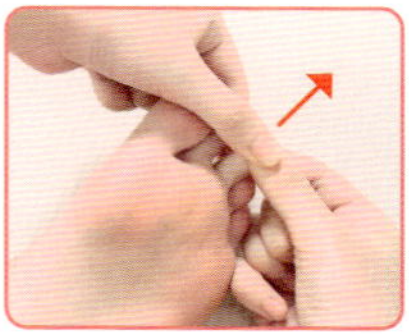

15 中指をつかんで
引っ張ります。
続いて人さし指、薬指、
小指も引っ張ります。

16 左手で右足の甲側をつかみ、
右手でかかとを押さえます。
体を右側に傾けて、
小指側を天井に向けて
ギュッと押さえます。

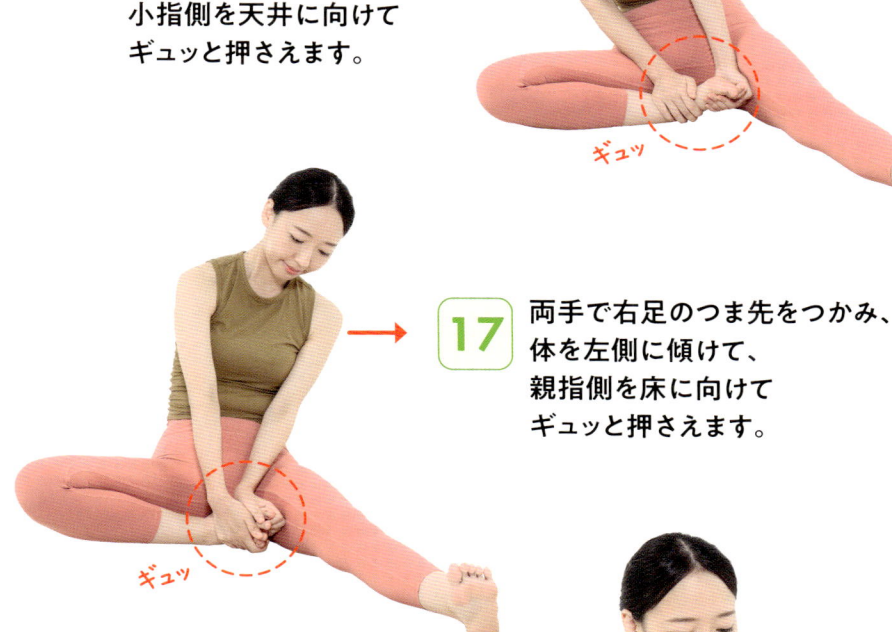

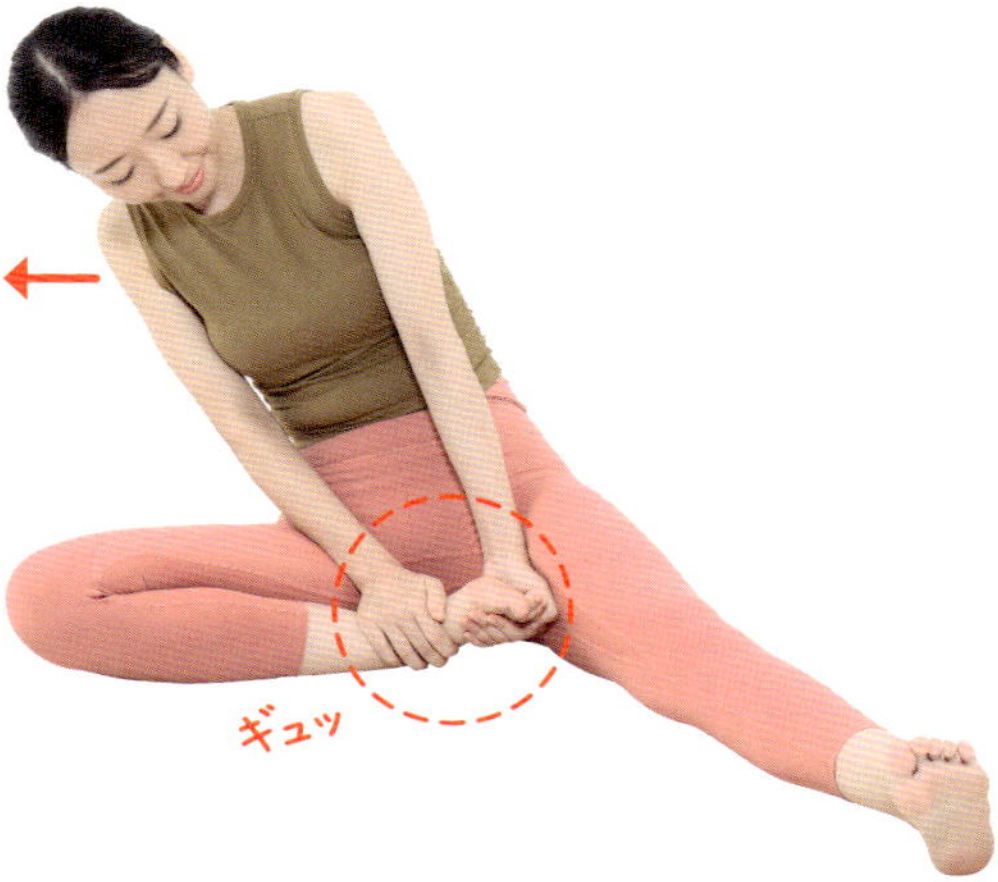

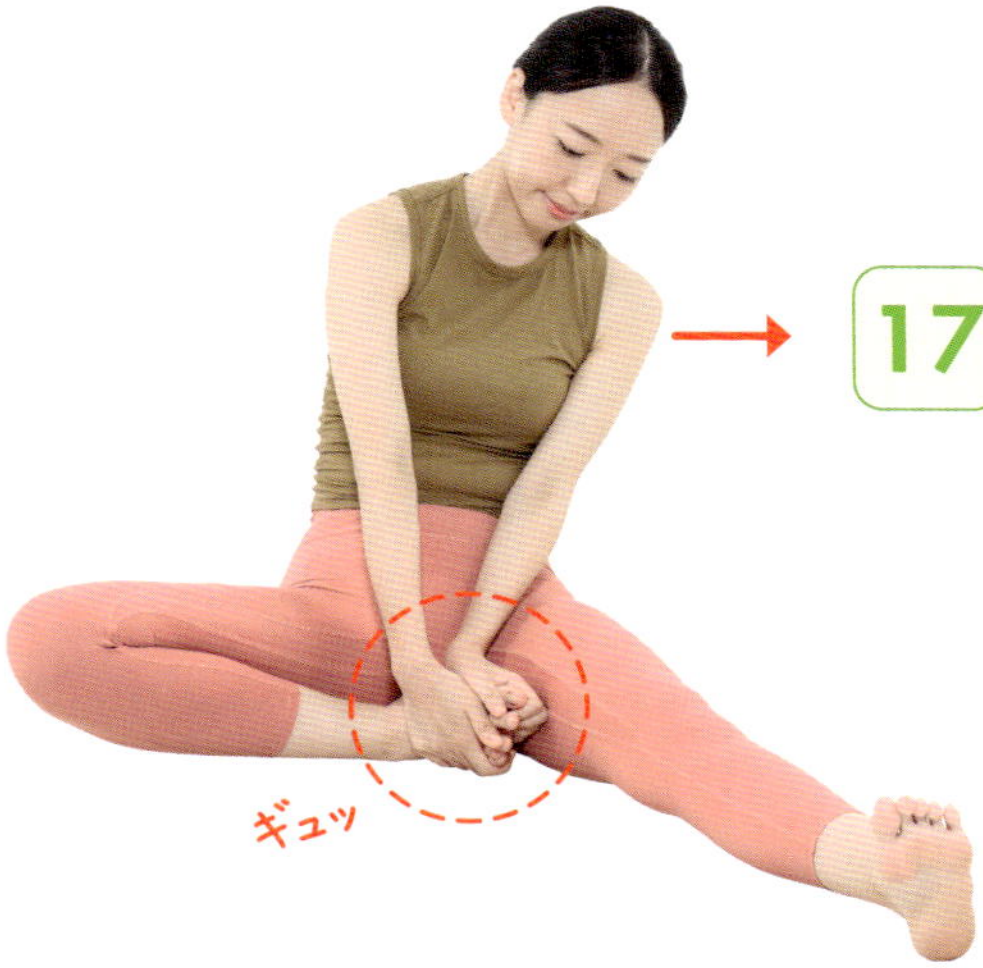

17 両手で右足のつま先をつかみ、
体を左側に傾けて、
親指側を床に向けて
ギュッと押さえます。

18 右足の土踏まずに、
左足のかかとを当てます。
両手を左ひざの上に重ね、
左右にゆすります。

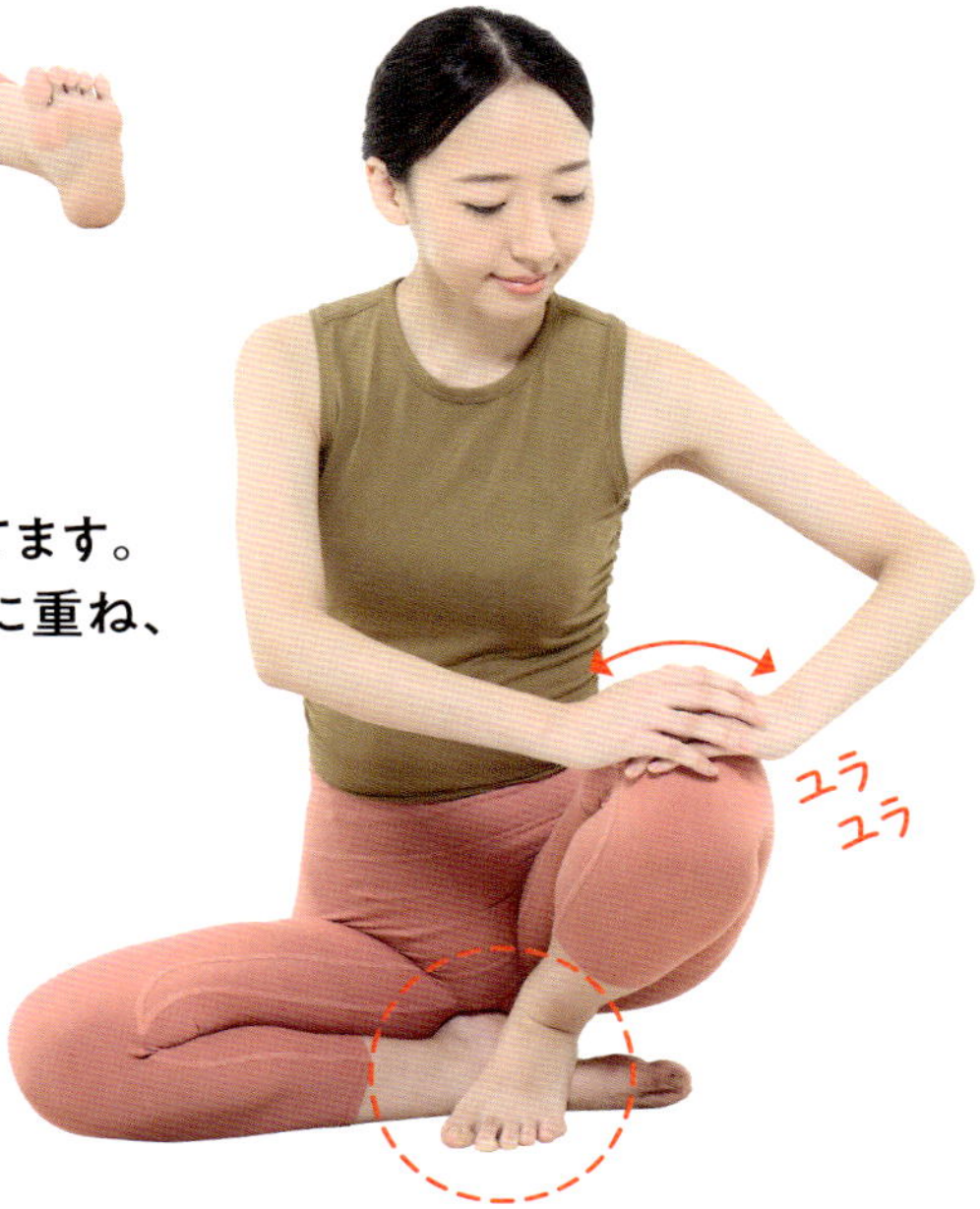

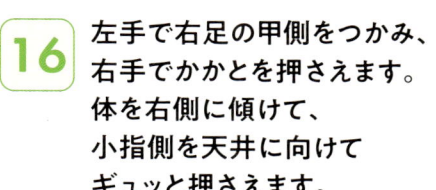

19 右手を床につき、
左手で右ひざを抱えます。
胸に近づけるように
右ひざを上げます。

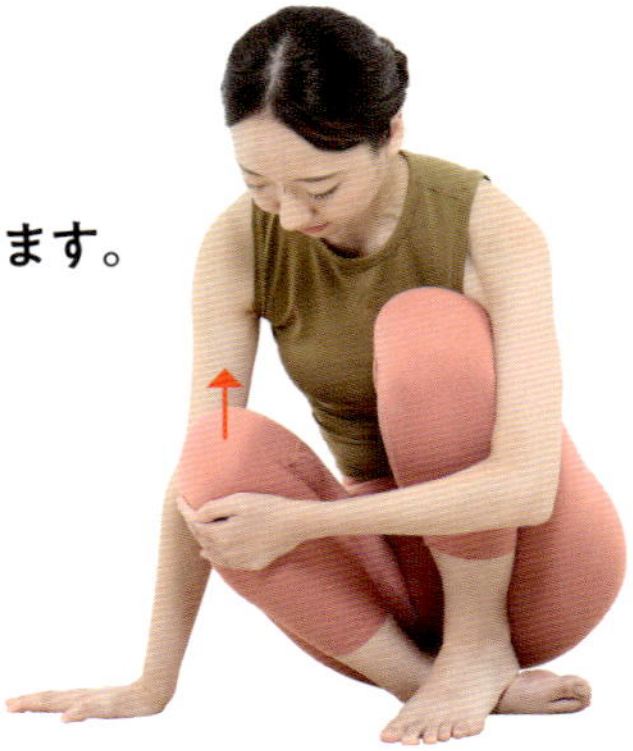

POINT
このとき、足の甲が伸びるのを意識します。

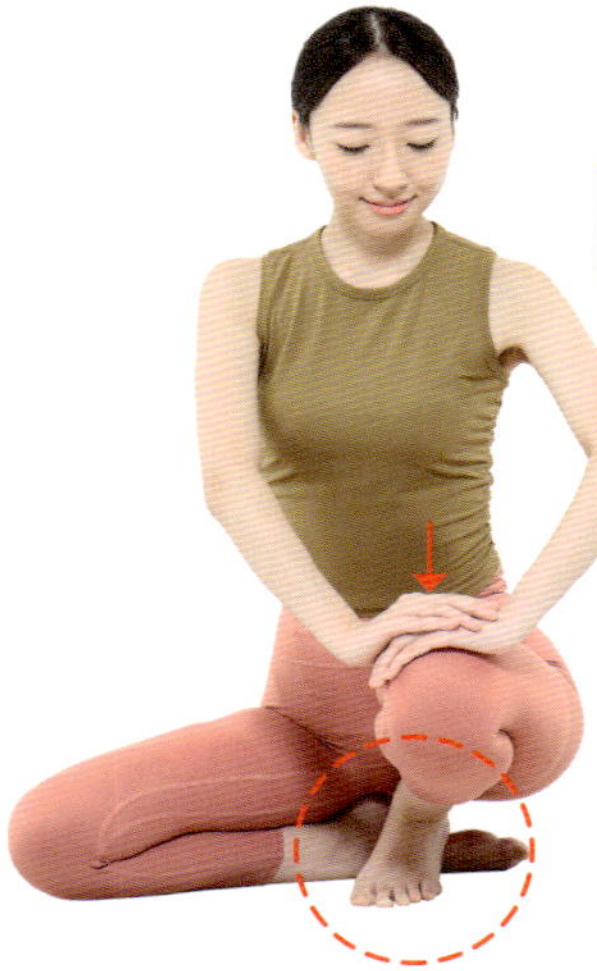

20 両手を左ひざの上に重ね、前に押し、
左脚のアキレス腱を伸ばします。

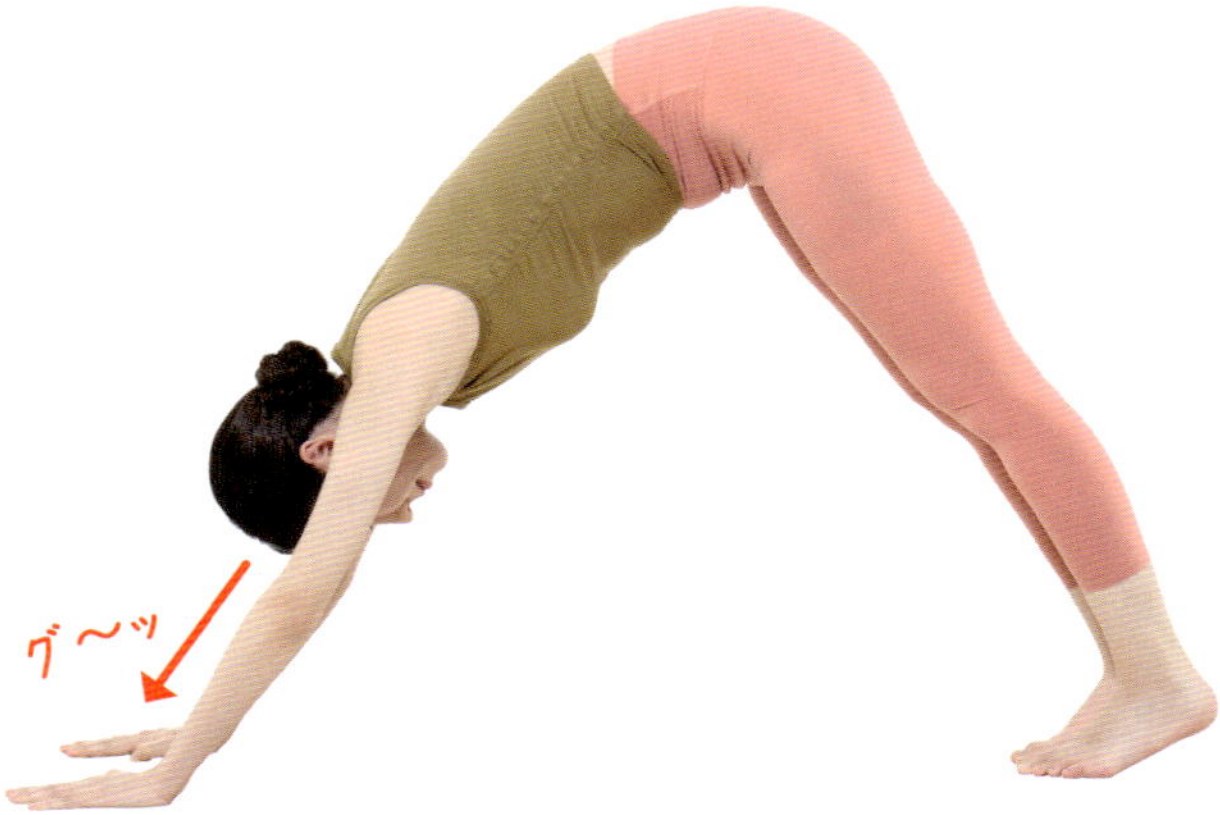

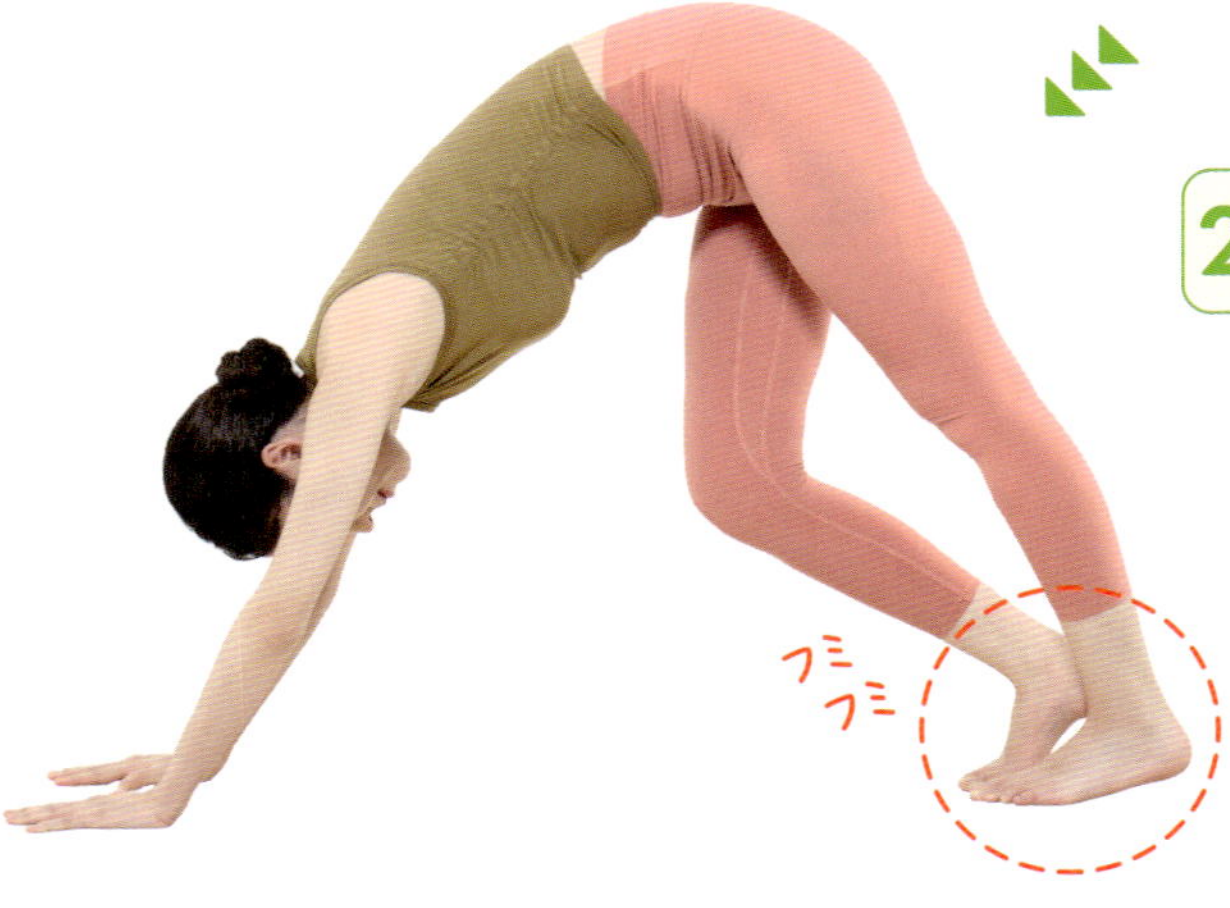

21 両手を床について
お尻を上げ、
両手で押します。
その後、左右の脚を
交互に踏み込みます。

22 ひざを曲げて腰を下げ、蹲踞《そんきょ》の姿勢をとります。両手をひざにつけ、体を上下にゆすります。

POINT

つま先立ちで両ひざを大きく開いた蹲踞の姿勢で、体を上下に30回ほどゆすることで、足先の血流を促す効果があります。

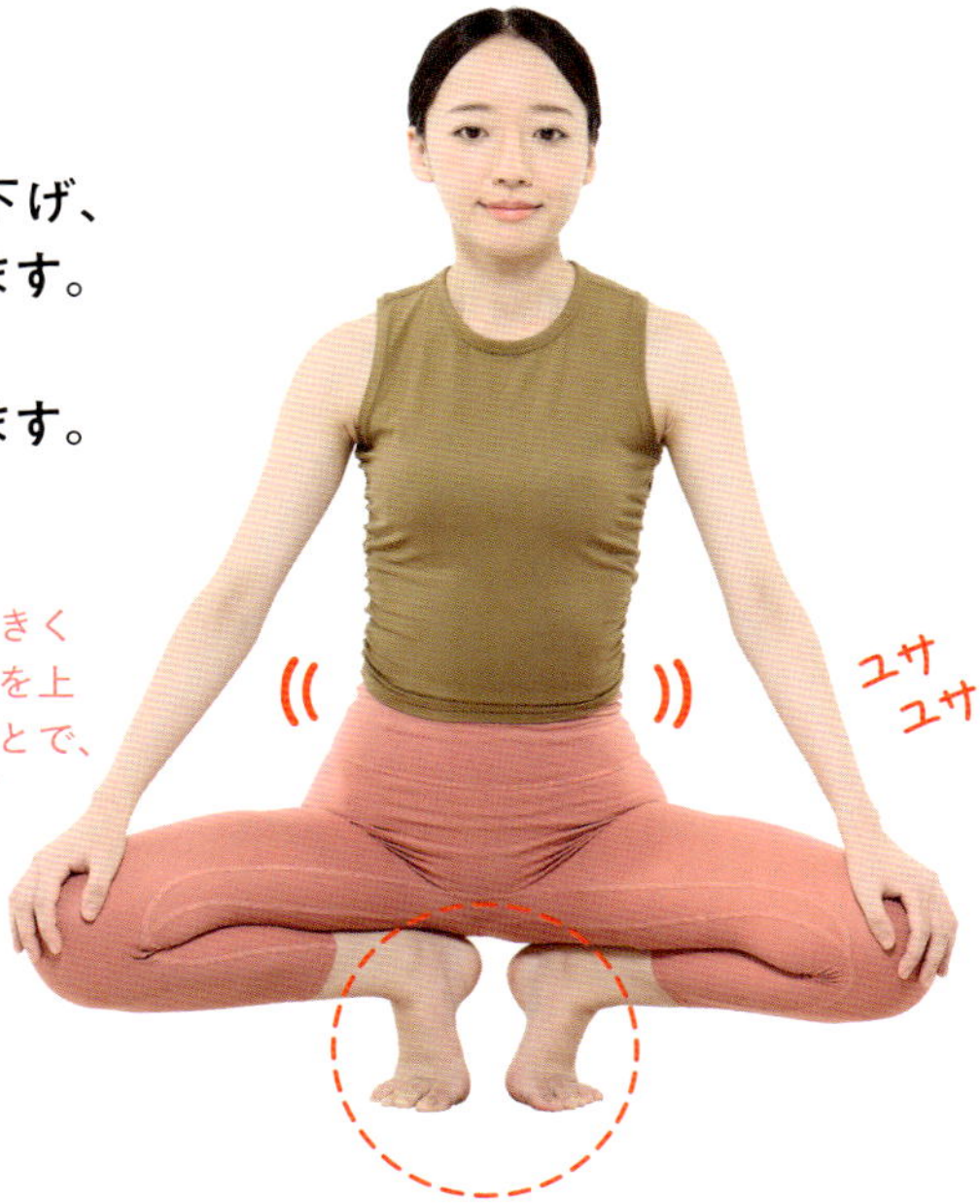

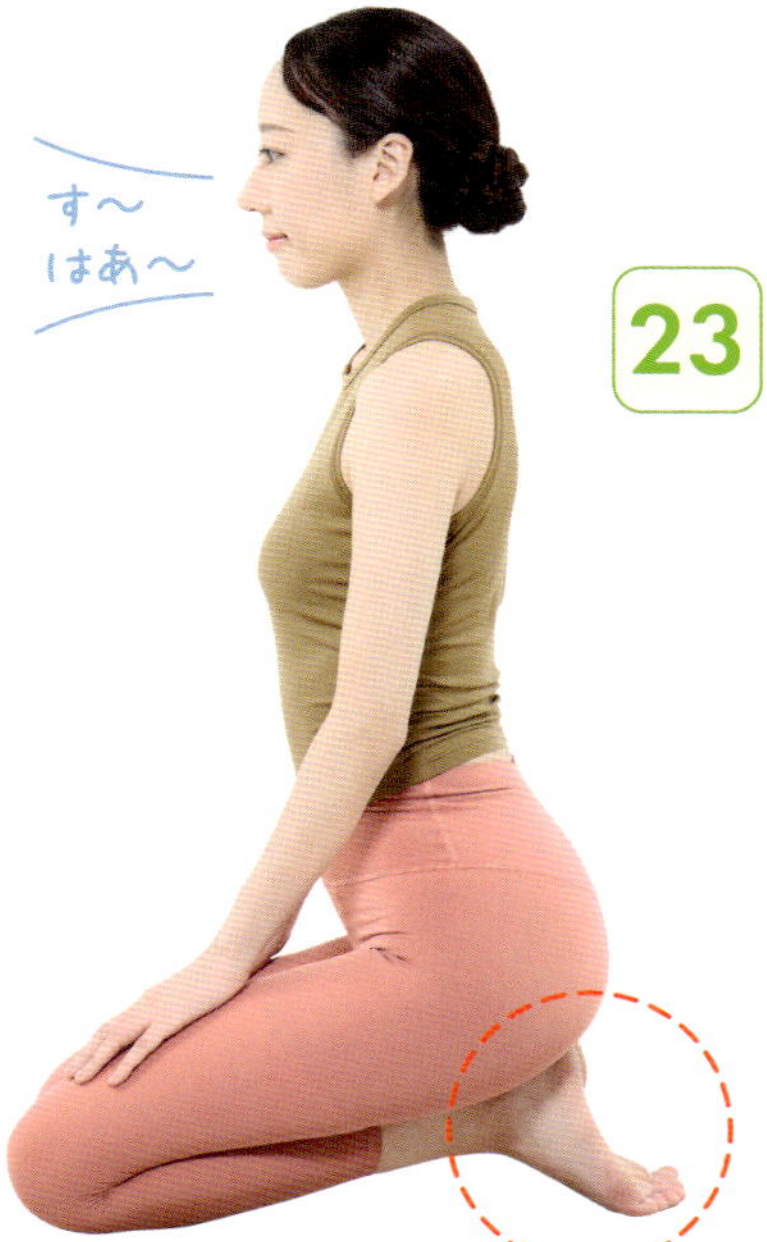

23 両ひざを閉じ、つま先を立てた状態でお尻をかかとの上におろします。

POINT

足の爪に体重をかけて刺激を与えます。強い痛みを感じる人は、両手を床について、少しずつ体重をかけていくようにしてもかまいません。

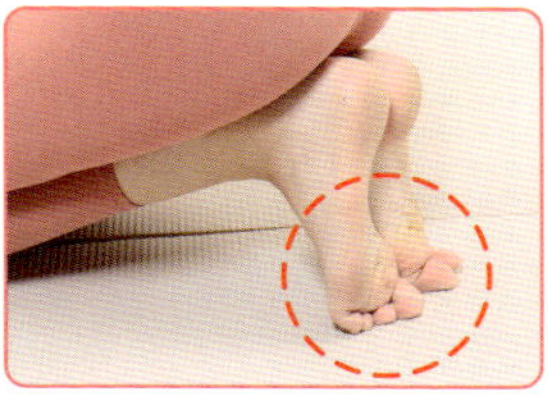

24 最後にあぐらをかいて両手をひざにつけ、深呼吸します。

教えて 矢上先生!

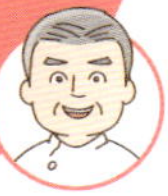

自力整体にまつわるQ&A

Q1 自力整体は生理中、妊娠中も行っていいのでしょうか?

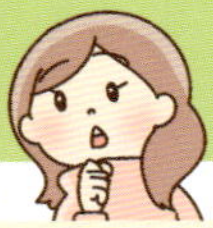

A1

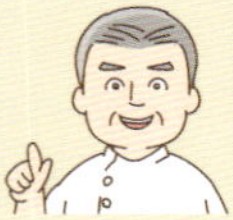

自力整体は運動ではなくマッサージなので、生理中に行っても問題はありません。ただし、生理中は骨盤が開ききってゆるんでいるため、激しい運動をすると骨盤がゆがむ危険性があります。たとえば陸上や、テニスなどのねじる動きを含むスポーツのほか、ハイヒールでの歩行も避けることをおすすめします。妊娠中も自力整体を行って大丈夫です。体の声を聞きながら、やさしく、無理のないように動きましょう。

Q2 1日の中で、自力整体を行うと効果が得られやすいタイミングはありますか?

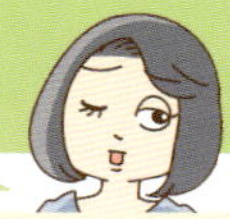

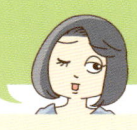

A2

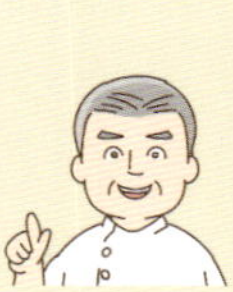

食事の前、または、入浴後の体が温まったタイミングが最適です。食事をした直後は消化活動のために血液が胃に集中するので、筋肉のほうに血液が流れにくくなります。また、食後すぐに行うと気持ちよさを感じにくいので、食事前に自力整体を行いましょう。食後に実施する場合は、自力整体を行う2時間前には食事を済ませてください。体が冷えた状態で無理に行うと、筋肉の筋違いを起こしやすいので、温かい環境で行うことをおすすめします。

Q3 自力整体の実施後、どれくらいから効果が出ますか？

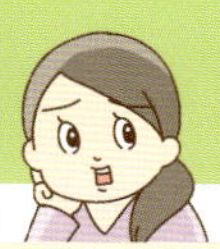

A3

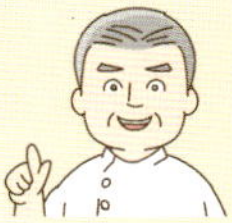

体の状態は人それぞれです。スタート地点が人によって違うため、明確に〇日後には体が変わりますとは言えません。効果を実感するために、自力整体を実践する前後の生理前・生理中の様子を記録しておくことをおすすめします。自力整体と合わせて「体を温める食生活」（第３章参照）を実践すると、最初の生理からの変化と効果を実感できるでしょう。

Q4 実践中、腰痛や肩の痛みが出ます。そのまま続けて大丈夫でしょうか？

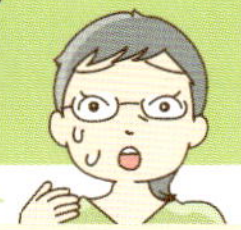

A4

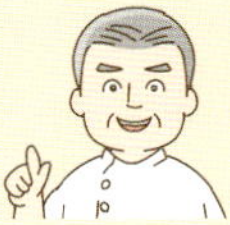

「早く体を変えたい！」という思いから、痛みを我慢して行われる方もおられます。気持ちはわかりますが焦りは禁物。体を痛めてしまっては意味がありません。自力整体は「痛気持ちいい」と感じる程度で行うのが正解です。実践中に強い痛みを感じる場合は、ポーズをゆるめて、自分の中での「気持ちいいポーズ」や力加減を探していきましょう。

Q5 自力整体はどんな服装で行ってもいいのでしょうか？

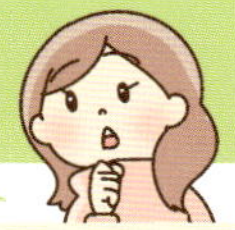

A5

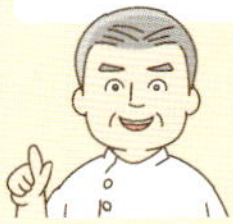

パジャマやスウェットなど、体を締め付けない服装で行いましょう。ゆったりした服装なら体もゆるみやすく、血液や老廃物が流れやすくなります。メガネやコンタクトは交感神経を優位にして筋肉が収縮するので、はずした状態で行ってください（第４章参照）。筋肉がリラックスした状態で行うのがポイントです。

Column 2

足首は〝小さな子宮〟足首を温めることが子宮のケアとなる

足首は〝小さな子宮〟と呼ばれます。私は診療の際に、患者さんの足首を持って「カエル足チェック」(25ページ参照)を行っていますが、骨盤の仙腸関節の可動域が狭い人は、足首が冷えていたり、むくんで太くなっているケースが多いです。

足首のケアは、子宮のケアにつながります。生理中は下腹部や腰と同時に足首も温めましょう。

女性の場合、普段からスカートをはかれる方も多いと思いますが、可能であれば生理中はパンツスタイルにして足首を守ってください。特に冬場は足元から冷えますので、レッグウォーマーを重ねばきしましょう。

また、ストレスは足先への血流を滞らせるので注意が必要です。ストレスを受けると交感神経が優位になり体が緊張します。体が緊張すると血管は収縮するため、子宮や卵巣だけでなく手足の末端に血液が循環しにくくなるのです。ストレスがなくなると副交感神経が優位になり、収縮した血管が弛緩して血流も回復するため、冷えが解消されていきます。

意外かもしれませんが、メンタルをおだやかに保つことは、副交感神経を優位にするため、子宮を温めることにつながるのです。

第3章

自力整体の効果がアップ!

体を温めて「高温体質」になる食事法

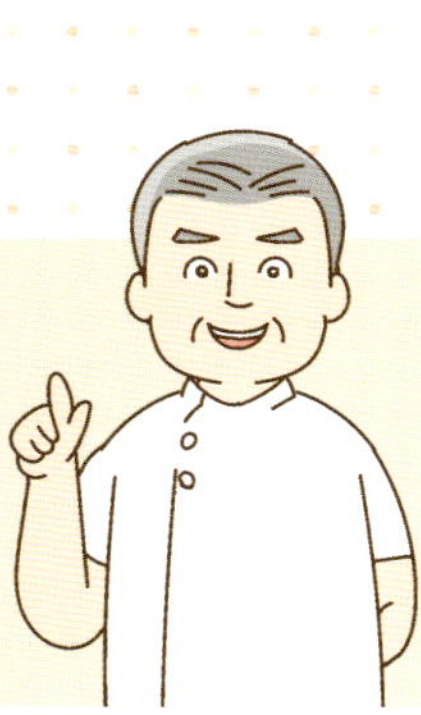

ここからは体を冷やす食事、
温める食事についてのお話です。
ポイントは「ビタミン・ミネラル・酵素」。
次ページからくわしくお伝えしていきます

冷蔵庫みたいに冷えてる体!?

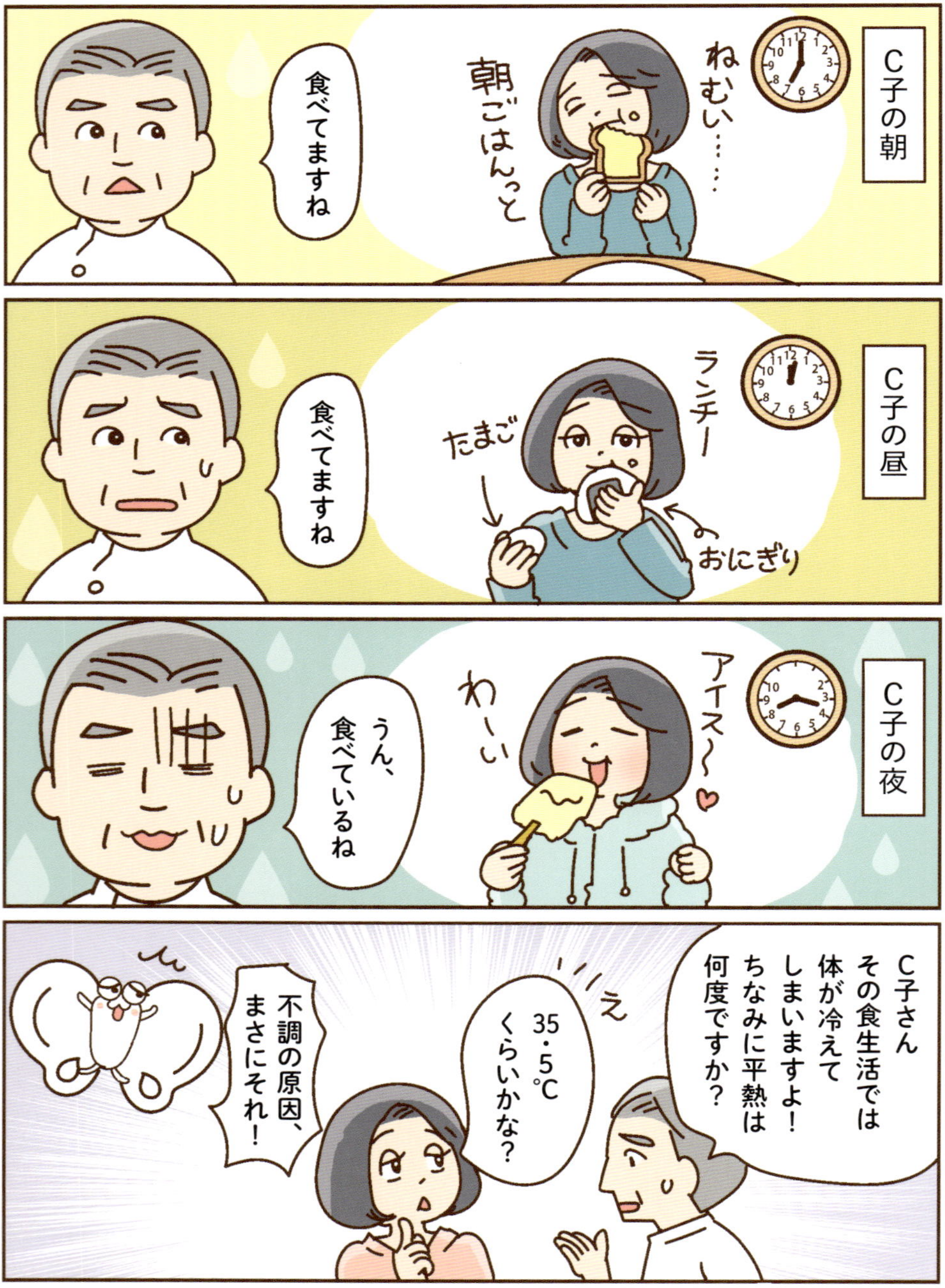
C子の朝
ねむい……
朝ごはんっと
食べてますね
C子の昼
ランチー
たまご
おにぎり
食べてますね
C子の夜
アイス〜
わ〜い
うん、食べているね
C子さん その食生活では体が冷えてしまいますよ! ちなみに平熱は何度ですか?
え
35・5℃くらいかな?
不調の原因、まさにそれ!

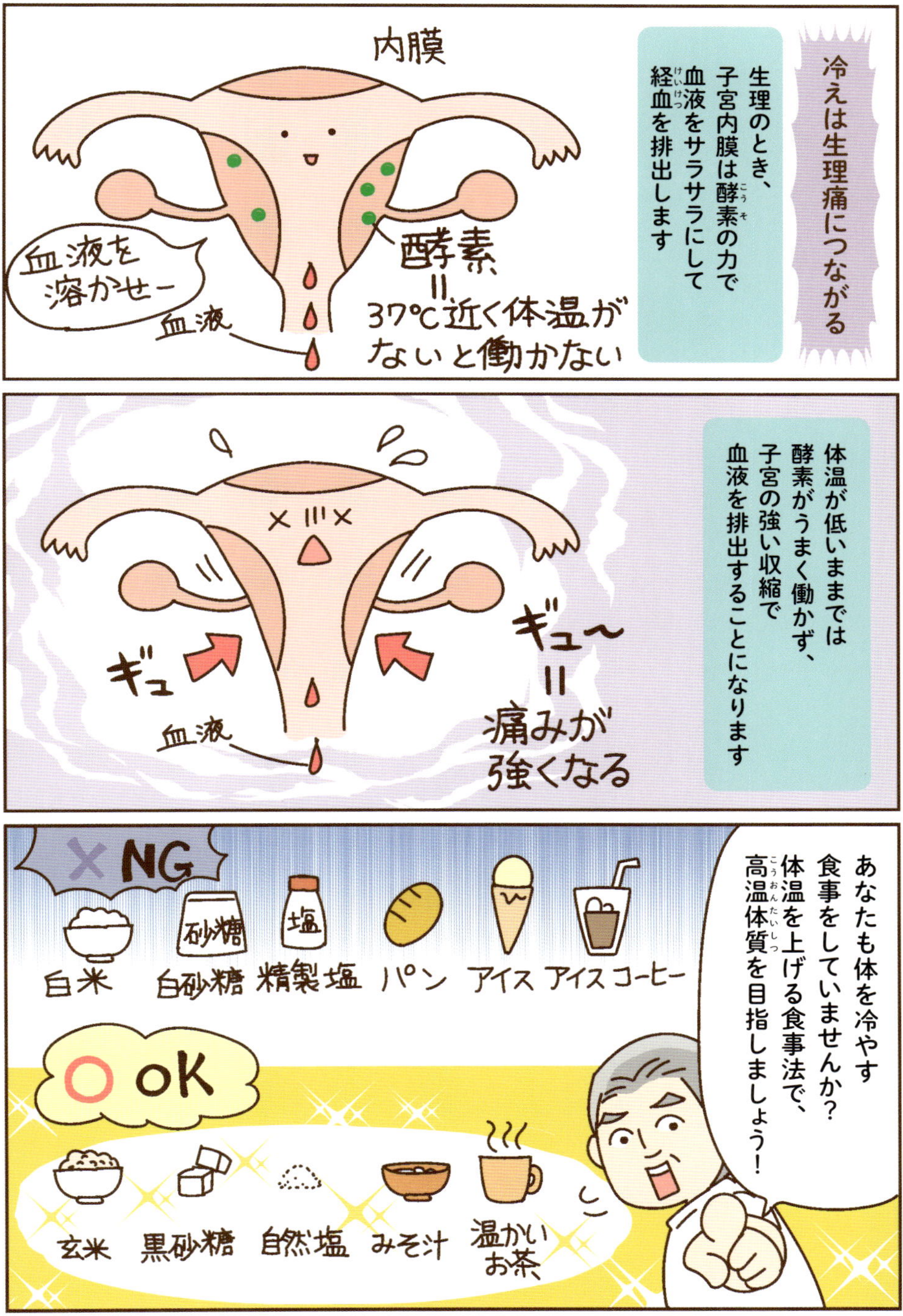
冷えは生理痛につながる
生理のとき、子宮内膜は酵素《こうそ》の力で血液をサラサラにして経血《けいけつ》を排出します
内膜
血液を溶かせー
酵素＝37℃近く体温がないと働かない
血液
体温が低いままでは酵素がうまく働かず、子宮の強い収縮で血液を排出することになります
ギュ
ギュ～＝痛みが強くなる
血液
あなたも体を冷やす食事をしていませんか？体温を上げる食事法で、高温体質《こうおんたいしつ》を目指しましょう！
×NG
砂糖
塩
白米
白砂糖
精製塩
パン
アイス
アイスコーヒー
○OK
玄米
黒砂糖
自然塩
みそ汁
温かいお茶

「温かい体」は生理痛をやわらげ、不調をぶり返さない土台

自力整体のワークを行っても生理痛が改善しないという人に、実践してほしいのが**「整《せい》食法《しょくほう》」**です。整食法は私が考案した食事法で、体温を上げること、そしてむくみを取り除くことを目的としています。「温かい体」そして「むくみのない体」は、生理痛をやわらげ、不調をぶり返さないことにつながります。

体温が高いほうがいい最大の理由は、**低体温が生理痛を悪化させる**から。生理は子宮内膜がはがれ落ちる現象です。はがれ落ちたばかりの子宮内膜はドロッとした血液のかたまりで、経血として体外に排出するには子宮の強い収縮が必要になります。子宮はその負担を軽くするために、「酵素の力」で血液をサラサラにしてから体の外に排出しているのです。

酵素は「体内で起こる化学反応」を促進する働きを持つ物質で、体温が高いほうが効率よく働きます。**つまり、高体温のほうが経血をスムーズに体外に排出でき、生理痛もやわらぐということ。生理のときにレバー状の血のかたまりが出てしまうのも、強い痛みも、低体温による酵素の働きの低下のせいなのです**。

冷えは「体を冷やす食べ物」を摂ることで起こりますが、むくみとも関係しています。

過去に、何度治療をしてもＰＭＳや生理痛がよくならない患者さんがいました。いつも治療後はラクになるのですが、すぐに不調がぶり返してしまうのです。

その女性の体をよく観察すると、足がむくんで氷のように冷たかった……。これがぶり返しの原因でした。そしてむくみを解消しない限り、何をしても体は温まりませんでした。

そこで実践していただいたのが整食法です。食生活の改善といってもむずかしいことではなく、つらい食事制限も必要ありません。

いつも食べているものを、ビタミン、ミネラル、酵素が含まれるものに変え、1日の中で空腹の時間をつくることがポイントです。

その女性は整食法を実践した結果、むくみが消えて体温はどんどん上がり、不調がぶり返す頻度も減っていきました。

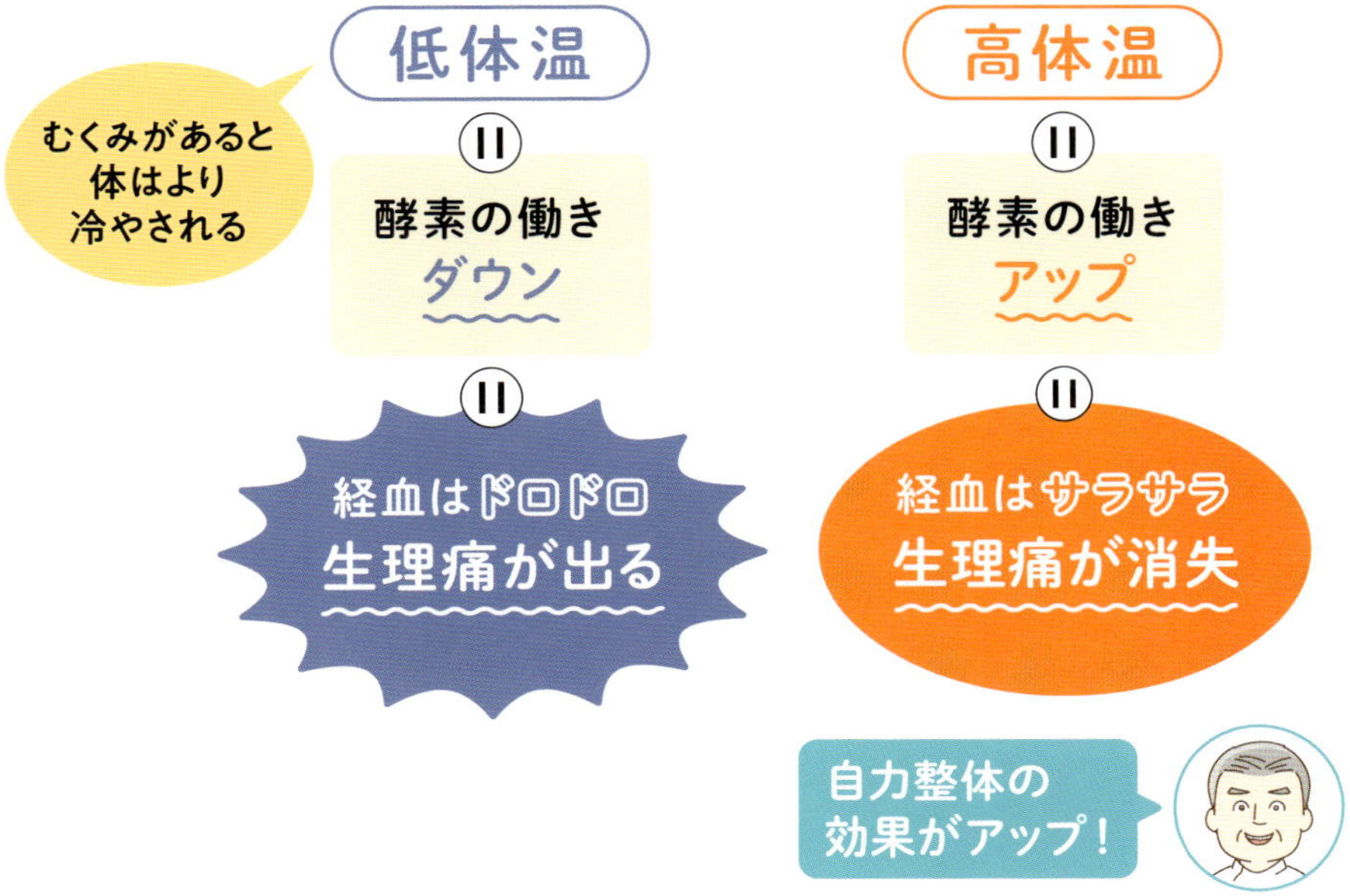

低体温
むくみがあると体はより冷やされる
酵素の働き ダウン
経血はドロドロ 生理痛が出る
高体温
酵素の働き アップ
経血はサラサラ 生理痛が消失
自力整体の効果がアップ！

むくみを解消すると「高温体質」になり、不調が改善する

むくみとは、体が余分な水を排泄できない状態を指します。東洋医学では「水毒《すいどく》」と呼び、体を冷やすうえに、むくんだ部位にさまざまな不調を引き起こします。

【むくんだ部位別の不調の例】

- **眼球…近視**（眼球が大きくなることで、光の屈折角度が変わってしまう）
- **内耳…めまい**（平衡感覚を保つ内耳《ないじ》の水が増えてしまい、バランスがとれなくなる）
- **頭部…頭痛**（頭皮がむくむことで、頭が圧迫されて痛みが出る）
- **歯ぐき…うずくような痛み**（歯の土台に水分が溜まることで、歯がぐらついてしまう）
- **鼻…鼻炎・花粉症**（鼻の粘膜がむくんで炎症を起こし、余分な水を排泄しようとする）
- **皮下…アトピー**（皮下に水が溜まることで、必要な細胞に水が届かず肌表面が乾燥する）

むくみがなくなれば、高温体質になれるだけでなく、これらの不調もみるみる改善していきます。

ではどうしてビタミン、ミネラル、酵素が高温体質になるために必要なのでしょうか。

それは、この3つが互いに手を取り合いながら、体の中でエネルギー（体温）をつくる着火剤のような役割を果たすからです。

エネルギーをつくる栄養素は糖質、タンパク質、脂質の3つ。体の中でエネルギーがつくられる過程を「代謝」と呼ぶのですが、代謝には補酵素と酵素が必要になります。補酵素とはビタミン・ミネラルのことを指します。

また、ミネラルは細胞の中に必要な水分を運び、余分な水分を排泄するという〝水分バランスの調整役〟でもあります。

高温体質になるために、そしてむくまない体になるために、ビタミン、ミネラル、酵素は欠かせない栄養素というわけです。

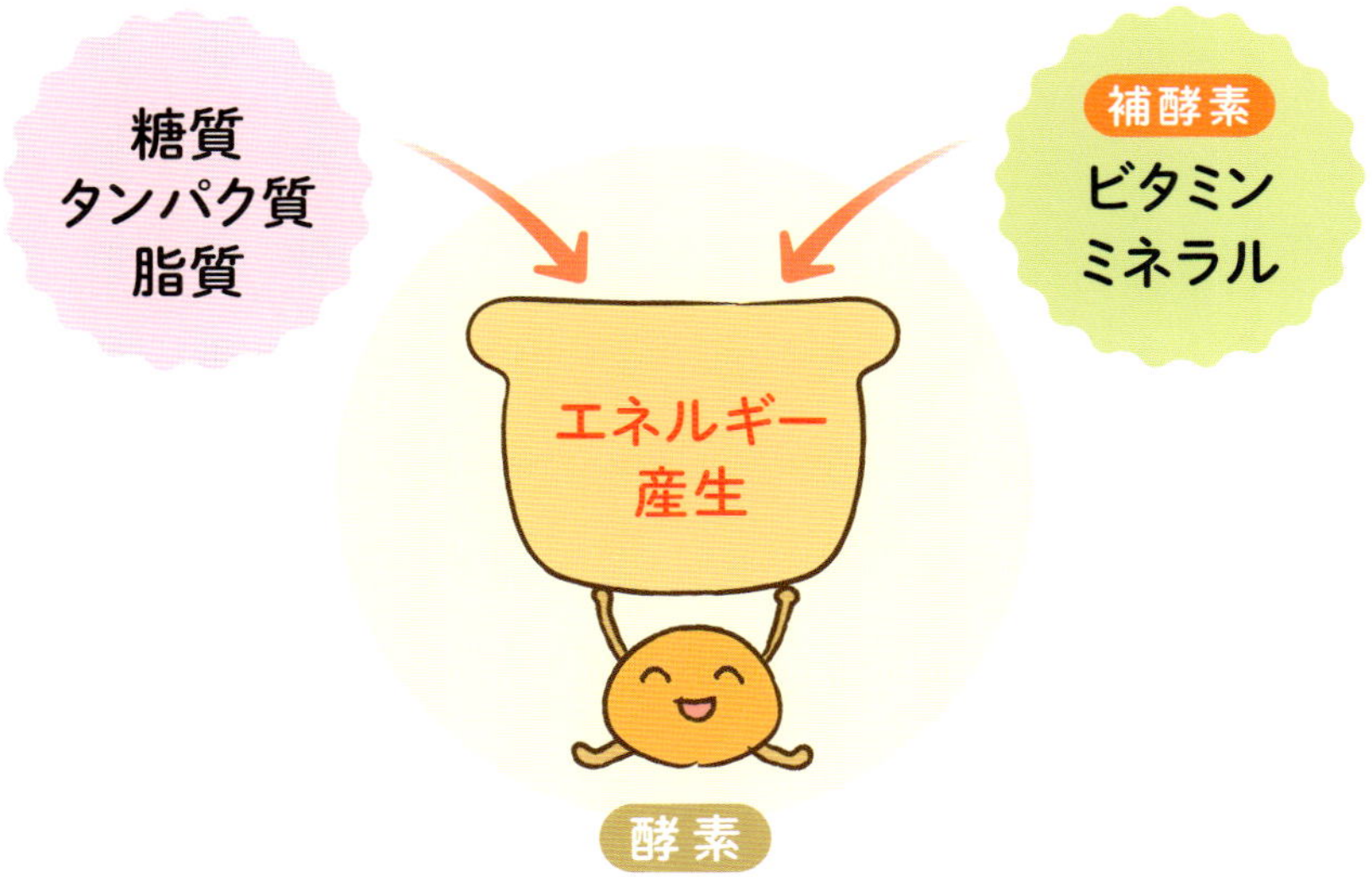
糖質
タンパク質
脂質
補酵素
ビタミン
ミネラル
エネルギー
産生
酵素

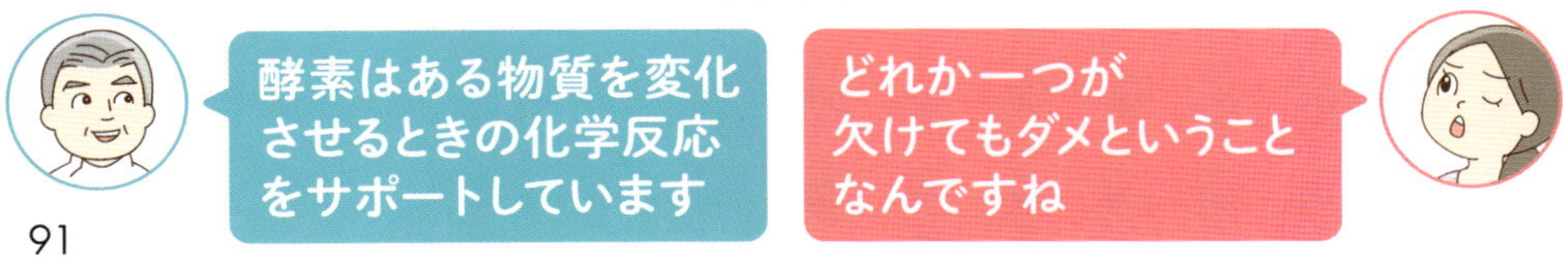
酵素はある物質を変化させるときの化学反応をサポートしています
どれか一つが欠けてもダメということなんですね

ビタミン・ミネラル・酵素を「まごわやさしい」食材で摂取する

ビタミン、ミネラル、酵素——3つの栄養素を食事から摂りなさいと言われると、野菜や魚をたくさん食べなければならないような気がしますよね。

でも実は、いつも食べている米、パン、砂糖を見直すだけで、3つの栄養素を簡単に補うことができるのです。

本来、すべての食べ物にはビタミンとミネラルが存在しています。しかし、食べやすさを追求するあまり、それらが取り除かれた食品があふれているのが現状です。

その代表的なものが白米や食パン、白砂糖、精製塩。これらを食べるときは、次の食材に置き換えてみてください。

置き換えポイント

- **白　米 ⇒ 玄米、五穀米**
- **食パン ⇒ 全粒粉入りのパン**
- **白砂糖 ⇒ 黒砂糖**
- **精製塩 ⇒ 天然塩**

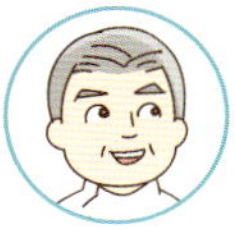

白米にすりごまをふって食べるだけで栄養効果は格段にアップしますよ！

これらはすべてビタミン、ミネラルを含んでいます。**特に玄米は酵素も含むので、3つの栄養素すべてを補える優秀食材です**。毎日の食事に栄養豊富なものを追加するのは大変ですが、白米を玄米に置き換えるだけならずっと簡単ですよね。

ただし、酵素だけは50度以上の温度になると機能を失ってしまうため、生で食べるのが効果的。酵素は果物や、みそ・納豆などの発酵食品から摂ることができます。

また、おすすめの食材はほかにもあります。それは**「まごわやさしい」**食材（下図参照）。これらの食材は3つの栄養素を豊富に含み、積極的に摂ることで栄養バランスが整います。

私たちの体は食べ物からつくられます。日々の食事のひと工夫で、高温体質へと改善することはできるのです。

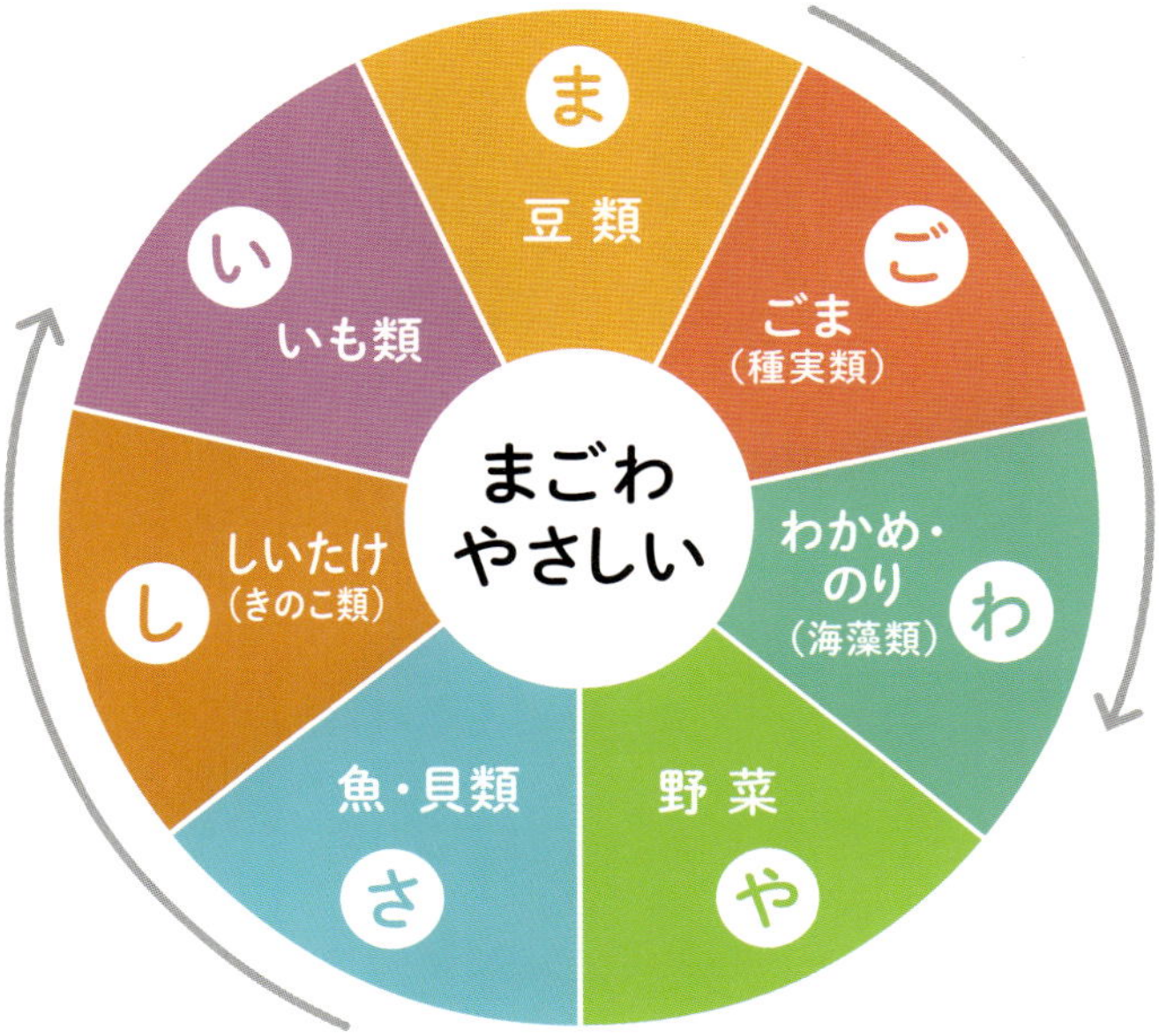
まごわやさしい
ま
豆類
ご
ごま
（種実類）
わ
わかめ・のり
（海藻類）
や
野菜
さ
魚・貝類
し
しいたけ
（きのこ類）
い
いも類

「まごわやさしい」は、健康的な食生活を送るための食材の頭文字。7つの食材を意識することで、栄養バランスのよい食生活を実現できる。

食事は朝食抜きで1日2回あえて空腹時間をつくる

栄養素の次に意識したいのが「食べる時間」です。

整食法では、朝は固形物を食べず、正午に昼食をとり、夜20時までに夕食を終えることをすすめています。**つまり、食事は1日2回。12時～20時の間に食べて、それ以外の16時間は食事をせず（水は飲んでもかまいません）、空腹の時間をつくるのです。**

というのも、朝からお昼は、睡眠中に開いた仙腸関節《せんちょうかんせつ》が引き締まっていく時間帯。交感神経も優位になり、体温がグングン上がっていきます。そのタイミングで食事をとると、エネルギーが消化活動に奪われてしまうため体温上昇が妨げられます。一般的には「飢え＝冷え」という印象がありますが、本当は**「のべつ幕なしに食べる＝冷え」**なのです。

また、仙腸関節が閉じていくのと同時に、大腸の排泄運動が高まります。**「仙腸関節が開ききった状態での良質な睡眠⇒起床後の排泄⇒高体温」はワンセット**と考えましょう。

自力整体を行いつつ「午前中は食べない」食生活を実践すると、ダイエットもうまくいきます。それは午前中に老廃物を便と尿で出し切り、自然と適性体重に戻るからです。冷えの原因でもあるむくみが抜けた結果、体温が上がり不妊が解決した人もいます。

食べる時間を変えるだけで、体調がよくなり、ダイエットもうまくいきますよ！

江戸時代と現代の暮らしをくらべてみると、現代人の体温が低い理由がわかります。江戸時代は西洋食はほぼ存在せず、玄米とみそ汁、野菜、海藻や梅干しなどの漬物という「米と塩」をベースとした食生活でした。しかも農民の朝食は午前11時頃。仙腸関節が閉じる時間帯には、食べずに畑仕事をしていたわけです。

また、質素な衣服を着て、冷暖房のない家で、すきま風にさらされながら冬を過ごす。妊娠をしても産む直前まで畑仕事をし、タライで洗濯、飲み水を遠くから運び、食事をつくる。**日々の生活そのものが筋力を高め、むくみのない、高温体質をつくっていたのです。**

第1章で野生に返る生活をおすすめしましたが（48ページ参照）、食生活においても、かつての暮らしを見習うことに健康の秘訣が隠されていると思えてならないのです。

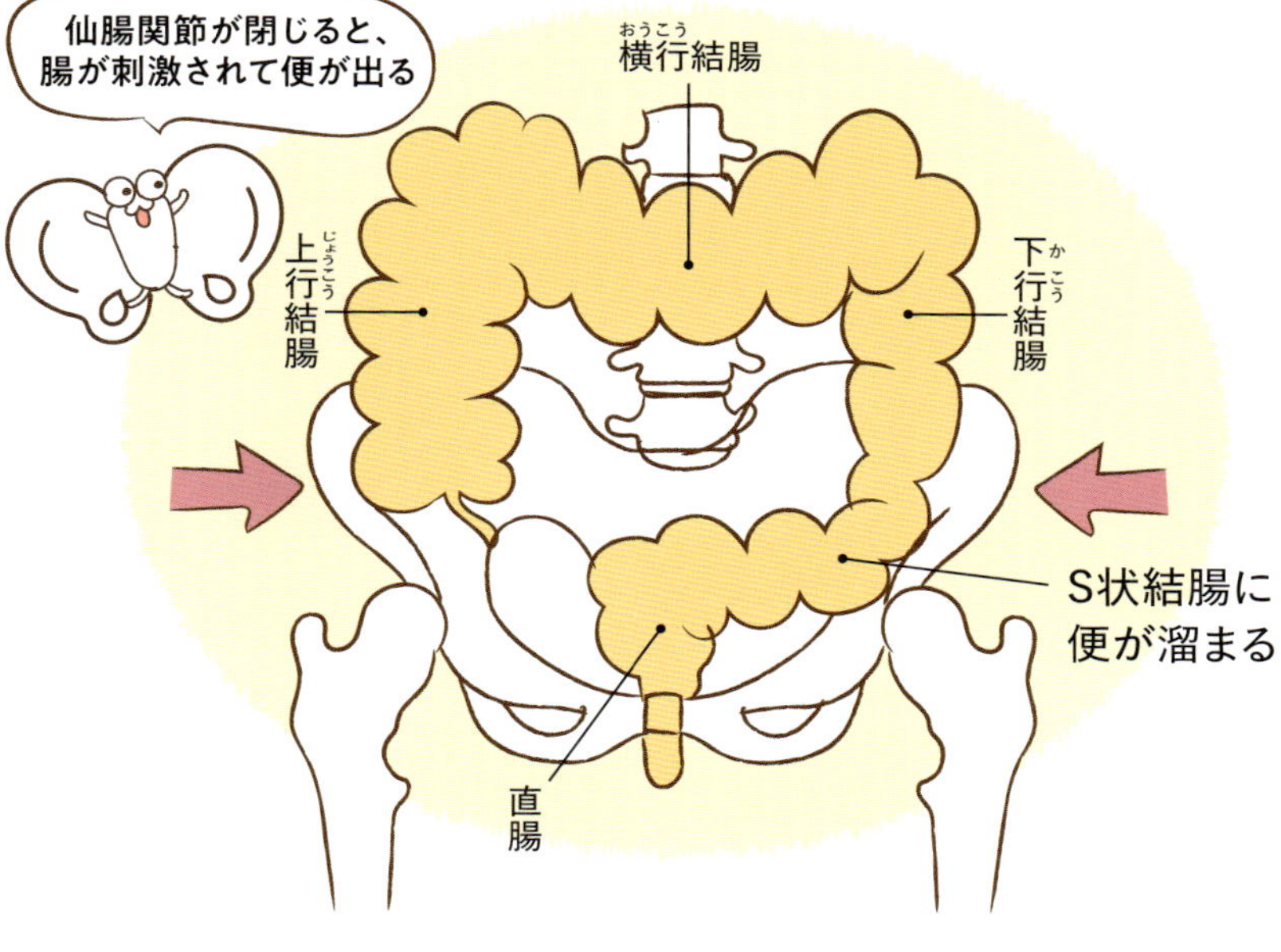
仙腸関節が閉じると、
腸が刺激されて便が出る
横行《おうこう》結腸
上行《じょうこう》結腸
下行《かこう》結腸
S状結腸に
便が溜まる
直腸

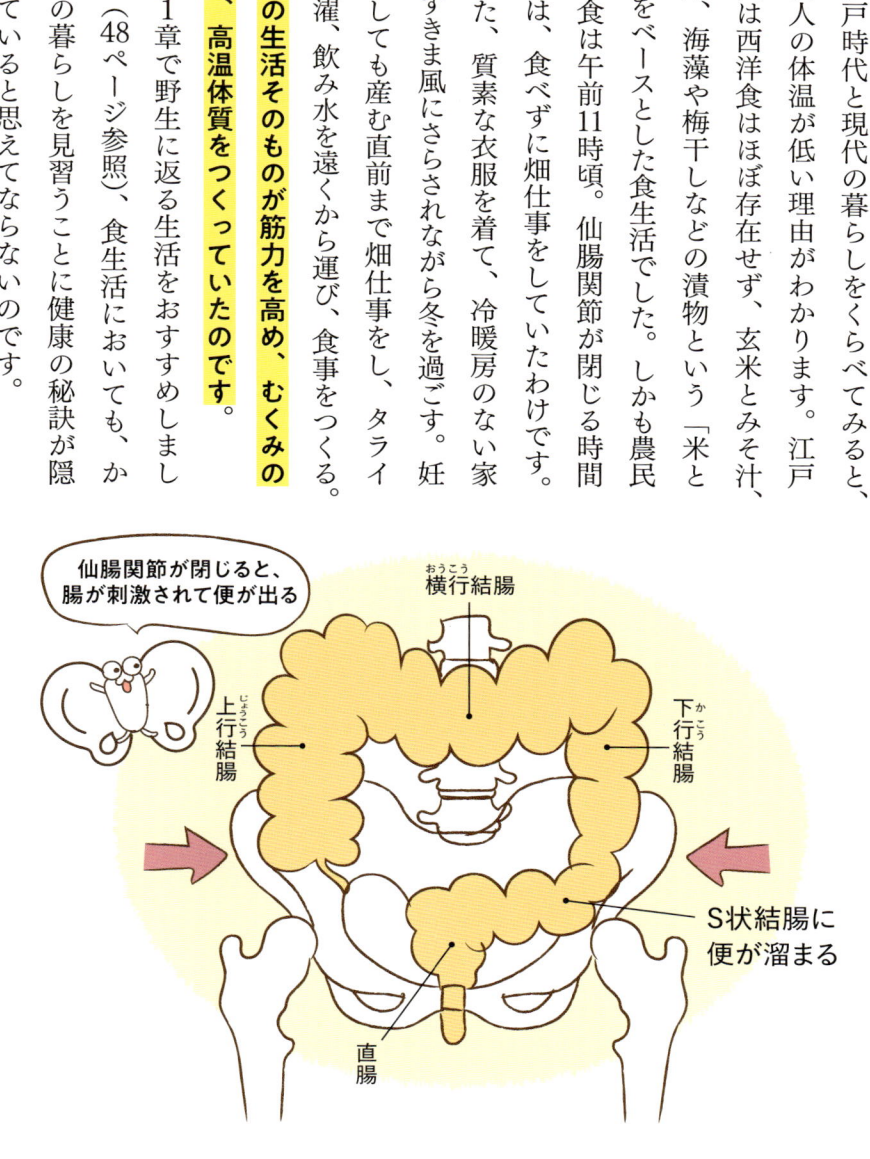

教えて 矢上先生!

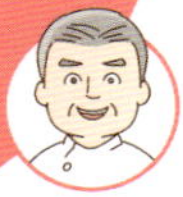

食事にまつわるQ&A

Q1 コーヒーや紅茶など、カフェインが含まれる飲料は飲んでいいのでしょうか?

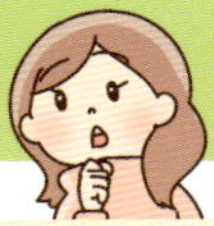

A1

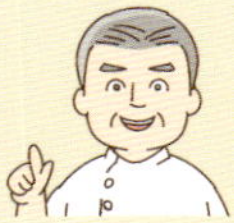

もちろんOKです。ただし、温度にだけ注意を。アイスコーヒーやアイスティーなどの冷たい飲み物は体を冷やすので、飲むときはホットにしてください。これはお酒も同じです。キンキンに冷えたビールはNG。温かいもの、あるいは常温のものを飲みましょう。ちなみに水の飲みすぎは、むくみにつながるので、適度な量を心がけてください。

Q2 朝にお腹が空いて仕方がありません……。本当に何も食べてはいけないのでしょうか?

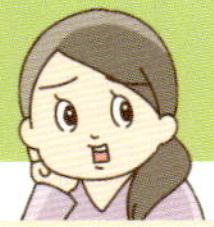

A2

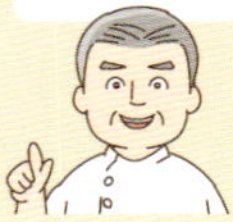

空腹で我慢できない、気分が悪くなるようであれば、白湯《さゆ》やみそ汁、梅醤番茶《うめしょうばんちゃ》※を飲むことをおすすめします。具材が入ったものは消化活動にエネルギーを奪われるので、みそ汁もできれば具はなしで。生理痛がつらいときなどはむしろこういったものを積極的に飲んで、体を温めてあげましょう。

※梅醤番茶は、梅干し、しょうゆ、しょうがを合わせて番茶に溶かしたもの

Q3 お肉は食べないほうがいいのでしょうか？

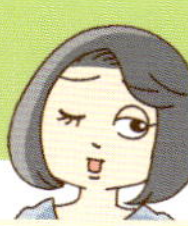

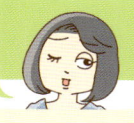

A3

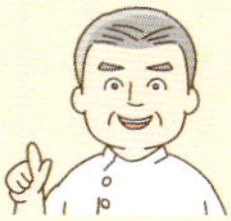

食べても問題ありません。献立の中で、ビタミン、ミネラル、酵素が摂れていれば、それ以外は何を食べてもOKです。特に肉はタンパク質が豊富ですし、筋肉のもとにもなるので、完全に抜く必要はありません。

Q4 甘いものを食べたくても、おやつは我慢したほうがいいのでしょうか？

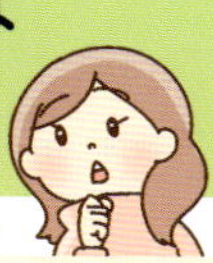

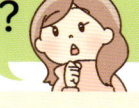

A4

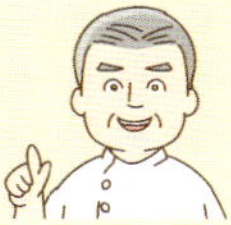

12時～20時の間であれば、食べてもかまいません。私のおすすめはミネラル豊富な黒砂糖です。黒砂糖の中のミネラルが細胞の中に糖分を運び、その糖分が燃えて体温を上げてくれます。足がつる、体のどこかがピクピクと痙攣《けいれん》するのもミネラル不足が原因なので、そういったときに食べるのもいいでしょう。ビタミン豊富なナッツ類や果物もおすすめです。

Q5 帰宅が遅くなったときは、食事をしないほうがいいのでしょうか？

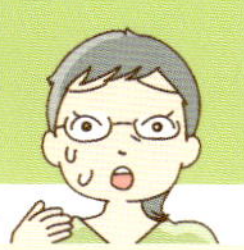

A5

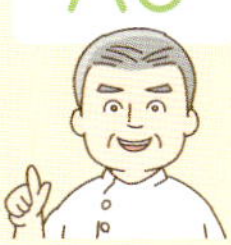

食事の時間が遅くなるときは、おかゆやスープなどの流動食にしましょう。胃腸に消化の負担をできるだけかけない、そして30分以内に胃での消化活動が終わる食事であれば食べてかまいません。

Column 3

生理痛はないのがあたりまえで、治せるもの！間違った健康情報に振り回されて諦めないで

「朝食は体にいい」はウソ――こう言うと、みなさんとても驚かれます。しかし、お伝えした通り「朝は固形物を食べないほうが健康にいい」と私は考えています（94ページ参照）。

このように、世間一般に健康常識として知られていることの中にも、誤った健康情報がたくさんあるように思います。そういった情報に振り回され、逆に不健康になってしまった人をたくさん見てきました。「生理痛は我慢せずに鎮痛剤を飲みなさい」「血圧が心配なら減塩しなさい」といった情報もそのひとつです。

鎮痛剤は生理の痛みこそ抑えてくれますが、飲み続けると低体温になりますし、腎臓に負担がかかります。飲んでいる間は痛みが消えるので、「薬を飲めば大丈夫」と考えるようになり、「生理痛はあるのがあたりまえ、治せるものでもない」と諦めてしまいがちです。でも、「生理痛はないのがあたりまえであり、治せるもの」なのです。

減塩も同じです。海水からつくる天然塩は筋肉を強化し、体温を上げ、血圧を下げます。よくないのは精製された塩であり、天然塩なら心配せずに摂ってかまいません。

テレビやSNSにあふれる健康情報を何でも信じるのではなく、それを試しながら自分の体の声に耳を傾け、本当に調子がよくなっているのかを見極めてほしいと思います。

第4章

視力もアップする!

「骨盤の開閉」をスムーズにする目のケア

意外かもしれませんが、骨盤の開閉力を高めるには「目のケア」がとても重要です。本章では、骨盤と眼精疲労の密接な関係、目のケア法についてお伝えしていきます

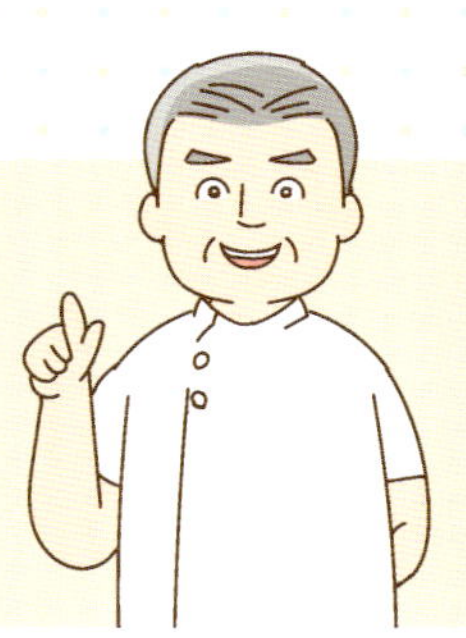

骨盤をゆがませる犯人は目!?

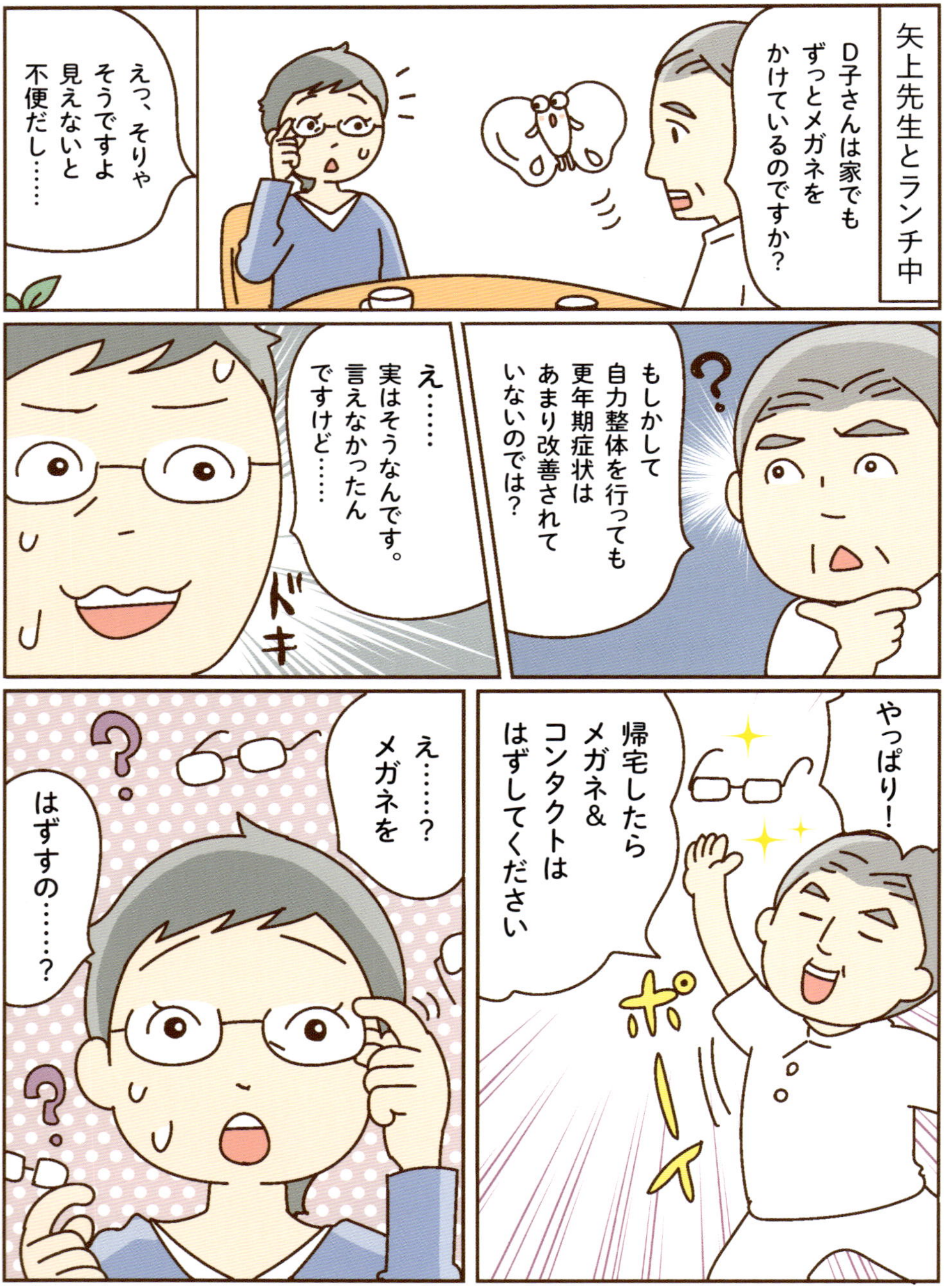
矢上先生とランチ中
D子さんは家でもずっとメガネをかけているのですか?
えっ、そりゃそうですよ見えないと不便だし……
もしかして自力整体を行っても更年期症状はあまり改善されていないのでは?
え……実はそうなんです。言えなかったんですけど……
ドキ
やっぱり!
帰宅したらメガネ&コンタクトははずしてください
ポーイ
え……?メガネを
はずすの……?

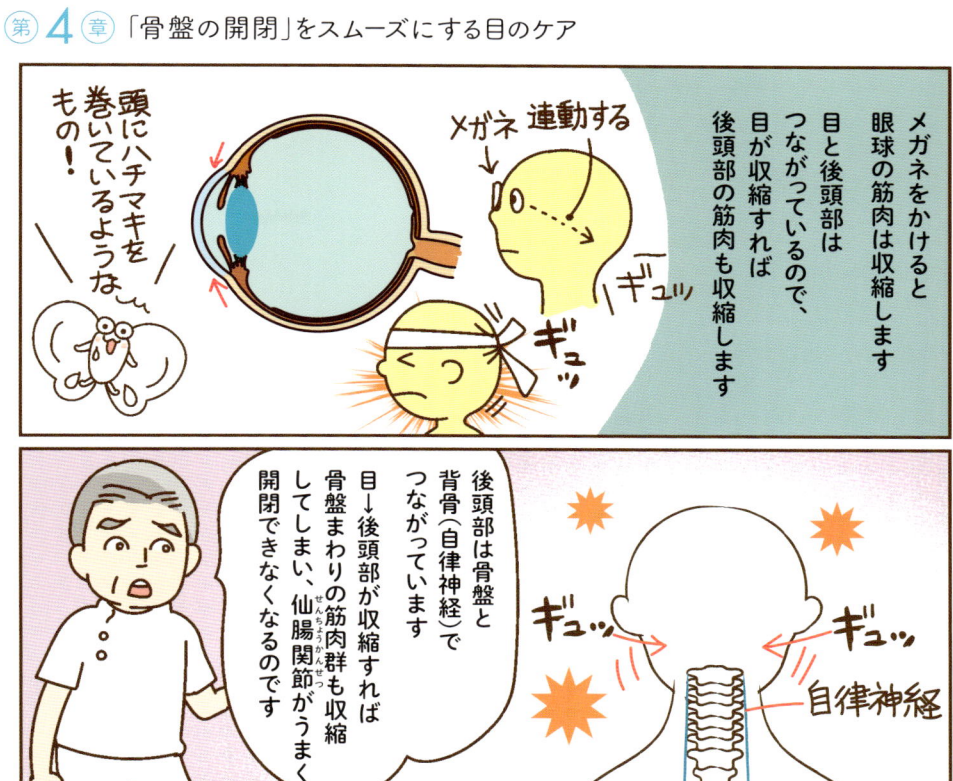

メガネをかけると眼球の筋肉は収縮します
目と後頭部はつながっているので、目が収縮すれば後頭部の筋肉も収縮します
連動する
メガネ
ギュッ
ギュッ
頭にハチマキを巻いているようなもの！

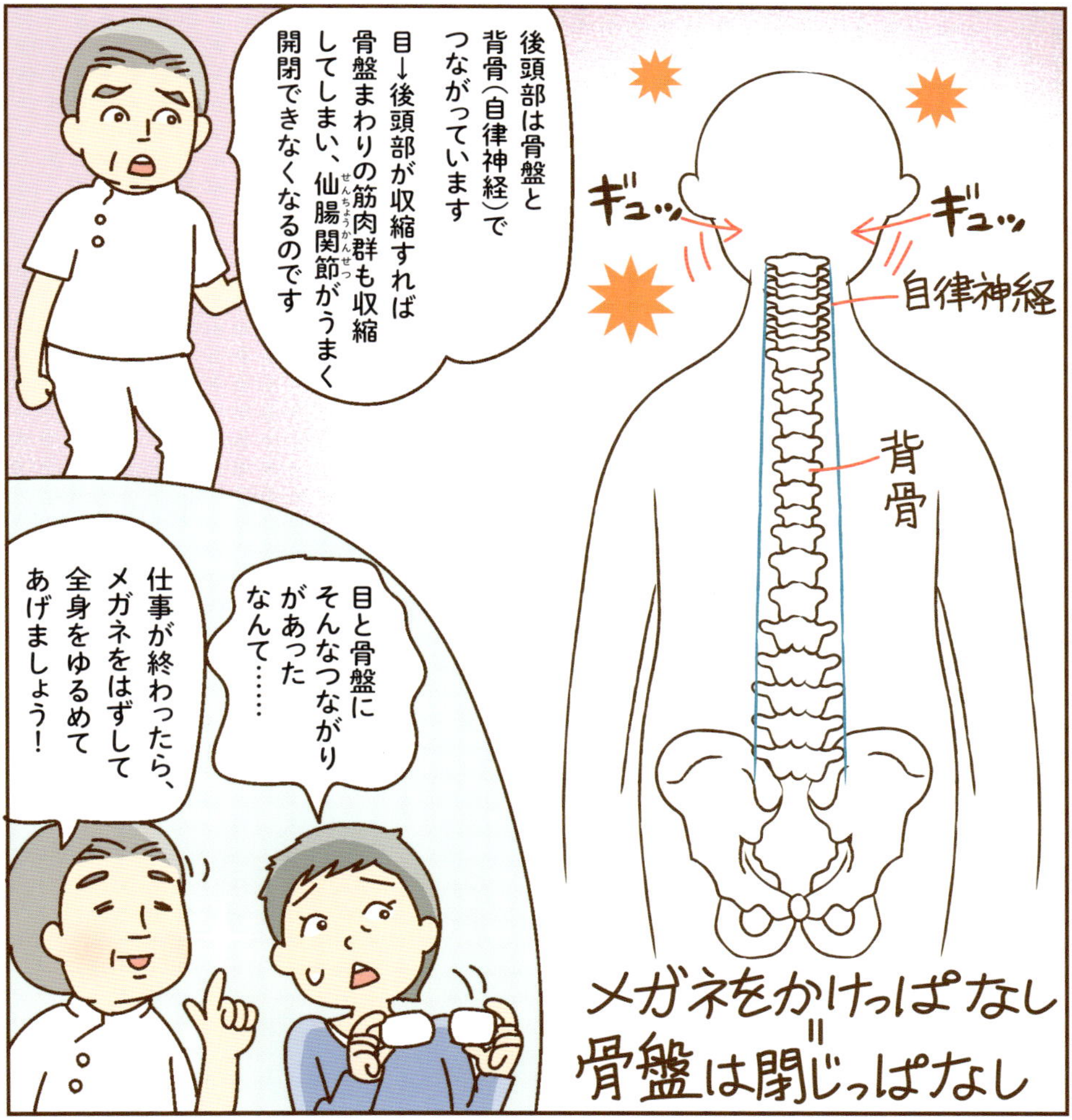
後頭部は骨盤と背骨（自律神経）でつながっています
目→後頭部が収縮すれば骨盤まわりの筋肉群も収縮してしまい、仙腸関節《せんちょうかんせつ》がうまく開閉できなくなるのです
ギュッ
ギュッ
自律神経
背骨
メガネをかけっぱなし＝骨盤は閉じっぱなし
目と骨盤にそんなつながりがあったなんて……
仕事が終わったら、メガネをはずして全身をゆるめてあげましょう！

目を酷使する人は要注意！眼精疲労が骨盤を締め付ける

骨盤の開閉力を上げるために重要な3つめのポイント――それが「**目のケア**」です。

私が骨盤と目の密接な関係に気づいたのは、自力整体を研究開発するために鍼灸院《しんきゅういん》を閉じ、ヨガ指導者として活動していたときに参加した合宿での出来事がきっかけでした。

その合宿は、やせたい人、近視を治したい人、体力を強化したい人などいくつかのグループに分かれていて、私は断食をするグループの指導を担当していました。

ヨガに入門した当時、私の体重は78kg。お酒が好きだったこともあり、水太りしていたのは明らかでした。10日間の断食合宿で体重が8kg減り（減ったのはお酒で溜め込んだ余剰水分でした）、何より驚いたのは、**当時0・1だった視力が、なんと2・0にまで回復**したことでした。おそらく断食によって眼球のむくみが改善したのでしょう。

この体験を活かして、その後の合宿では視力回復の指導を担当し、9年間で約1000人の視力回復のお手伝いをさせていただく機会にめぐまれました。

なぜこの話をお伝えしたかというと、**メガネやコンタクトをはずして合宿に参加していた女性たちが口をそろえて、「合宿中、生理になってもいつものような痛みや不快感がな**

い」と言っていたからです。メガネやコンタクトをしたままでは眼球に負荷がかかるため、視力回復はのぞめません。そのため、合宿期間中はそれらをはずし、見えなくても裸眼で過ごしてもらっていました。その裸眼生活のおかげで生理のときに骨盤がスムーズに開くようになり、PMSや生理痛が出なかったのだと考えられます。

なぜメガネやコンタクトをはずすと骨盤がスムーズに開くのか？　その理由については次項でくわしくお話ししますが、**目のケアなしに、生理痛やPMS、不妊、難産、産後の不調、更年期症状の改善はできない**というのが私の結論です。

本章では、目のケアとして次の3つの方法を紹介します。

①　メガネやコンタクトをはずす時間をつくる
②　夜間、目にブルーライトや強い光を入れない
③　仕事で目を酷使する人は、こまめに目を休め、眼筋をほぐす

現代の生活にスマホやパソコンは欠かせません。しかし、それらの過剰な使用は眼球に負荷をかけ続け、確実に目に悪影響を及ぼします。そのため、近視の人に限らず、すべての人が目のケアをすべきなのです。特にPMSや生理痛に悩まされている女性は、今日、この瞬間からぜひ実践してほしいと思います。

目のケア１

夜はメガネやコンタクトをはずす

メガネやコンタクトを使用している人にまず実践してほしいのが、必要なとき以外はそれらをはずすことです。

後頭部には、眼球を動かす筋肉と連動して動く「後頭《こうとう》下《か》筋群《きんぐん》」という筋肉があります。**メガネやコンタクトを使用すると、目のピントを調整する筋肉の毛様体筋《もうようたいきん》がギュッと収縮し、同時に後頭下筋群も収縮します**。後頭下筋群は後頭骨に重なるようについています（左ページ下図参照）。後頭骨と骨盤は背骨でつながっているため（43ページ参照）、後頭下筋群が収縮すると後頭骨も収縮し、骨盤まわりの筋肉群も収縮して、仙腸関節の開閉力が低下してしまうのです。後頭部をゆるめることで、ＰＭＳもよくなります。

つまり、**メガネやコンタクトを１日中つけたままでは、夜になると開くはずの仙腸関節は開けず、閉じたままになってしまいます**。とはいえずっと裸眼で過ごすのでは仕事に支障が出る人も多いでしょう。日中はメガネやコンタクトを手放せないという人は、帰宅したらそれらをはずします。仕事や用事を終えて家に戻ると、外出用の装いは脱ぎ捨ててラクな服に着替えますよね。髪をギュッと結んでいる人なら、帰宅後は髪をほどいてとにかく全身を解放したくなるのではないでしょうか。

体を締め付けるものをはずすことは、活動の神経である交感神経優位の体から、休息の神経である副交感神経優位の体に切り替えるスイッチとも言えます。**メガネやコンタクトも同じように、目の筋肉を緊張・収縮させて交感神経を優位にするものです。だから夜に帰宅したらはずして、目の筋肉をゆるめてあげましょう**。そうすれば、体は副交感神経が優位な状態にうまく切り替わり、就寝に向けて骨盤の仙腸関節も開いていきます。

毎日は無理という人は、**生理前から生理が終わるまでの「仙腸関節が開いていく期間」のみ、メガネ・コンタクトを夜にはずす裸眼生活を送ってみてください**。生理が終わった後の「仙腸関節が閉じていく期間」は、いつも通り使用してもかまいません。

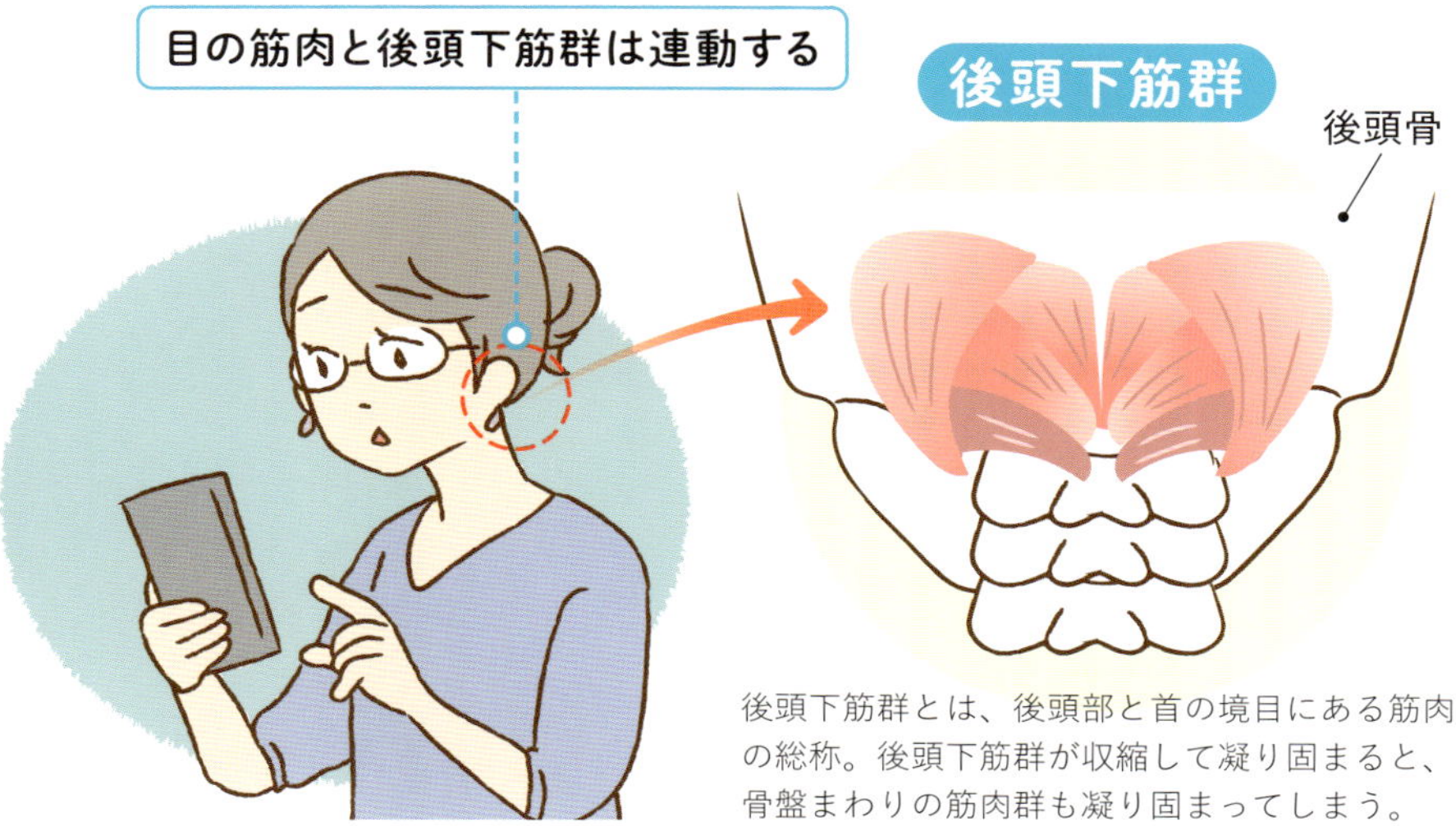

後頭下筋群とは、後頭部と首の境目にある筋肉の総称。後頭下筋群が収縮して凝り固まると、骨盤まわりの筋肉群も凝り固まってしまう。

目のケア2

朝は自然光を浴び、夜はスマホ断食

普段、メガネやコンタクトを使用しない人でも、スマホやパソコンを頻繁に使っているのなら目のケアは必須です。

自律神経は「目に入る光」という情報をもとに、活動の神経である交感神経と、休息の神経である副交感神経を交互に働かせています。

明るい光が目に入れば交感神経を優位にして、体が戦闘（がんばる）モードになるようにプログラムされているのです。夜になると副交感神経が優位になり、リラックスモードに切り替わるのは目に入る光の量が減るからです。

スマホやパソコンを夜遅い時間まで使い、近距離から強い光を目に入れ続けているとどうなるでしょうか……。当然、夜なのに交感神経が活発になってしまいます。

交感神経が活発になると、体は夜でも戦闘モードに入りますから、頭部、背骨、腰、お尻、ひざ裏、ふくらはぎ、足の裏まで「体の背面の筋肉」すべてが緊張・収縮して硬くなり、骨盤の仙腸関節も閉じてしまいます。

これではメガネやコンタクトを使用し続けるのと同じように、夜になれば開くはずの仙

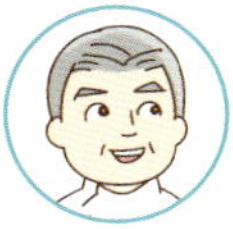

合宿では、裸眼で過ごしただけで視力回復した人が大勢います

腸関節が閉じっぱなしになってしまうでしょう。

そこで実践してほしいのが、**夜間は目に光を入れすぎないこと、そして起床後は朝日を浴びること**です。特に、入浴後や就寝前はできるだけスマホやパソコンを見ないようにしてください。家の照明も、白い光が強い蛍光灯を使っている人は暖色系のライトに変えたり、間接照明を使うことをおすすめします。

そうして**目に明るい光を入れないようにすると、スムーズに副交感神経に切り替わってリラックスできます**。寝るときも、寝室を真っ暗な状態にすると、なおよしです。

また、朝に目が覚めたらカーテンをあけて、朝日を浴びましょう。**太陽光によって交感神経への切り替えがスムーズに行われ、仙腸関節もしっかり閉じていきます**。

交感神経、副交感神経をスムーズに切り替えるだけで、仙腸関節はスムーズに開閉するようになるのです。

こういった生活を送ることができれば、**睡眠の質もよくなって熟睡できる**ようになります。**そのほか、頭痛や首・肩コリがやわらいだり、冷えが改善されるなど、自律神経の乱れによる不調も徐々に改善されていく**でしょう。

骨盤の開閉力を高めるだけじゃなく、視力まで回復するなんてすごい！

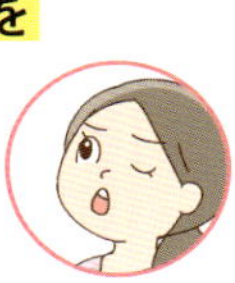

目のケア③

目が疲れたら眼筋&眼球のケアを

最後に、デスクワークや目を酷使する仕事をしている人におすすめの目のケア法をご紹介します。

実践していただきたいのは次の3つです。

① 眉毛の下にあるくぼみの指圧
② 眼球自体の押し込み
③ ぼんのくぼ（首の後ろ中央のくぼみ）**の指圧**

日中に目が疲れたと感じるときや就寝前など、1日1回を目安に①～③をワンセットで行ってください。

スマホやパソコンを近距離で見続けたりす

1 眉毛下の指圧 30秒

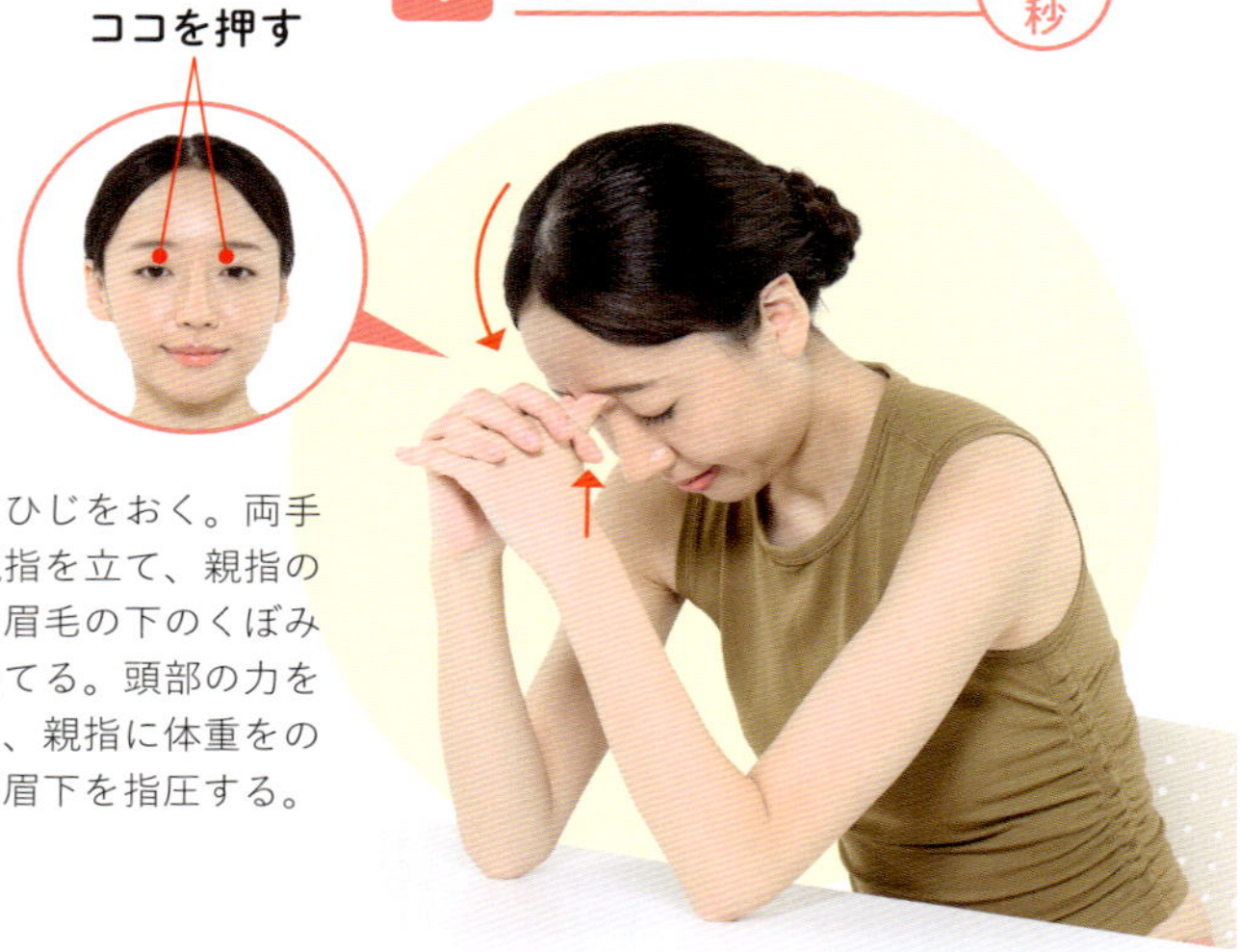

机にひじをおく。両手の親指を立て、親指の腹を眉毛の下のくぼみに当てる。頭部の力を抜き、親指に体重をのせて眉下を指圧する。

ると、だんだんと眼球が中央に寄り、そして前方に飛び出してきます。逆に、遠くの景色を見続けると、眼球は耳のほうに寄り、目の奥の正しい位置に戻っていきます。

目を酷使すると眼筋が凝りますから、眉毛の下を親指でグーッと押し、固まった筋肉をほぐしてあげましょう。また、眼球自体を手の小指側のふくらみでやさしく押し込んで、正しい位置に戻してあげることも大切です。

目を酷使すると、眼筋と連動する後頭部の筋肉（後頭下筋群）も緊張して硬くなります（104ページ参照）。放置すると頭痛につながるので、目とセットでゆるめてあげましょう。

ちなみに、メガネをかけている人は、目と目の間、鼻の付け根あたりを親指と人さし指でギュッとつまんであげるだけでも、寄り目が解消されます。

2 眼球の押し戻し 30秒

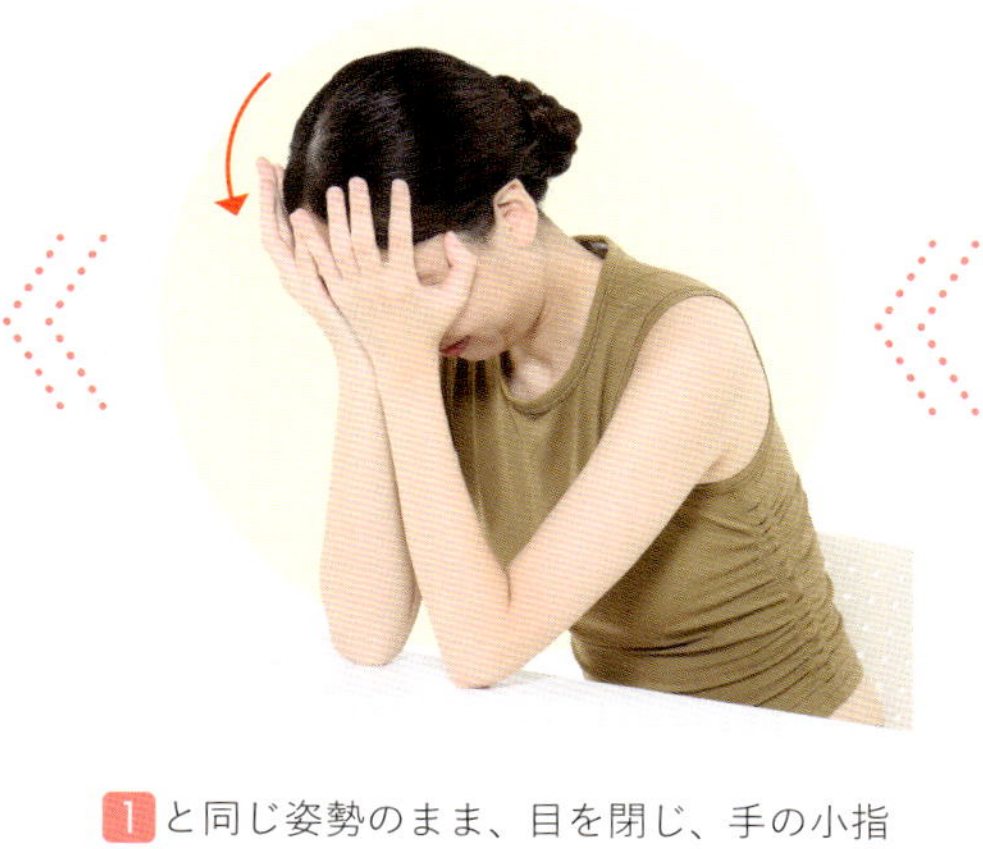

1 と同じ姿勢のまま、目を閉じ、手の小指側のふくらみを眼球に当てる。頭部の力を抜き、手のひらの付け根に体重をのせて、眼球をグーッとやさしく押し込む。

3 ぼんのくぼの指圧 30秒

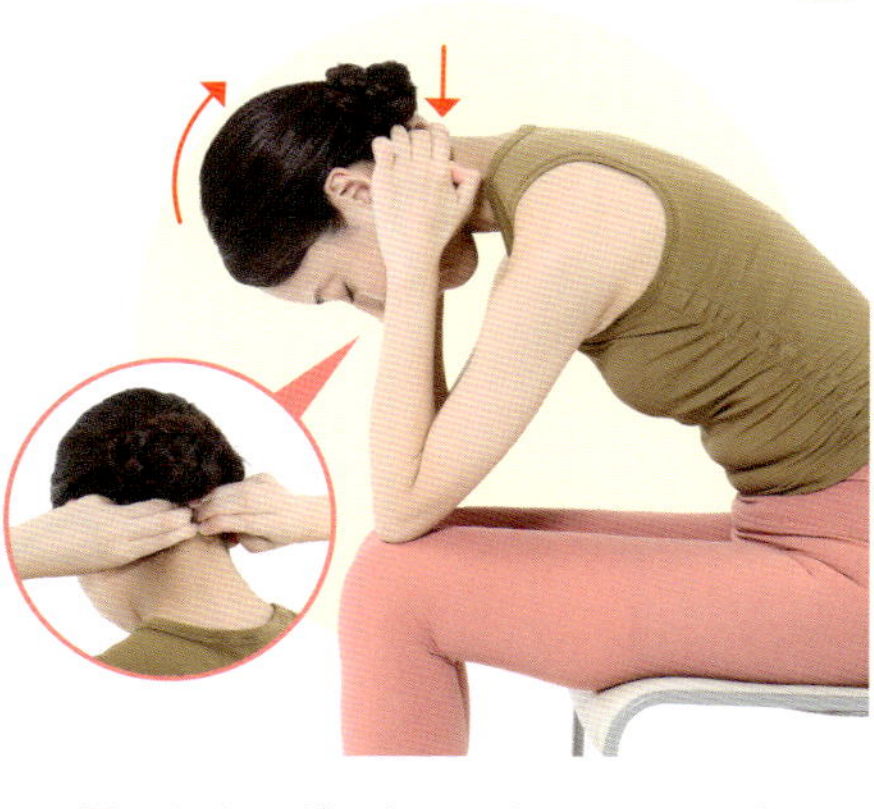

両ひじをひざの上におき、うなじの中央あたりのくぼみを両手の指３本（人さし指、中指、薬指）で指圧する。頭を持ち上げるように指に反発させると、より深く刺激できる。

Column 4

小学生からはじまっている!?視力低下と骨盤の負のループ

近年、子どもの近視や視力低下が急増しています。視力低下の原因は、おもにスマホの使用や外遊びの減少など、環境要因によるものと言われていますが、それよりも問題なのは子どもの頃からのメガネやコンタクトの使用です。文部科学省が2023年11月に発表した「学校保健統計調査」によると、小学生のおよそ5人に1人がメガネまたはコンタクトを使用しています。

メガネやコンタクトの使用は、眼筋と後頭下筋群を緊張・収縮させて骨盤の仙腸関節のスムーズな開閉を妨げます。すなわち多くの子どもが、小学生の時点ですでに仙腸関節の開閉リズムが乱れている可能性があるという

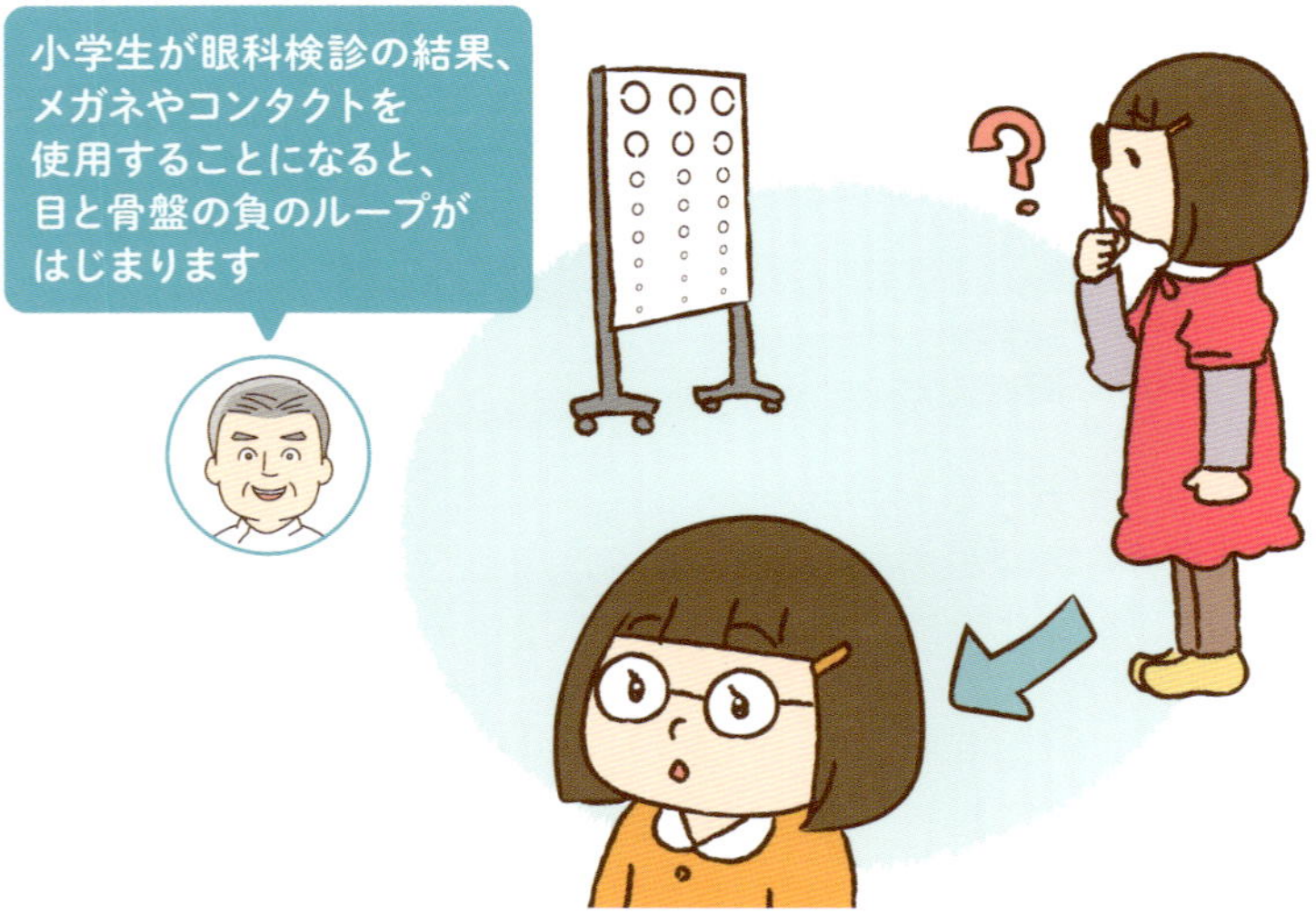
小学生が眼科検診の結果、メガネやコンタクトを使用することになると、目と骨盤の負のループがはじまります

ことです。だから私は、メガネやコンタクトを使用するきっかけになり得る学校での眼科検診を廃止したり、メガネやコンタクトを常時装着させない指導が必要だと考えています。

女性はホルモンの影響で、排卵後から生理前はむくみやすいという性質を持っています。体がむくむということは眼球もむくむということ。眼球のむくみは近視を招くため、生理中や生理前は視力が落ちやすくなるのです（生理が終わると元の正常視力に戻るのに……）。

また、女性が初潮を迎えるのは10～15歳頃。生理がはじまっている子どもが、生理中や生理前の視力が低下しているタイミングで眼科検診に引っかかると大変です。視力低下を指摘されて眼科に行き、メガネやコンタクトを使用しはじめることになると、もう一生、メガネやコンタクトから離れられなくなるからです。メガネやコンタクトに頼りすぎる視力矯正は、女性の不調を引き起こすスタート地点とも言えるでしょう。

しかし、メガネ等の使用が眼筋を硬直させ、仙腸関節の開閉リズムを乱し、ＰＭＳや生理痛につながるという事実は西洋医学では解明されていません。眼科ではメガネの度数を決めるだけで、裸眼で過ごせるような目のトレーニングシステムもありません。この事実を知っているのは整体師だけです。

私はヨガ合宿での経験を通して、偶然にもこの事実に気づくことができました（１０２ページ参照）。そして、そのことを知らない人に何とかお知らせしたい、何より学校の健診から眼科検診を廃止してほしいと強く訴えたいです。

それだけでなく、**「メガネやコンタクトの使用による目の筋肉の硬直⇓仙腸関節の開閉力の低下⇓PMSや生理痛⇓不妊や難産⇓産後の不調」**という図式があることも、できるだけ早い段階で知ってほしいと思っています。

メガネやコンタクトを常時装着することは骨盤の仙腸関節の開閉力を低下させ、出産時に産道がうまく広がらず、帝王切開になりやすいのです。そして、出産後も仙腸関節が十分に閉じずに、肥満や抑うつ、尿漏れや腰痛などの不調へとつながっていきます。

私は現在、視力回復合宿を行っていませんが、以前はペンションを借り切って、断食と視力回復合宿を4泊5日で行っていました。断食で体から余剰水分を抜き、眼球のむくみをとる。裸眼で過ごし、午前中は太陽の光を入れ、夜は薄明りで過ごす。すると、骨盤の仙腸関節の開閉力が高まり、さまざまな不調が改善していきます。

不妊で悩んでいた女性の中には、合宿後に待望の赤ちゃんを授かった方もいますし、私自身、70歳を超えたいまも視力はよいままです。

大人になってから生理痛や不妊に悩まないためにも、目と骨盤の密接な関係性について、子どもたちに伝えていくことが大切なのではないでしょうか。

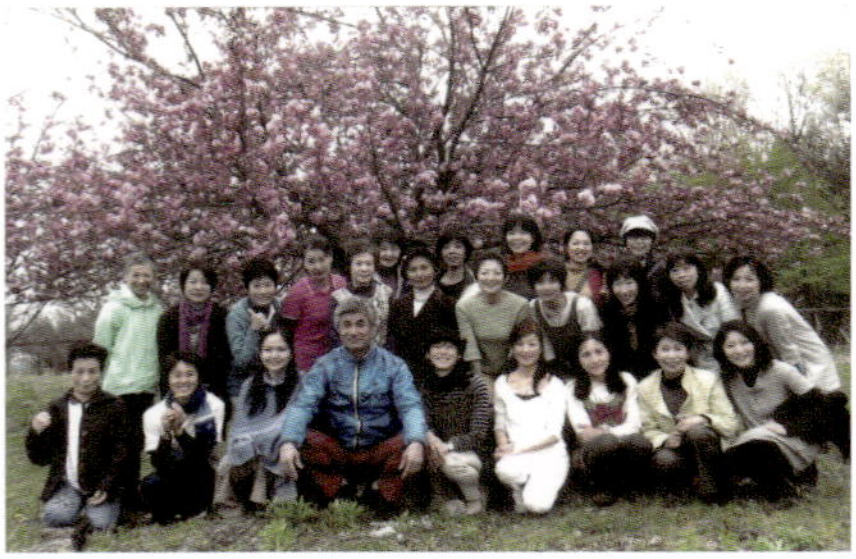

2010年4月に行った自力整体断食合宿の参加者と著者。

第5章

1日のスケジュール＆体験談

自力整体で骨盤を整えたら、不調がスッキリ消えた！

最後に、実際に自力整体を通して生理痛やPMS、更年期症状が改善した方々の体験談をご紹介します。本書で紹介したメソッドをできることからはじめることで、あなたのつらい悩みや不調も改善されていくでしょう

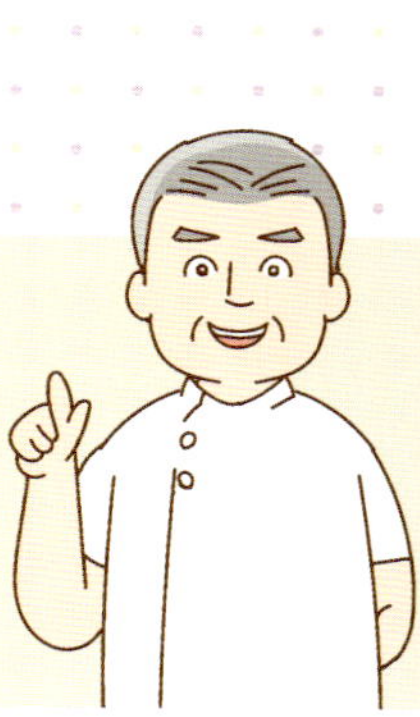

骨盤調整、整食法、目のケアで女性特有の不調はすべて消える！

ＰＭＳや生理痛、更年期症状など……女性特有の不調を改善するために、開閉力のある骨盤と温かい体（高温体質《こうおんたいしつ》）、目のケアがいかに重要か、おわかりいただけたでしょうか。

本書では、自力整体による「骨盤調整」「整食法《せいしょくほう》」「目のケア」と３つのメソッドをお伝えしました。

何からはじめればいいのかわからないという方もいらっしゃるのではないでしょうか？

そういった方は、１１６ページに「１日の自力整体スケジュール」をまとめましたので、そちらを参考に実践してください。こんなにたくさんできるかな……と不安な方は、「やってみたい！」と思えることから、ひとつずつはじめていただいてかまいません。

本書で紹介したメソッドの効果については、ＰＭＳや生理痛などに悩んで私のところに来られた数千人もの女性たちが、身をもって実証してくださっています。

最後に自力整体を通して、婦人科系の痛みや不調が改善した方々の声を紹介しましょう。いま彼女たちは自力整体のナビゲーター（指導者）として活躍しています。同じようにつらい不調に悩まれている方々の希望となれば幸いです。

骨盤の開閉力を高める 自力整体の3原則

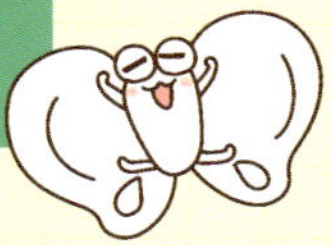

やることその1 骨盤調整

ゆがんで開閉しにくくなった骨盤（仙腸関節《せんちょうかんせつ》）を自力整体で調整しましょう。同時に後頭部もほぐし、背骨全体のゆがみを正して開閉しやすい骨盤をつくります。

やることその2 整食法

ビタミン・ミネラル・酵素を含む食事をとって温かい体(高温体質)をつくりましょう。朝食は抜き、昼食は12時に、その後20時までに夕食を終えるのがベストです。

やることその3 目のケア

メガネ・コンタクトを使用している人は、帰宅後ははずして目を休めましょう。夜間のスマホ使用は控え、骨盤が開く就寝前に強い光を目に入れないようにします。

1日の自力整体スケジュール

朝食

朝食抜き、
もしくは白《さ》湯《ゆ》や
みそ汁を
飲む

昼食

12時に
なったら
食事をとる

まとめ

**朝に
排便があれば**
骨盤が閉じた
証拠!

目が疲れたら
眼筋をほぐす

こまめに
遠くを見る

まとめ

こまめに
休憩をとり、
体を動かして
**むくみ・冷えを
予防!**

入浴後

自力整体で
骨盤調整

夕食

ビタミン・
ミネラル・
酵素を摂る

まとめ

**朝までぐっすり
眠れたら**
骨盤が開いた
証拠!

※夕食後に自力整体を行う場合は、間隔を2時間あける。
また、夕食は20時までに済ませておく。

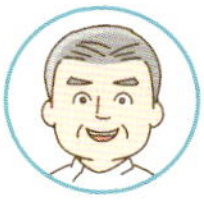

できることからはじめて、
続けることが大切です！

朝

骨盤が閉じる時間帯

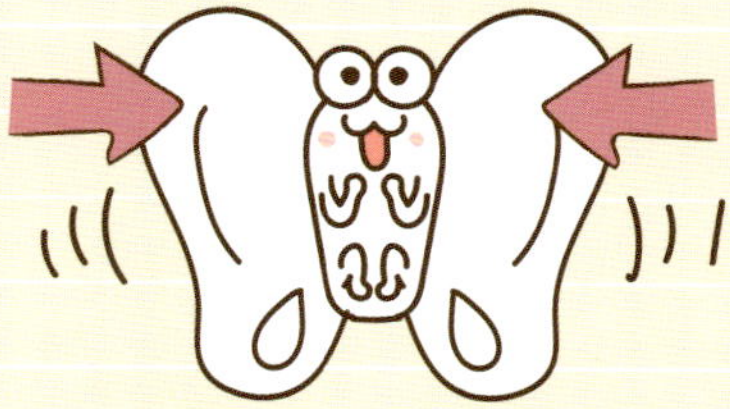

起床時

朝の光を
目に入れる

昼

骨盤が閉➡開に向かう時間帯

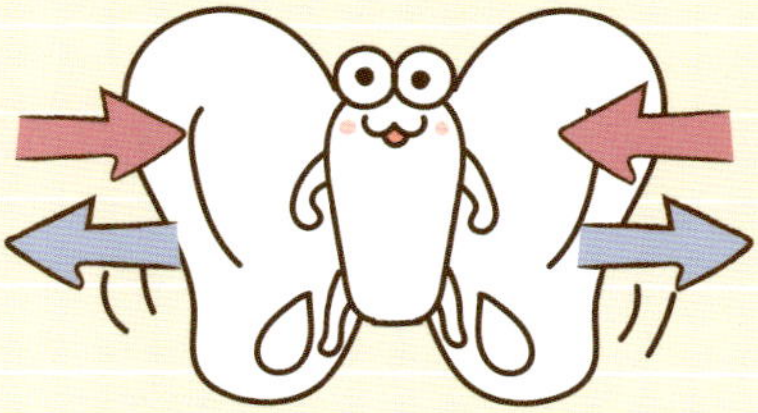

デスクワーク中は
30分に1回
立ち上がる

夜

骨盤が開く時間帯

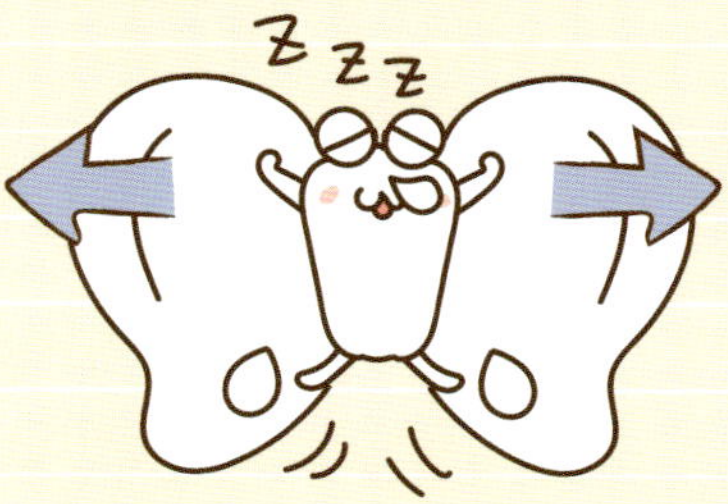

帰宅後

メガネ・
コンタクトをはずす

体験談

生理の存在を忘れるくらいＰＭＳのつらさがスッキリ消えた！

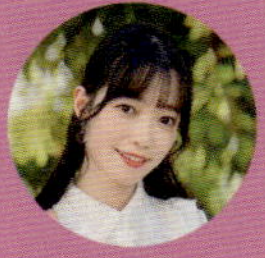

松井咲佑美さん
35歳

自力整体をはじめる前までは、ＰＭＳと生理痛がかなり重く出るタイプでした。生理前になると、いきなり涙があふれて止まらなくなったり、自分自身の存在が嫌になり消えてしまいたくなったりしました。そうかと思えば、ささいなことでイライラしたり、キレてしまったり……。

周囲の人からは「もしかして、生理前なの？」と指摘されるほどのしんどさで、仕事でミスをするのも、だいたい生理前でした。

でも自力整体をはじめてから、そういった不調がほぼなくなりました。いつも心が落ち着いている状態で、生理が急にはじまると、「あ、もうそんな時期か！」と、生理の存在を忘れるくらいです（これまでは、イライラが生理開始のサインだったため）。

生理痛も、以前は初日と2日目がひどく、とにかく起き上っていると痛いので、ほぼ横になっているという状態でしたが、かなり改善されました。

毎月つらくて怯えていた生理がまったくと言っていいほど怖くなくなり、自力整体を実践して本当によかったと思っています。

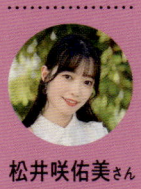

体験談

子宮筋腫と子宮後屈が、自力整体を続けることで完治！

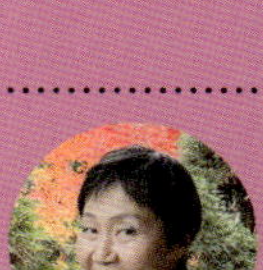

池永恭子さん
60歳

自力整体に出会うまでの24年間、ＰＭＳと生理痛で不調に悩まされていました。骨盤に左右差があり、遠視で眼精疲労がひどかったので頭痛と肩コリがつねにありました。

矢上先生の教室にはじめて参加した日がちょうど生理初日だったのですが、鎮痛薬を忘れてしまい、「どうしよう……」と思っていたところ、実技中から急に痛みがとれ、体が軽くなりました。その後の排尿時には尿が温かくてびっくりしたのですが、それほど内臓が冷えていたのでした。整体後は、目の痛みや肩コリも不思議とラクになりました。

１年間くらいは、生理痛が起こりそうになる前に自力整体を行っていましたが、ナビゲーターになってからは自力整体を毎日行っているせいかＰＭＳと生理痛はなくなり、そのまま閉経まで過ごすことができました。もちろん更年期障害の症状もありません。

34歳のときには、ひどい生理痛で失神して救急車で運ばれたこともありました。婦人科で子宮筋腫と※子宮後屈《しきゅうこうくつ》の診断を受けましたが、自力整体をはじめて2年後にはどちらも完全に治っていました。仕事や遊びなど、生理痛のせいで何かを諦める人生を送らないためにも、自力整体を実践してもらいたいと切に願っています。

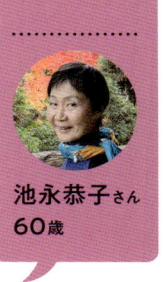

※子宮後屈とは、子宮が骨盤の中で背中側に傾いている状態のこと。

体験談

PMSが嘘のようになくなり、50代で自分史上最強の体に進化！

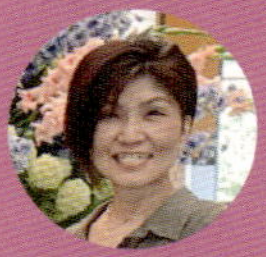

西尾泉美さん
53歳

中学生の頃からPMSや生理痛に悩まされ続けていました。生理の1週間前から強い眠気、便秘に襲われるうえに、甘いものが無性に食べたくなるので、生理前になると体重は毎回増加……。怒りの沸点も低くなって、つねにイライラしていました。

生理中は腰痛や下痢に加えて出血量も多く、血液はドロドロのレバー状態。生理期間も長く、6日間ほど出血し続けました。子宮の収縮で膣がギュッと締まったりゆるんだりして、股間を抑えるほどの痛みがあるのもつらかったです。

20歳からは体調を崩し、41キロ（165cm）まで激やせしたことで生理不順になってしまったのですが、21歳で自力整体をはじめてからは体重も徐々に戻り、生理も順調にくるようになりました。25～29歳にかけて出産を3度経験し、それと同時に生理痛はかなりラクになったものの、PMSは相変わらず続いていました。

そして、自力整体のナビゲーターになったのが40歳。PMSが嘘のようになくなり、とてもうれしかったです。生理期間も3～4日と短くなり、53歳を目前にして自力整体、天然塩と玄米食中心の食生活で自分史上最強の体に進化し続けているのを感じます！

体験談

骨盤調整で下肢への血流が改善し、〝温かい体〟を取り戻せた！

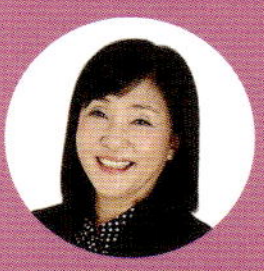

仁田恵子さん
63歳

私は生理痛が重く、生理中にはかならず仕事を休むほどでした。どんなにつらくても、対処法といえばカイロを仙骨に貼り、鎮痛剤を飲み、ただひたすらに体を丸めて寝るだけでした……。

その後、結婚してからは不妊との闘いでした。漢方を飲んだり、薬で排卵を誘発したりしましたが、低体温で下半身は氷のように冷たく、とてもつらい日々を過ごしました。この頃に自力整体に出会っていたら、私の人生は大きく変わったと思います。

いま、体調が改善して思うのは、腰が悪かったんだなということです。自力整体で骨盤が整ったおかげで、下肢への血流が格段に変わりました。低体温のときは血流が悪かったので、皮膚の表面から血管がまったく見えなかったのですが、血行がよくなると血管も見えるようになり、便秘もなくなりました。いまは体温も36℃台に戻ってきています。

〝生理痛の痛みをとる〟ことはできても〝生理痛をなくす〟ことはできないと思い込んでいましたが、自力整体を実践し続けてからは、そうではないのだと実感しています。若い女性たちには「生理痛はなくせるんだよ」とちゃんと伝えていきたいと思います。

体験談

甲状腺機能低下症を乗り越え、薬いらずの人生に！

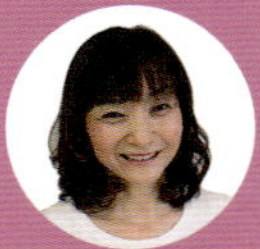

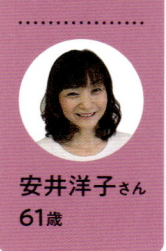

安井洋子さん
61歳

40代後半から冷え性がキツくなりました。夏場は、クーラーの風が少しでもあたれば悪《お》寒《かん》がし、足はいつも冷たく、それなのに顔は急に熱くなり汗ばみました。また、原因不明の微熱も続きました。いろいろな病院を受診しましたが、最終的な診断は「甲状腺機能低下症」。薬を一生飲み続けなければならないと言われました。そして不正出血もあったので、婦人科でも薬を処方されました。腰や肩がパンパンに凝り、首も後ろを向けないほどに筋肉が硬くなり、整形外科や整体院とも縁が切れず、中年太りも止まらない……。

そんな体調が最悪のときに自力整体と出会いました。レッスンをはじめたときは「こんなにゆるい動きでいいの？」と思ってしまいましたが、不思議と心地よく、レッスン後は体調がよくなるので「1週間に1度は絶対に実践したい！」と思うようになりました。

気がつくと体重の増加が止まり、夏場のクーラーも怖くなくなり、顔のほてりもなく、冬はコタツがなくても足が冷たくならない高温体質になっていました。甲状腺機能の状態がよくなり、薬をやめられたのはとてもうれしいことでした。あれだけの不調を改善し、以前にも増して体力や気力を高めてくれた自力整体に心から感謝しています。

体験談

自分の"体の声"に耳を傾けながら、更年期障害を上手にコントロール

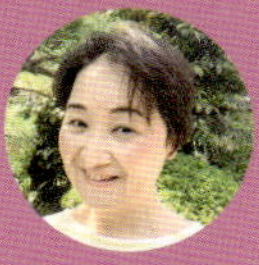

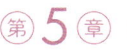

本岡和世さん
63歳

自力整体の教室で生理痛や出産についての話を伺うと、もう少し早く自力整体に出会いたかったと強く思います。

若い頃、生理の数日間は、なんとも言えないお腹の痛みと不快感に耐え続けていました。当時は保育士をしていたので、子どもたちの前でつらい顔をすることもできず、保育士同士で協力し合いながら、その時間をやり過ごしていました。私も職場の仲間も、女性だから生理痛は仕方がないことと諦めていたのです。

そして30代で出産。出産は軽いほうだったのですが、産後の不調には悩まされました。知らない、無知であるということが、どんなに自分の体をいじめていたのかを知ったのは、自力整体に出会い、婦人科系の不調と骨盤の関わりを理解できるようになってからでした。

更年期を迎えた頃には自力整体を実践し、痛みや不調に対する知識も深まっていたおかげで、更年期障害の症状が出ても冷静に対応できました。今では、自力整体を行って自分の体の声を聴くことで、イライラしたり情緒不安定になることが、ほとんどなくなってきました。

あとがき

～自力整体コミュニティにて学ぶという提案～

こんにちは。この本を手に取ってくださり、ありがとうございます。

現在、私は兵庫県西宮教室と遠隔地の人を対象にオンラインで自力整体を指導しています。

実技指導を担当した矢上真理恵も、週に1回のオンライン教室で指導しています。

また毎週末には、全国に存在する400名の指導者（ナビゲーターと呼ぶ）の研修を行っています。現在では全国で400名のナビゲーターの元、1万2000人の方が教室に通っています。

あなたも独学での実習ではなく、ホームページから近くのナビゲーターを選んで通われるようになれば、よいなと思っています。

というのは、自力整体は独学ではなかなか続かないからです。次の5つが、その理由です。

①正しく行えているかどうかがわからない。
②身体が変化し、効果が実感できるまで続けることができない。
③自宅では日々の生活に流され、自力整体の時間をつくることができない。
④先生や仲間からの情報や励ましを受けながら行うことで、モチベーションが保てる。
⑤毎週1回、教室へ行く（またはオンライン教室を受講する）曜日と時間を確保し、自分の体を観察する時間をつくることで、自力整体を習慣にできる。

これまで、多くの方が自力整体の本を読まれて、独学で実践して続かなかったことを残念に思い、このように考えます。

そこで私は自力整体を指導する人を育て、それぞれが地元で教室を開催し、読者が通えるようなシステムをつくり上げてきました。身近に相談できる指導者と、共に励む仲間が存在し、そこがあなたの安らぎのコミュニティになることを目指しています。

日本も昔は「産屋《うぶや》」というものがあり、生理中の女性はそこで生理が終わるまで過ごすという風習がありました。そこでは同じ生理中の仲間も存在し、妊娠や出産、子育て、または生理中の楽な過ごし方などを先輩から教えてもらうというコミュニティがありました。自力整体の教室もそのようなコミュニティになればというのが、私が自力整体を立ち上げたときからの理想です。

医師という専門家に頼るだけでなく、まずは自分で自分の身体を学ぶ、仲間や先輩からアドバイスをもらう。このようにして「医療に依存するのではなく、死ぬまで自分の身体を自分で管理できる」人を育てたい。病院通いから自力整体教室通いになれば、どれほど医療費が削減されるかわかりません。

そう思いながら、日々多くの生徒さんたちと接しています。

あなたもぜひ、「自分の健康は自分で守る」仲間に加わってください。

矢上予防医学研究所　矢上 裕

矢上予防医学研究所の案内

矢上予防医学研究所では、
生涯を通じて病気で医療に頼らずに済む
心身をつくるための考え方、生き方、暮らし方を研究しています。
医療を病気の治療ではなく健康の維持と増進、
病気の予防という視点でとらえ、指導を行っています。
自力整体を学ぶ方法については、
自力整体公式ホームページでご確認ください。

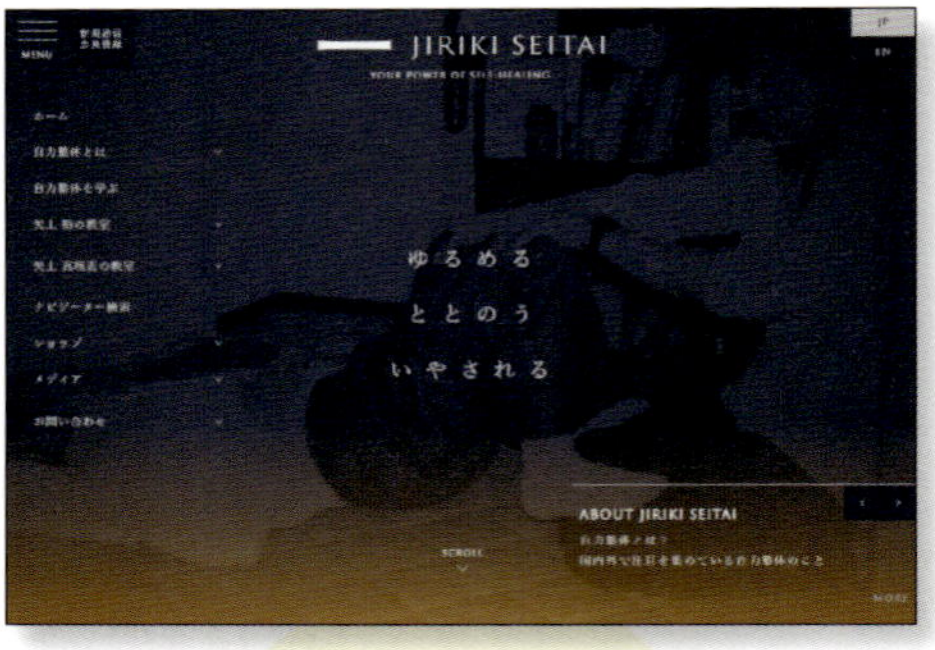

自力整体公式ホームページ

https://www.jirikiseitai.jp/

※ホームページでは、全国の自力整体指導者
（ナビゲーター）のリストを紹介しています。

著者

矢上 裕（やがみ・ゆう）

矢上予防医学研究所 会長、自力整体考案者、鍼灸師・整体治療家。
1953年、鹿児島県生まれ。関西学院大学在学中に予防医学の重要性に目覚め、東洋医学を学ぶために大学を中退。鍼灸・整体治療に携わる中で、効果の高い施術を自分で行える「自力整体」を完成させ、兵庫県西宮市で教室を開講。書籍の出版やメディア出演により注目され、全国から不調に悩む人々が続々と訪れるようになる。2000年より指導者を養成し、現在は国内外の約400名の指導者のもと、約12,000名が学んでいる。著書に『DVDで覚える自力整体』『自力整体の教科書』『DVD3分から始める 症状別 はじめての自力整体』『100歳でも痛くない 痛みが消える 自力整体』（いずれも新星出版社）など多数。遠隔地の人のためのオンライン授業と通信教育も行っている。

実技指導

矢上 真理恵（やがみ・まりえ）

矢上予防医学研究所 代表取締役。
1984年、兵庫県生まれ。高校卒業後単身渡米、芸術大学プラット・インスティテュートで衣装デザインを学び、ニューヨークにて独立。多忙な生活を続けた結果、心身のバランスをくずす。そのとき、父・矢上裕が考案した「自力整体」を本格的に学んで心身の健康を取り戻し、その魅力を再発見。その後、自力整体ナビゲーターとして、カナダ、ヨーロッパ各地、イスラエルにて、クラスとワークショップを開催。さらに英国の名門セントラル・セント・マーチンズ大学院で「身体」をより体系的に学び、修士課程修了後、2019年に帰国。現在、国内外の人たちに自力整体を伝えながら、女性のための予防医学をライフワークにしている。著書に、『すごい自力整体』『すぐできる自力整体』（ダイヤモンド社）がある。

※自力整体® は矢上裕の登録商標です。

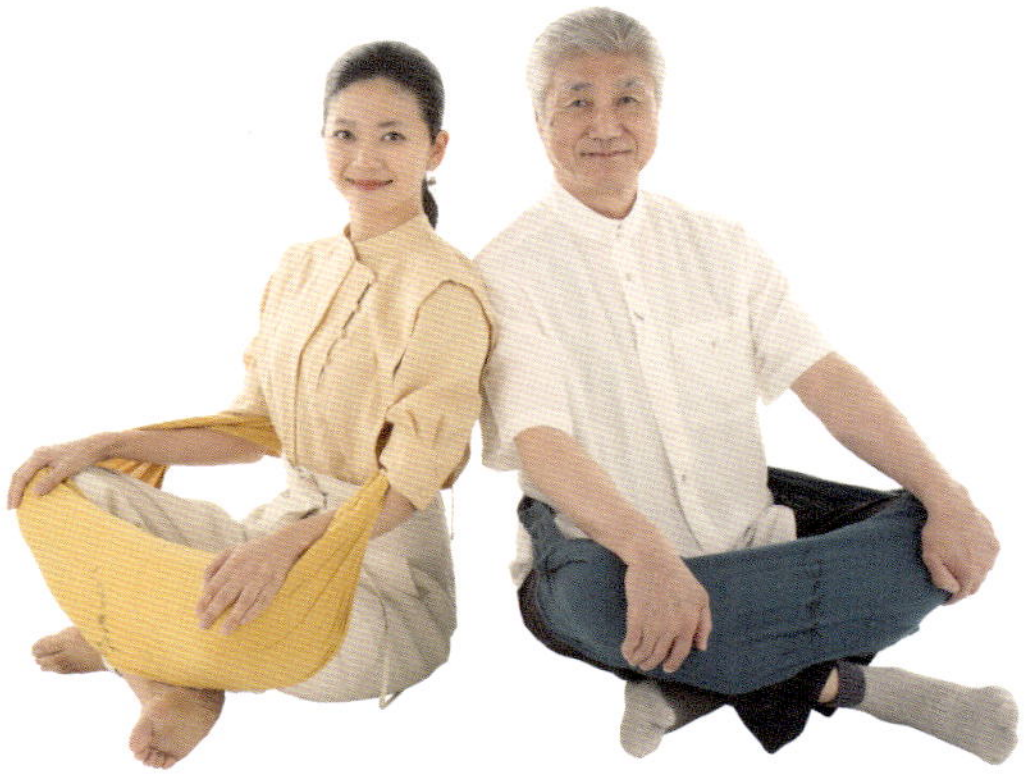

Staff

モデル	マリン
デザイン・DTP	河南祐介、五味 聡、大西悠太（FANTAGRAPH）
撮影	清水隆行（ビーフェイスクリエイティブ）
	石井真由美（11、13ページ）
マンガ・イラスト	藤井昌子
編集協力	須藤和枝（有限会社ヴュー企画）、岡田直子、圓岡志麻
校正	西進社

調子のいい日がほとんどない…あなたを救う
ゆがみリセット 自力整体

2025年4月10日　第1刷発行

著　者　矢上 裕
発行者　永岡純一
発行所　株式会社永岡書店
〒176-8518　東京都練馬区豊玉上1-7-14
03-3992-5155（代表）　03-3992-7191（編集）
印刷・製本　クループリンティング

ISBN 978-4-522-44213-5 C0077
乱丁・落丁本はお取り替えいたします。